U0333490

译　者（以姓氏笔画排序）

马小峰　南华大学附属南华医院
王白云　南华大学附属南华医院
尹婷婷　南华大学附属南华医院
付　明　南方医科大学附属广东省人民医院
冯耀光　南华大学附属第一医院
华正东　武汉亚洲心脏病医院
刘　维　南华大学附属南华医院
刘永春　南宁市第一人民医院
刘怿敏　南华大学附属南华医院
闫　炀　西安交通大学第一附属医院
李勇新　西安交通大学第一附属医院
杨　凯　武汉亚洲心脏病医院
张　毅　南华大学附属南华医院
张卫达　中国人民解放军南部战区总医院

林　曦　中国人民解放军南部战区总医院
周　宏　武汉亚洲心脏病医院
周　榕　武汉亚洲心脏病医院
周沂林　澳大利亚麦考瑞大学医学与健康科学学院
周和平　西安交通大学第一附属医院
郑幸龙　西安交通大学第一附属医院
姚泓屹　南华大学附属南华医院
郭方香　南华大学附属南华医院
龚慧琴　南华大学附属南华医院
章晓华　南方医科大学附属广东省人民医院
蒋小龙　南华大学附属南华医院
颜　涛　中国人民解放军南部战区总医院
魏　翔　华中科技大学同济医学院附属同济医院

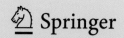 **Springer**

心脏外科手术要点
（第2版）

Essentials of Operative Cardiac Surgery(Second Edition)

著
[英] 普拉卡什·P. 本杰比
[英] 帕纳约蒂斯·G. 基里亚齐斯

主　审
张卫达　周　宏　周沂林

主　译
闫　炀　魏　翔　张　毅

副主译
付　明　华正东　冯耀光
刘永春　林　曦　王白云

编写秘书
刘怿敏　姚泓屹　郭方香

华中科技大学出版社
http://press.hust.edu.cn
中国·武汉

内容简介

本书共十八章，介绍了心脏疾病的诊断工具、心脏外科手术的常用技术、常见心血管疾病的手术方法及手术要点等，并对长期成果作了总结，章后附有关键要点和陷阱，有的还配有复习题。本书内容翔实，覆盖范围广，具有高度的临床严谨性。

本书可供心外科医生、心内科医生、麻醉科医生、ICU 医生、体外循环医生、心脏超声科医生、影像科医生、病理医生和护师等临床一线医务人员以及医学院教师和医学生等学习使用。

First published in English under the title
Essentials of Operative Cardiac Surgery (2nd Ed.) edited by Prakash P. Punjabi and Panagiotis G. Kyriazis
Copyright © Springer Nature Switzerland AG, 2022
This edition has been translated and published under licence from Springer Nature Switzerland AG.

湖北省版权局著作权合同登记　图字：17-2024-031号

图书在版编目（CIP）数据

心脏外科手术要点：第2版 /（英）普拉卡什·P.本杰比，（英）帕纳约蒂斯·G.基里亚齐斯著；闫炀，魏翔，张毅主译. -- 武汉：华中科技大学出版社，2024.6. -- ISBN 978-7-5772-0697-4

Ⅰ. R654.2

中国国家版本馆CIP数据核字第2024S8B421号

心脏外科手术要点（第2版）　　　　　　　　　　[英]普拉卡什·P.本杰比
Xinzang Waike Shoushu Yaodian （Di 2 Ban）　　　[英]帕纳约蒂斯·G.基里亚齐斯　　著

闫炀　魏翔　张毅　主译

策划编辑：陈　鹏
责任编辑：方寒玉　　　　　　　　　　　　　　　封面设计：原色设计
责任校对：朱　霞　　　　　　　　　　　　　　　责任监印：周治超
出版发行：华中科技大学出版社（中国·武汉）　　电话：（027）81321913
地　　址：武汉市东湖新技术开发区华工科技园　　邮编：430223
录　　排：华中科技大学惠友文印中心
印　　刷：湖北新华印务有限公司
开　　本：787 mm×1092 mm　1/16
印　　张：17.5
字　　数：366千字
版　　次：2024年6月第1版 第1次印刷
定　　价：198.00元

投稿邮箱：3325986274@qq.com
本书若有印装质量问题，请向出版社营销中心调换
全国免费服务热线：400-6679-118　竭诚为您服务
版权所有　侵权必究

主译简介

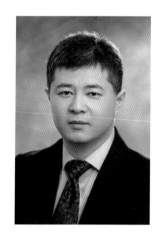

闫炀

教授，主任医师，博士研究生导师。西安交通大学第一附属医院心血管病院副院长，心血管外科主任。兼任国际微创心胸外科协会（ISMICS）会员，中国生物医学工程学会机械循环支持分会青年学组副组长，中国医师协会心血管外科医师分会委员，中国医师协会体外生命支持专业委员会委员，国家心血管病专家委员会微创心血管外科专业委员会委员，陕西省医学传播学会心血管外科专业委员会主任委员，西安医学会心血管外科分会副主任委员，陕西省健康促进与教育协会体外生命支持分会副主任委员，陕西省保健学会心肺预防康复专业委员会副主任委员等。获第四届"国之名医、优秀风范"和"2020盘古年度人物"荣誉称号。个人累计主刀心脏手术8000余例，其中主动脉夹层手术1200余例，患者痊愈率达93%；复杂微创心脏直视手术超过2500例；非体外循环心脏不停跳/微创冠状动脉旁路移植术超过1000例；带领团队开展省内外ECMO体外生命支持技术和局麻清醒下ECMO救治，年ECMO救治数量逾百例，成功率≥60%。年经多种不同入路TAVI、TMVI、球扩式介入瓣中瓣手术百余例，同时左心室辅助装置（LVAD）植入例数和心脏移植术例数均居全国前列。主持及参与国家、省、市级重点科研项目10余项。发表学术论文50余篇，其中以第一作者及通信作者在 *European Heart Journal* （IF 35.855）、*JAMA Internal Medicine*（IF 44.409）等国际知名期刊发表SCI论文30余篇。获省部级科学技术奖3项，主译《心脏外科核心理论与实践》《二尖瓣狭窄》，参编卫生部规划教材及专业书籍多部。

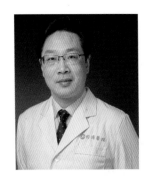

魏翔

　　主任医师，教授，博士生导师，现任华中科技大学同济医学院附属同济医院心脏大血管外科主任，中国医师协会心血管外科医师分会心脏移植专业委员会副主任委员，湖北省医师协会心血管外科医师分会候任主任委员，美国胸外科协会（AATS）会员，欧美同学会（中国留学人员联谊会）医师协会大血管疾病分会主任委员。近年来主持多项国家级、省级、市级课题，包括国家重点研发计划项目1项，国家重大科学仪器设备开发专项项目1项，国家自然科学基金面上项目6项。在以上项目的资助下，魏翔教授在 *Journal of the American College of Cardiology*、*Circulation Research*、*Nature Communications*、*Hepatology*、*Acta Pharmaceutica Sinica B* 等国际一流期刊发表论文200余篇，其中以第一作者及通信作者发表论文百余篇。主编《心血管外科疾病诊疗指南》《胸腹腔镜联合食管癌根治手术图谱》，主译《Carpentier瓣膜重建外科》等书籍。获湖北省技术发明奖一等奖、教育部科学技术进步奖一等奖、"裘法祖医德风范奖"等奖项，获"全国卫生系统青年岗位能手"等荣誉称号。作为学科带头人，魏翔教授发明了"经心尖心脏不停跳室间隔心肌切除术"及"心脏不停跳心肌切除系统"，用于肥厚型心肌病外科治疗，将传统正中20 cm的开胸切口变成5 cm的肋间切口，手术由4 h才能完成的大手术，变为无需体外循环、心脏停跳且1 h就能完成的微创手术。该术式及器械是现代医学中极为少见的由中国人提出的原始创新，为解决世界性"卡脖子"医学难题提供了有效的"中国方案"，广泛推广可极大缓解该疾病"看病难、看病贵"的现状，减少因病致死致残所消耗的社会资源和医疗资源。

原书序

"生命如此短暂，技艺如此漫长。"希波克拉底（公元前 460—公元前 370 年），一位希腊医生，他被后人称为"医学之父"，是医学史上最杰出的人物之一。

根据世界卫生组织的资料，每年约有 720 万男性和女性死于冠心病（CHD），冠心病是全球心血管疾病死亡的主要原因。在欧洲，冠心病每年约导致 195 万人死亡，其中英国超过 66000 人，仅在英格兰就超过 53000 人。据估计，英国约有 230 万人患有冠心病，其中 190 万人在英格兰。考虑到英国有大约 6700 万人口，可推断，3.4% 的英国人患有冠心病。

2000 年初，心脏病病例数量快速增加，此后初级预防的发展加上经皮介入治疗急性心肌梗死技术的应用，使心脏病发病率逐渐降低。与此相关的是，瓣膜性心脏病的增加在维持成人心脏手术总数方面起到了补偿作用。多项研究和指南建议不断改进技术，以尽量减少风险，加强心脏手术的安全性。目前，全世界每年使用心肺机进行超过 100 万次心脏手术，更具体地说，仅英国在 2015 年就进行了 35158 次心脏手术。在大多数情况下，心脏手术死亡率相当低，一些手术死亡率接近 1%。

受心脏手术的启发，并发挥简化外科原则的魅力，这本书的目标是为不断发展的成人心脏手术领域的外科医生提供必要的技巧和窍门，以提高他们的技能。本书为读者提供了介绍性文献综述、主要技术要点及总结的结果和长期成果，以扩大他们的知识面。心脏外科手术要点的哲学仍然是"简单化简单，复杂化简单"。

"在科学中，重要的不是获得新的事实，而是发现思考这些事实的新方法。"威廉·布拉格爵士(1862—1942 年)，1915 年诺贝尔物理学奖得主，英国物理学家、化学家和数学家。

普拉卡什·P. 本杰比
帕纳约蒂斯·G. 基里亚齐斯

前言

　　长期以来心脏一直被视为外科手术的"禁区"，根据世界卫生组织的资料，每年约有 720 万男性和女性死于冠心病 (CHD)，这是全球心血管疾病死亡的主要原因。在我国，有大量的患者需要接受心脏外科手术治疗，但我国每年施行的心脏外科手术量远远不能满足人民群众的需要。

　　随着时代的变化，科学技术迅速发展，心脏外科治疗技术和理念日新月异，受心脏外科手术的启发，并发挥简化外科原则的魅力，闫炀教授组织了以西安交通大学第一附属医院专家为主的国内同道，在总结多年来开展各类心脏外科手术临床经验和技术特点的基础上，结合国内外相关成果和经验，集体翻译了这部《心脏外科手术要点》(第 2 版)，在简化及完善第 1 版的基础上，本书重点突出实用性，以帮助心脏外科医生及时更新知识、把握技术前沿、提高诊疗水平。

　　本书共十八章，着重介绍了心脏外科手术要点，覆盖范围广，具有高度的临床严谨性。本书可供心外科医生、心内科医生、麻醉科医生、ICU 医生、体外循环医生、心脏超声科医生、影像科医生、病理医生和护师等临床一线医务人员以及医学院教师和医学生等学习使用。尽管在本书的翻译中，译者们已尽到了最大的努力，但由于时间仓促及译者水平有限，疏漏之处在所难免，恳请广大读者及时予以指正，以便再版时改进。

目录

第一章

超声心动图在成人心脏外科中的应用

学习目标

- 超声心动图是心脏外科的重要指导工具，需要理解其成像原理。
- 超声心动图多种成像技术的操作特点和敏感性存在差异，需要了解其各自的作用。
- 熟悉从每种超声心动图技术中获取相关临床评估信息的过程。
- 了解每种超声心动图技术是如何帮助和支持外科医生的临床治疗决策的。
- 了解超声心动图作为成人心脏手术诊断工具的必要性。

概述

  超声心动图是目前所有心脏疾病诊疗过程中的一线诊断工具，因此所有心脏相关专家、心脏病学专家和心脏外科手术医生都需要了解超声心动图用于诊断的基本原理，以便在患者疾病管理中做出正确的决策。

  在任何心脏外科手术前均有必要常规进行完整的经胸超声心动图（TTE）检查。TTE包括观察解剖结构的二维（2D）显像、M型超声心动图以及三种超声多普勒技术（脉冲波多普勒（PW）成像、连续波多普勒（CW）成像和彩色多普勒血流成像（CDFI））。TTE可为外科手术医生提供有关心腔大小、面积与容积，室壁厚度，心室功能，心脏瓣膜解剖结构和功能及心包与心包腔的全部信息。而组织多普勒成像（TDI）和斑点追踪成像等新技术的应用，更是有效提供了有关患者整体和局部心肌功能障碍早期变化的重要数据。

　　2D 和 3D 经食管超声心动图（TEE）检查为 TTE 成像不佳的患者提供了更多的诊断帮助。此外，TTE 不能清晰显示的结构（如左心耳、胸主动脉、人工瓣膜等）可以通过 TEE 充分显示并进行评估。TEE 的适应证还包括心脏围手术期的评估和指导术中管理。围手术期 TEE 的 I 类适应证见表 1.1。

表 1.1　围手术期 TEE　I 类适应证

- 急性和危及生命的血流动力学不稳定
- 瓣膜修复术或复杂的瓣膜置换术
- 肥厚型梗阻性心肌病
- 可能累及主动脉瓣的主动脉夹层
- 心内膜炎（瓣膜周围组织受累）
- 先天性心脏病手术
- 心包窗（定位心包积液，心包后方）
- 心内相关器械装置的植入

　　TEE 可用于存在心肌缺血或血流动力学不稳定患者的外科手术、微创手术或心内肿块切除手术，帮助评估心腔内气体栓塞或动脉粥样硬化类疾病。根据指南的推荐，所有心脏直视手术和胸主动脉外科手术都应使用 TEE，以再次明确术前诊断，评估新发病变或疑似病变结构，并即刻评估手术干预的效果。

　　本章将重点介绍在以下心脏外科相关主题中超声心动图的应用，包括左、右心室的几何形态和功能评估，二尖瓣、三尖瓣和主动脉瓣的形态和功能评估，主动脉瓣瓣膜修复与置换后的效果评估。

左、右心室的几何形态和功能评估

左心室（LV）的几何形态、整体和局部功能

　　患者术前全面评估 LV 的几何形态和功能对手术而言至关重要。LV 扩大和收缩功能障碍、LV 收缩末期内径和容积增加是心脏瓣膜手术时机抉择的重要参考指标。2D 超声心动图（2DE）图像首选通过线性测量获取心腔大小的数据值，2D 引导的 M 型超声

模式也可以准确获取心脏结构的数据。2DE 和 3D 超声心动图（3DE）均可测量 LV 容积，相较于 2DE，3DE 测量容积的优点是其不依赖于对心腔形态的几何假设，更加准确且可重复性高，并且更接近心脏磁共振（CMR）检查的结果。LV 大小和容积测量值应结合患者体表面积（BSA）进行标化。采用标化的超声心动图指标 LV 舒张末期容积指数（男性 74 mL/m^2，女性 61 mL/m^2）与 LV 收缩末期容积指数（男性 31 mL/m^2，女性 24 mL/m^2）可作为 LV 容积正常范围的上限。应用 2DE 或 3DE，通过计算左心室射血分数（LVEF）可以评估 LV 收缩功能。男性 LVEF < 52% 和女性 LVEF < 54% 是 LV 收缩功能异常的诊断标准。详细评估 LV 收缩功能对重度瓣膜反流患者手术时机的把握、预测心血管事件均具有重要意义。当出现 LV 功能障碍（LVEF ≤ 60% 和（或）左心室收缩末内径（LVESD）≥ 40 mm）时，对无症状重度二尖瓣反流（MR）患者建议行外科手术治疗。实际上，就 MR 患者而言，LVEF 往往会高估 LV 的收缩功能，LV 功能障碍通常被忽视。2DE 新模式如斑点追踪超声心动图技术可计算 LV 整体纵向应变（GLS），GLS 降低（GLS> −18.1%）的无症状重度 MR 患者整体心血管事件的发生风险明显增高。同时，GLS 降低对术后 LVEF 降幅超过 10% 以及术后 LVEF 低于 50% 均有较高的诊断预测价值（曲线下面积 0.93；P< 0.001），在未接受主动脉瓣置换的无症状重度主动脉瓣反流（AR）患者相关研究中，GLS> −19.5% 患者的中期生存率会更低。这表明心肌 GLS 对重度 AR 患者及重度 MR 患者手术时机的选择具有重要的指导价值（图 1.1）。

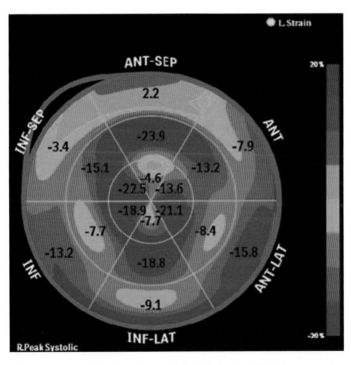

图 1.1　LVEF 保留的重度 MR 患者左心室 GLS 降低（−12.2%）

　　围手术期应用 TEE 检查的主要目的之一就是评估患者 LV 整体与局部的收缩功能，对于定量检测 LVEF 经验丰富的术者而言，在术前和术后可以快速评估 LV 整体的收缩功能。超声心动图还可以通过对左心室节段性室壁运动分析（RWMA）检测出缺血的心肌范围，推测出对其供血的冠状动脉病变。左心室节段性室壁运动分析通常采用食管中段四腔心、两腔心及 LV 长轴切面进行综合评估。而且，胃底的 LV 乳头肌短轴切面也非常重要，该切面可同时显示不同冠状动脉（左前降支（LAD）、左回旋支（LCX）和右冠状动脉（RCA））供血的左心室节段性室壁运动的情况（图 1.2）。新发的围手术期左心室节段性室壁运动异常往往提示自体冠状动脉被意外结扎或早期桥血管移植失败、心脏停搏液或非体外循环手术期间心肌保护不足，特别是在右冠状动脉供血区域尤为重要。因为右冠状动脉的解剖位置偏前、偏上部，所以更容易发生空气栓塞。向 LV 侧壁供血的左回旋支动脉也偶有受损，是因为在二尖瓣后瓣环区域缝合时，存在房室沟内动脉被意外结扎的风险。TEE 可帮助外科医生监测患者脱离体外循环（CPB）的过程，通过对 LV 腔内残余气泡的观察帮助确保心腔完全排气，从而降低冠状动脉空气栓塞的风险，识别潜在的双心室功能障碍。围手术期 LV 内径大小有助于评估全身容量状态，特别是在胃底的 LV 乳头肌短轴切面。术中评估 LV 功能时需要注意：CPB 卸载了双心室的容量，LV 收缩功能看上去会比实际情况更好。体循环容量不足的状态可使 LV 错误地增加"收缩"，而心率减慢又会使 LV 收缩显得"迟钝"。在这种情况下，增加心率可改善 LV 收缩功能。心包切开术后室间隔的异常运动是一种常见现象，其单独出现并不代表新发的心肌缺血。为了避免在 LV 评估中可能出现的陷阱，不仅在脱离 CPB 过程中，而且在完全脱离 CPB 后手术结束时，均应动态评估 LV 的容量和功能。

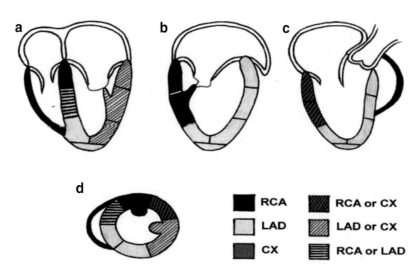

图 1.2　使用食管中段四腔心（a 图）和两腔心（b 图），LV 长轴切面（c 图）和经胃底 LV 中段乳头状短轴切面（d 图）的局部室壁运动分析。RCA，右冠状动脉；LAD，左前降支；CX，回旋支

右心室（RV）的几何形态和功能

在心脏手术中，RV 功能在很大程度上决定了患者的围手术期死亡率。文献报道，难治性右心室功能衰竭的发生率从心脏探查术后的 0.1% 到左心室辅助装置植入后的 30% 不等。

围手术期显著增加 RV 功能障碍的风险因素：长时间的心肺转流（> 150 min）、急性肺动脉高压、术中心肌保护不够出现的心肌顿抑、冠状动脉栓塞或桥血管闭塞导致的 RV 缺血、患者既往已合并存在的肺血管功能障碍、围手术期机械通气和急性呼吸窘迫综合征所导致的肺损伤等。

通过 2D/3D TTE、围手术期 TEE 评估临床疑似 RV 功能障碍的患者，可能在收缩末期出现 RV 扩大（容量超负荷）和（或）室间隔运动障碍（压力超负荷）。由于 RV 复杂的几何形态，2DE 测量 RV 容积富有挑战性。在聚焦 RV 的心尖四腔心切面中，收缩末期 RV 基底部内径 > 41 mm、中部内径 > 35 mm 提示 RV 扩大。而更多的超声心动图参数被证实可用于诊断围手术期 RV 功能障碍，包括三尖瓣瓣环收缩期位移（TAPSE）< 17 mm，脉冲多普勒瓣环收缩期峰值速度（s'）< 9.5 cm/s，RV 面积变化分数（FAC）< 35%，RV 3D 射血分数 < 45%（图 1.3 至图 1.5）。同时 RV 功能评估需要结合肺动脉的压力。如果三尖瓣反流（TR）程度适当，则可通过 TR 估测肺动脉收缩压。

2DE 可通过下腔静脉扩张（> 21 mm）和吸气时内径无变异度来诊断右心房压力升高。这些超声心动图参数连同有创血流动力学监测指标是诊断 RV 功能衰竭、指导手术和重症监护治疗、降低手术患者死亡率的关键。

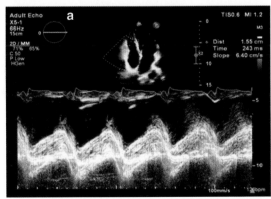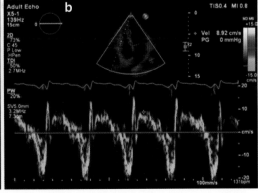

图 1.3　RV 功能评估：显示 RV 纵向收缩功能略降低。a. 三尖瓣瓣环收缩期位移（TAPSE）的测量。

　　　　b. 脉冲多普勒瓣环收缩期峰值速度（s'）的测量

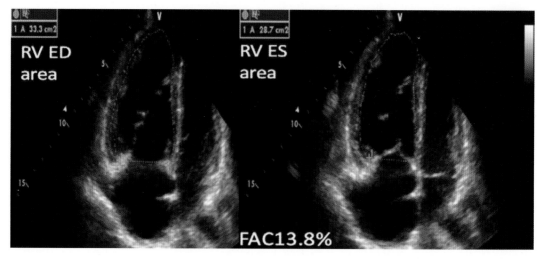

图 1.4　RV 面积变化分数（FAC）测量显示 RV 收缩功能显著降低

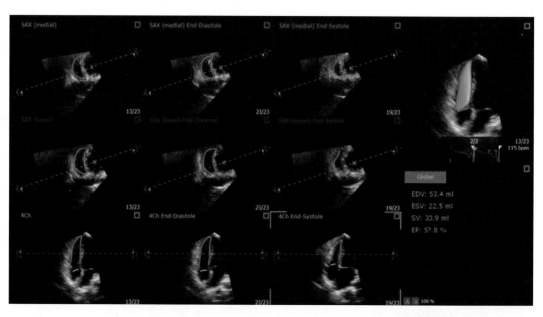

图 1.5　RV 收缩功能的测量：3D TEE 测量的 RV 射血分数

瓣膜手术的术中超声心动图

随着心脏瓣膜修复技术的发展，需要在建立体外循坏前后对瓣膜进行详细、准确的术中成像。建议对所有行瓣膜修复术的患者行多平面 2D/3D TEE 检查，以便更好地确定瓣膜功能障碍的机制、瓣膜狭窄或瓣膜反流的严重程度，并为术后评估提供比较图像。全身麻醉和正压通气状态会减轻心脏负荷，对瓣膜功能障碍程度的评估也有影响，与术前数据相比，全身麻醉和正压通气负荷条件下瓣膜反流会减少。全身血压降低会导致反射性心动过速，全身麻醉也可能会引发心房颤动，导致瓣膜病变的评估较为困难。而一旦开始外科手术，电烙术的使用可明显降低 2DE 的图像质量，3D TEE 成像时的多心动周期门控采集 3D 图像的过程中也会产生明显的拼接伪影。

二尖瓣评估

解剖背景

二尖瓣（MV）复合体结构由二尖瓣瓣环、前后瓣叶、瓣下结构（腱索和两组乳头肌）和 LV 组成。复合体结构的任何部分缺陷均可能导致瓣膜功能障碍。

二尖瓣瓣环是心脏外科手术干预的主要目标靶点，借助 3DE 成像可以很直观地显示二尖瓣瓣环独特的马鞍形结构（图 1.6）。马鞍形结构有利于瓣膜关闭，并能最大限度降低瓣叶活动的应力。瓣环并非静态的解剖结构，其随心动周期动态变化，包括收缩期瓣环前后径缩短和瓣环高度下降，这有利于促进 LV 充盈并可将反流降至最低。

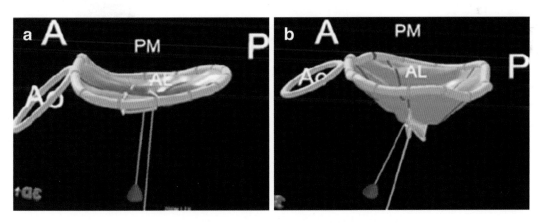

图 1.6　a. 正常 MV，二尖瓣瓣环呈马鞍形，前、后点位置高于后内侧和前外侧。b. 缺血性心脏病导致的 MV 瓣叶对合缺陷，马鞍形瓣环变形、二尖瓣瓣叶明显隆起和乳头肌移位。注：A 为前，P 为后，Ao 为主动脉，AL 为前外侧，PM 为后内侧

二尖瓣瓣叶有内、外侧两个联合处。根据 Carpentier 分类，后瓣叶的解剖切迹将其分成三个扇形区域（外侧的 P1、中央的 P2 和内侧的 P3），通常 P2 的面积最大。二尖瓣前瓣叶覆盖瓣环三分之一的周长，其瓣叶更长。前瓣叶缺乏解剖切迹，其与后瓣叶相对应的节段被命名为 A1、A2 和 A3（图 1.7）。该分类能够使心脏麻醉医生、心脏病学专家和心胸外科医生在解释 MV 病理时能够更好地沟通。MV 的 3D TEE 成像可以提供瓣膜的"外科手术视野"，与外科医生在手术室术中观察到的结构相匹配。3D TEE 可将图像 360° 旋转，可从左心房侧或 LV 侧观察测量瓣膜。前后瓣叶中部合适的对合高度约为 1 cm，瓣缘有初级和次级腱索牵拉。支柱腱索附着在前后瓣叶的粗糙带，瓣膜、乳头肌和 LV 心肌之间保持结构的连续性。正常的 LV 形态和功能对 MV 功能的维持具有重要意义，LV 形态和功能的改变会导致瓣膜栓系引起二尖瓣关闭不全。

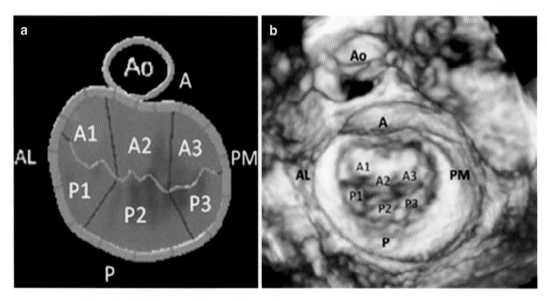

图 1.7　a. 重建 3D MV 模型。b. MV 实时 3D TEE "外科手术视野"。二尖瓣 Carpentier 扇形瓣叶命名法，后瓣叶 P1、P2、P3 以及对应的前瓣叶 A1、A2、A3。注：A 为前，P 为后，Ao 为主动脉，AL 为前外侧，PM 为后内侧

二尖瓣反流（MR）

MR 患者应用 2D/3D TEE 检查可以明确病因与病理机制、定位反流口、量化 MR 程度、评估行瓣膜修复术的可行性及预测术后出现收缩期前向运动（SAM）的风险、评价手术结果。

MR 的病因和机制

根据病因，MR 可分为原发性（器质性）和继发性（功能性）（表 1.2）。

表 1.2　MR 的病因

原发性（器质性）MR
• 退行性疾病（Barlow 综合征、纤维弹性缺陷（FED）、Marfan 综合征、Ehler-Danlos 综合征、瓣环钙化）
• 感染性心内膜炎
• 风湿性心脏病
• 先天性结构异常（突出的瓣叶裂、降落伞样二尖瓣）
• 毒物性心脏瓣膜病
• 继发于心肌梗死的乳头肌断裂
继发性（功能性）MR
• 扩张型心肌病
• 缺血性心肌病
• LV 收缩功能障碍、传导障碍（不同步收缩）
• 重度左心房扩大

瓣叶形态与活动度的评估在 MV 手术中至关重要。Carpentier 对瓣叶病变与运动紊乱类型进行区分，表述为以下三种类型。

Ⅰ型：瓣叶运动正常，创伤或感染导致二尖瓣瓣叶裂隙或瓣叶穿孔、二尖瓣瓣环扩张，反流束多源自病变中心区。舒张期二尖瓣瓣环与前瓣比值 > 1.3 或瓣环前后径 > 35 mm 提示瓣环扩张。3D TEE 在二尖瓣切迹和瓣叶裂隙的鉴别诊断中具有较高的敏感性和特异性，敏感性为 93%，特异性为 92%。该类型还包括扩张型心肌病患者和二尖瓣瓣叶运动不受限制的功能性 MR 患者（图 1.8）。

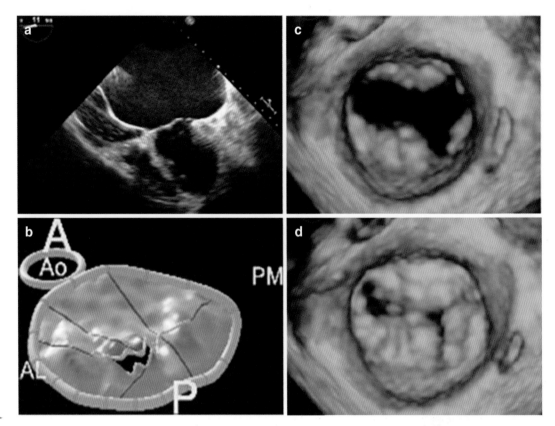

图 1.8　Carpentier Ⅰ型 MR。a. 重度左心房扩大继发二尖瓣瓣环显著扩张，导致瓣叶明显对合不良，这
　　　　在 3D TEE 重建的二尖瓣瓣环模型中最为常见。b. 请注意扁平的瓣环和继发的 A2 脱垂。c、d. 分
　　　　别显示 MV 外科视野 5 点钟处的二尖瓣瓣叶裂隙和 10 点钟处后内侧连合的对合缺损。注：A 为
　　　　前，Ao 为主动脉，AL 为前外侧，PM 为后内侧，P 为后

　　Ⅱ型：MV 结构异常，有一个或多个瓣叶节段脱垂。其特征是瓣叶过度运动，通常
继发于 Barlow 综合征、纤维弹性缺陷、腱索或乳头肌断裂或延长，反流束一般远离病变
瓣叶方向（图 1.9）。

　　Ⅲ型：该类型的发病机制是瓣叶运动受限，反流束多直接朝向受累的瓣叶，如果两
个瓣叶同时受累，反流束则源自中心。同时该类型可分为 2 个亚型：ⅢA 型，风湿性心
脏病导致 MV 装置损害；ⅢB 型，LV 扩张导致收缩期瓣叶活动受限（瓣叶栓系），或
节段性室壁变薄、运动异常，或室壁瘤累及 MV 装置，出现收缩期瓣叶栓系导致功能性（缺
血性）MR。LV 扩张导致乳头肌移位、瓣环扩张，增加了瓣膜的收缩和舒张力，从而阻
碍了正常的瓣膜关闭（图 1.10）。

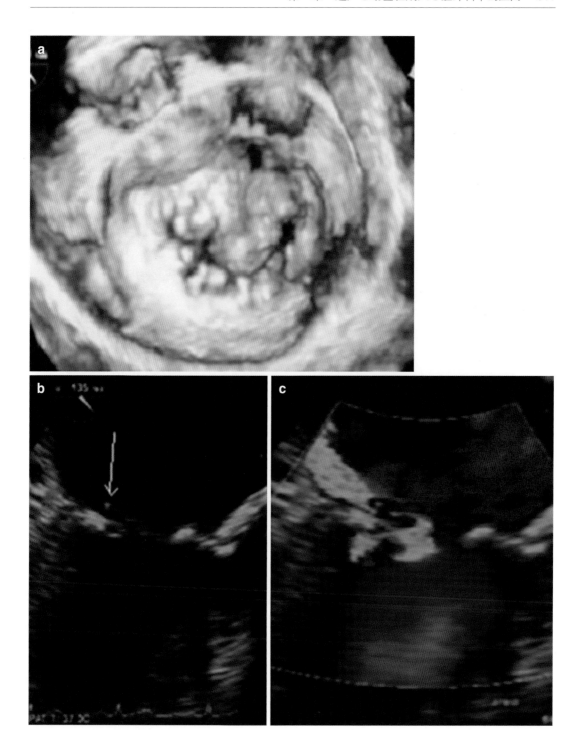

图 1.9　Carpentier Ⅱ 型 MR。广泛性黏液样变性的 MV，显示 A2 脱垂、A3/P3 脱垂和后内侧联合脱
　　　　垂的 3D TEE 图像（a 图）。退行性 MV 疾病并继发腱索断裂，连枷样运动的 A2（箭头处），
　　　　重度 MR 反流束指向后瓣方向（b、c 图）

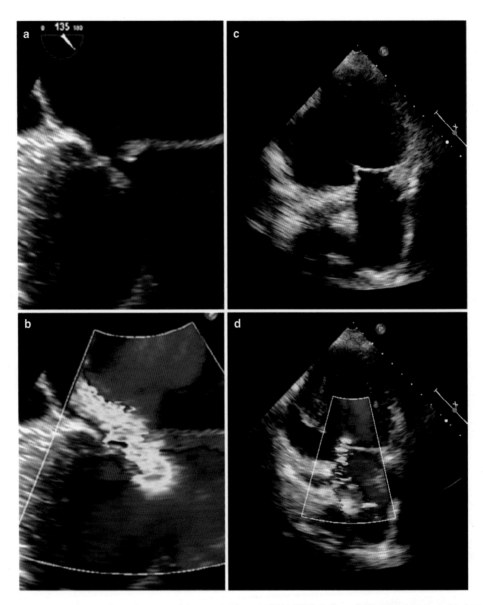

图 1.10　Carpentier Ⅲ 型 MR。Ⅲ A 型（a、b 图），风湿性瓣膜病变二尖瓣后瓣（PML）活动严重受
　　　　　限。收缩期二尖瓣前瓣（AML）覆盖 PML，致偏心和指向后瓣方向的重度 MR。前后瓣瓣尖
　　　　　均显著增厚。Ⅲ B 型（c、d 图），LV 下壁心肌梗死、下壁室壁瘤、PML 活动受限，致重度
　　　　　功能性 MR

MR 定量

MR 的评估包括整合来自瓣膜 2D/3D 成像的数据及 LV 功能的评价。MR 的严重程度

可以通过各种超声心动图技术进行量化：彩色血流喷射面积、缩流颈宽度（VCW）、近端等速表面积（PISA）和肺静脉血流（表 1.3）。建议采用 PISA 法测量 VCW 和有效反流口面积（EROA）对 MR 进行评估。VCW > 7 mm 且 EROA ≥ 40 mm² 或反流容积（R Vol）≥ 60 mL 提示重度器质性 MR。在功能性缺血性 MR 中，EROA ≥ 20 mm² 或 R Vol ≥ 30 mL 可识别严重功能性 MR 患者。3DE 对 MR 的评估可克服传统 2DE 的许多局限性。3D TEE 可直视反流孔并直接平面测量，这也说明了反流口不一定是圆形，PISA 法的测量依据可能是一个错误假设，MR 本身可能存在多个反流孔和反流束（图 1.11、图 1.12）。另外需要注意的是，全身麻醉和正压通气状态致 LV 前后负荷的改变对 MR 严重程度的评估有明显影响，这也是术前必须准确评估 MR 严重程度的原因。

表 1.3　重度器质性 MR 的诊断标准

定量参数指标	特征性指标
EROA ≥ 40 mm² 反流容积 ≥ 60 mL 反流分数 ≥ 50%	连枷样运动的瓣叶 VCW ≥ 7 mm PISA 半径 ≥ 1.0 cm（Nyquist 极限频率范围：30 ～ 40 cm/s） 中心性反流束 > 50% 左心房面积 收缩期探及肺静脉逆向血流 LV 扩大且功能正常

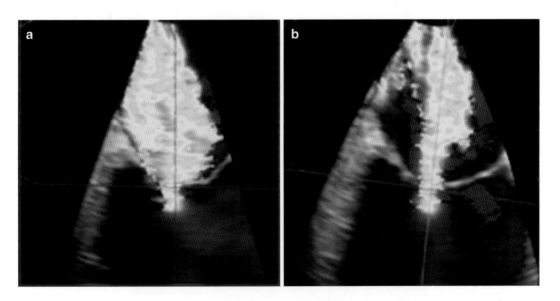

图 1.11　重度 MR 彩色血流多普勒图像 3D 影像引导 2D 重建（a、b、c 图）。将取样线放置在二尖瓣瓣尖和 MR 缩流颈（VC）处。离线重建的 TEE 彩色血流多普勒图像上测量功能性 MR。PISA 法椭圆形反流口和 VC（d 图）。收缩期肺静脉内逆向血流与重度 MR 一致（e 图）

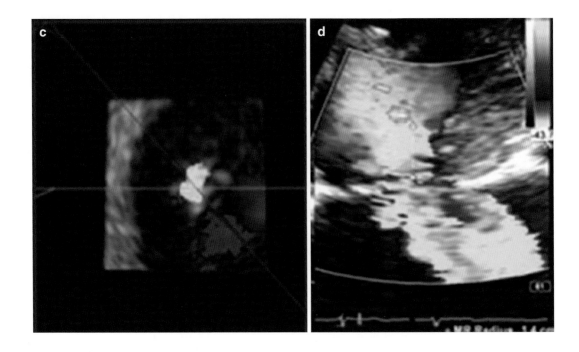

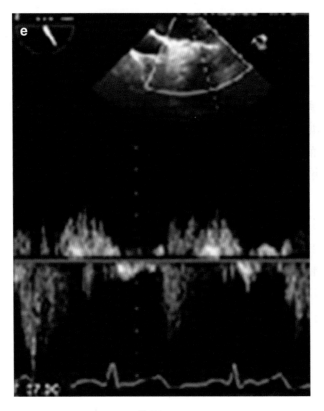

续图 1.11

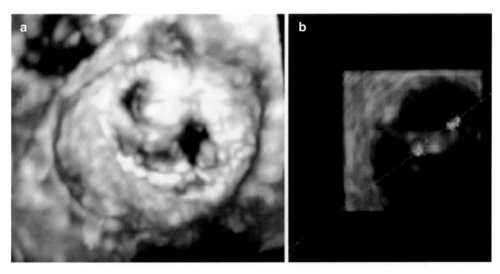

图1.12 3D TEE成像可直接观察多个反流口（a、b图）。通过计算两个反流口面积评估MR的严重程度（b图）

超声心动图在指导MV修复中的作用

术前2D和3D TEE可帮助评估MV修复的可行性，2D和3D TEE在围手术期的使用极大地提高了修复MV的成功率。不同MV病变的3D TEE表现如图1.13所示。在原发性MR、Ⅰ型病变或二尖瓣后瓣（PML）脱垂中，瓣膜修复的效果极佳。随着现代手术技术的发展，二尖瓣前瓣（AML）脱垂修复的效果也在不断改善。MV修复的复杂程度随着脱垂瓣叶节段数量的增加、是否存在交界区受累、是否存在瓣叶或瓣环钙化等因素的叠加而增加。形态更复杂的交界区和双瓣叶脱垂往往需要更为复杂的手术技巧，如交界联合部折叠、Alfieri技术（将A2和P2瓣尖缘对缘缝合，使MV开放成为双孔）等。对腱索断裂连枷样运动的识别可指导人工腱索植入或瓣膜置换术。在接受择期手术的患者中，风湿性MV病变患者通常发展到病程晚期才被发现，因而瓣膜病变相对复杂。瓣叶显著增厚、出现钙化、变形伴交界联合区融合及瓣下结构受累的患者往往不适合行MV修复术。

慢性缺血性MR往往是LV重构的结果：心肌缺血性损伤和瘢痕组织形成导致LV扩张、乳头肌间距增加、瓣叶对称或不对称的栓系，收缩期运动受限导致继发性MR。通常认为缺血性MR适合行MV修复术。仔细评估MR的发生机制可帮助外科医生更好地选择缺血性MR修复的范围。但也有一些文献报道了该类患者2年内复发中度或重度MR的比例超过50%。术前有助于识别修复高风险患者的超声心动图参数见表1.4。

MV修复术的严重并发症包括伴或不伴MR的左心室流出道（LVOT）梗阻，发生率在1%～16%，发生的原因是修复的MV出现了收缩期前向运动（SAM）。而根据超声心动图参数识别此类高风险患者，可将SAM的发生率降至最低。SAM的预测指标包括较小的 LV 内径、锐变的主动脉瓣瓣环 – 二尖瓣瓣环角度、AML 和 PML 长度增加、MV 脱垂高度 > 15 mm、MV 瓣叶对合缘至室间隔距离 < 2.5 cm、AML 长度与 PML 长度之比 ≤ 1.3 等。3D TEE 可实时对收缩期及舒张期的二尖瓣瓣环进行动态测量，因而在 MV 瓣环成形术的应用中更具价值。对于术后存在 SAM 高风险的患者，建议使用较大型号的瓣膜成形环，而较小的瓣膜成形环多用于矫正缺血性 MR。孤立单一节段脱垂的 MR 可以行三角形或四边形瓣叶切除术。在修复后可能出现 SAM 的病例中，行滑动瓣环成形术和 PML 四边形瓣叶切除术可以缩短 MV 的长度，对解除术后 SAM 的发生有帮助。

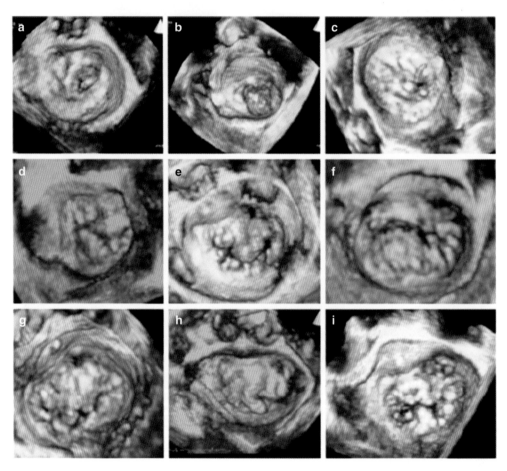

图 1.13　第 1 行为易修复 I 型 MV 病变。在 3D MV 左房视角（a、b 图）中可见 P2 脱垂和 P2 瓣尖连枷样运动的脱垂腱索（c 图）。第 2 行为需要行复合修复术的复杂 MV 病变。退行性 MV 病变伴 P2 延伸至 P1 的脱垂（d 图）。MV 黏液样变性合并瓣环扩张，广泛前瓣增厚，A2 和 A3 受累明显，A2、A3/P3、后内联合脱垂及 A3/P3 连枷样运动（e 图）。MV 退行性病变 / 黏液样变性，伴广泛 PML 脱垂，P2/P1 明显（f）。第 3 行为较难修复的 MV 病变。MV 退行性病变，伴前后瓣脱垂、联合部对合消失（g 图）。细长边缘毛糙的 AML，A2 脱垂，A1 腱索断裂连枷样运动（h 图）。MV 退行性病变，P1、P3 脱垂及连枷样运动（i 图）

表 1.4　与缺血性 MV 修复术后复发 MR 相关的术前 2D TEE 参数

·MV 变形指标：
对合高度 ≥ 1 cm，二尖瓣对合下面积 > 2.5 ～ 3 cm²，复杂的反流束，后瓣闭合角度 > 45°
·LV 局部重构指标：
乳头肌间距 > 20 mm，后组乳头肌与后瓣环间距 > 40 mm，LV 侧壁运动异常
·LV 整体重构指标：
LV 舒张末内径 > 65 mm，收缩末内径 > 50 mm (ESV > 140 mL)，收缩期 LV 球形指数 > 0.7

修复后评估

在评估 MV 修复术的结果前，必须先将收缩压（SBP）升至 90 mmHg 以上。SBP 过低可能严重低估任何残余的 MR。MV 修复术后评估包括下列关键要素。

（1）残余 MR：仔细检查发现并定量评估残余 MR 至关重要。如果存在轻度以上残余 MR，则应阐明其发生机制（是否有残余瓣叶脱垂、过度受限的瓣叶、瓣环尺寸缩小不充分、瓣周漏、瓣叶穿孔）。残余 MR 超过轻度的患者应再次行 CPB 进行手术矫治。MV 修复后 MR 超过轻度的患者，需要再次手术的风险较高。

（2）瓣叶对合高度评估：应全面评估每个瓣叶节段在收缩中期是否有充分的对合。目前，由于临床实践中难以准确测量对合高度，故尚无统一的参考标准值。不过，为达到满意的修复效果，通过术中 TEE 测量，瓣叶对合高度应不少于 5 mm，从而确保修复后的瓣膜功能以及长期耐久性。

（3）瓣叶活动度评估：残留或新发的瓣叶限制性活动或脱垂可能导致残余 MR。而修复术往往会固定 PML，限制其活动（充当门挡），仅见保留活动的 AML 是 MV 修复后常见的超声心动图改变。

（4）SAM 现象的排查：退行性 MV 病变的修复，LV 直径较小，PML 较长的患者易出现术后 SAM。MV 修复后，瓣叶对合点向 LVOT 移动，导致收缩期 LVOT 前向血流受阻和偏心 MR。容量不足和 LV 过度收缩可以加重 SAM 现象。轻度 SAM 可通过充分的 LV 充盈和减少正性肌力药物达到缓解。保守治疗无效的严重 SAM 需要行 CPB 再次进行手术矫治（使用滑动瓣环成形术、大瓣膜环成形术或 MV 置换术）。

（5）评估跨瓣压差：MV 平均跨瓣压差有助于排除 MV 修复后的二尖瓣狭窄（MS）。应当注意的是，由于 LV 和 LA 的顺应性不同，术后压力减半时间测量法并不可靠。MV 修复术后的平均跨瓣压差 > 5 mmHg 是不能接受的，如果无法进一步修复纠正，则须行瓣膜置换术。

（6）仔细评估主动脉瓣反流（AR），特别是主动脉瓣和 MV 邻近的位置。MV 前瓣环区域和 AML 的手术操作可能会扭曲主动脉瓣的解剖结构，导致 MV 修复术后出现新发或加重的主动脉瓣反流。

（7）仔细评估双心室功能。必须充分评估术后 LV 整体和局部功能，以纠正术中出现潜在的心肌缺血（例如前外侧联合区域的手术治疗可能导致左回旋支（LCX）意外缝合或扭曲）。RV 功能障碍可能是主动脉阻断期间持续性重度 MR、冠状动脉内空气栓塞或心肌灌注液保护不足的结果。三尖瓣瓣环成形术等任何辅助手术都必须得到充分的评估。

如果 MR 是行瓣膜置换术治疗，植入人工瓣膜的活动情况必须得到可视化的评估，包括跨瓣压差。需要注意，MV 置换术后在心输出量增加和潜在贫血存在的情况下，术后的跨瓣压差可能会升高。需要区分的是在后期随访中，持续存在的高跨瓣压差可能提示病理性人工瓣膜梗阻或人工瓣膜不匹配。使用人工生物瓣膜和双叶机械瓣膜时，可存在较小的中心性瓣内反流，但源自瓣周的反流则是异常表现。在中和肝素后，小的瓣周漏通常会消失，较大的瓣周漏需通过外科手术来纠正。

二尖瓣狭窄

在发达的工业化国家，尽管风湿性心脏病的发病率有所下降，但二尖瓣狭窄（MS）仍然很普遍。与其他心脏瓣膜病变一样，2D 和 3D 超声心动图在诊断 MS、分析瓣膜解剖结构、评估 MS 原因（风湿性、退行性、先天性）、评估病变严重程度和血流动力学改变方面发挥着重要作用（表 1.5）。

表 1.5　用于评估 MS 的超声心动图因素

• 瓣叶解剖
瓣叶增厚，活动僵硬
舒张期二尖瓣前瓣膨隆
瓣口开放面积减少

续表

联合部融合
瓣下结构受累（腱索增厚、融合）
继发性钙化
• MS 的严重程度
严重 MS 是指瓣膜面积 < 1.5 cm²；当瓣膜面积 ≤ 1 cm²、平均跨瓣压差 > 10 mmHg、肺动脉收缩压 > 50 mmHg 时，提示重度 MS
• 相关表现
联合瓣膜病（风湿性病变累及主动脉瓣、 MR、 三尖瓣器质性病变或肺动脉高压导致的功能性三尖瓣反流）
左心房扩大（左心房容积指数增大）
左心房血栓，左心房血流淤滞自显影（推荐 TEE 检查）

　　MV 的风湿损害程度可通过超声心动图二尖瓣生物评分（Wilkins-Cormier 评分）来评估，其在决定经皮二尖瓣球囊成形术（PBMV）和外科矫治手术的选择中扮演了重要角色。在具有柔韧瓣膜和中度瓣下结构受损的有症状年轻的重度 MS 患者中（超声心动图二尖瓣生物评分 ≤ 8 分），PBMV 的手术效果通常会比较好。然而，如果有 PBMV 的禁忌证（合并存在左心房血栓、中 / 重度 MR、联合部严重钙化、合并重度主动脉 / 三尖瓣狭窄和反流的联合瓣膜病、合并需要行旁路移植手术的冠状动脉疾病），有症状的中度和重度 MS 患者应接受外科手术治疗。目前手术技术的进步甚至可以修复严重狭窄和反流的瓣膜病变，不能修复的 MS 患者可行 MV 置换术（术后评估参考 MV 修复后评估）（图 1.14）。

　　重度 MS（瓣膜面积 < 1.5 cm²）患者需要接受治疗。平面测量法是最准确的二尖瓣瓣口面积（MVA）评估方法之一。然而，在瓣口不规则且严重钙化的情况下，平面测量可能很困难。实时 3DE 可以更精确地测量瓣口开放面积。对于无症状的 MS 患者或症状与 MS 无关的患者，负荷超声心动图能够评估心输出量增加时二尖瓣平均跨瓣压差和肺动脉收缩压的变化，并指导手术时机（图 1.15、图 1.16）。

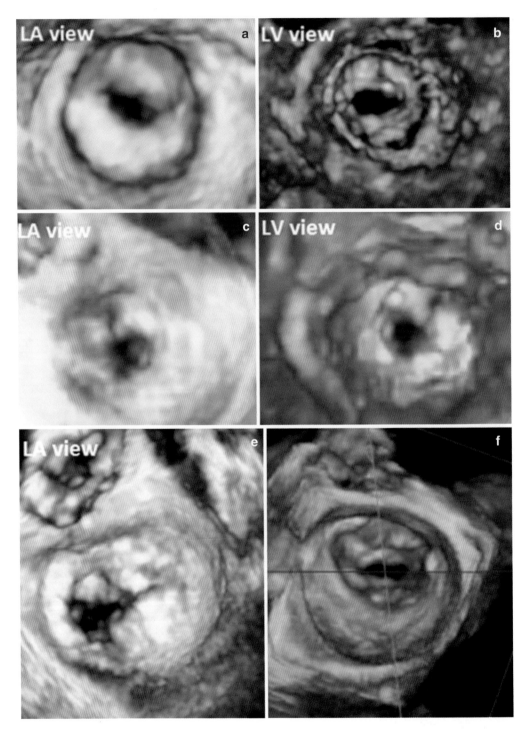

图 1.14　风湿性 MS 伴明显的联合部部分融合，可行 PBMV（a、b 图）；重度风湿性 MS 伴对称性
　　　　联合部完全融合，解剖结构不适合行 PBMV（c、d 图）；钙化性 MS（e、f 图），MV 后瓣
　　　　环钙化延伸至瓣环下方心肌（f 为 LV 面视图），瓣叶 A3/P3 严重钙化，后内联合粘连融合，
　　　　A2/P2 活动受限，仅 A1/P1 见三角形开放

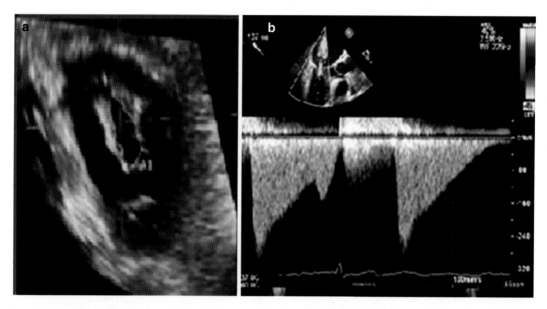

图 1.15　重度 MS 的评估。a. 风湿性 MS，3D 瓣叶开放时测量瓣口面积。b. 重度 MS，平均跨瓣压差为 13.3 mmHg，合并中度 MR

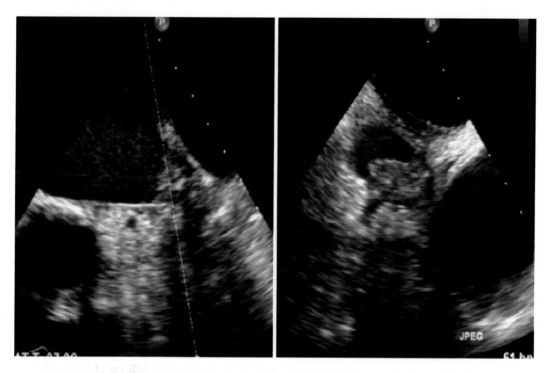

图 1.16　TEE X-PLAVN 切面显示左心耳血栓，注意左心房（LA）腔内的血流淤滞自显影

主动脉瓣和主动脉根部

主动脉瓣是主动脉根部复合体的一部分，主动脉根部复合体由 Valsalva 窦、瓣叶间纤维三角区和三个主动脉瓣瓣叶组成。三个主动脉瓣瓣叶中无冠瓣位于上方，靠近房间隔，右冠瓣位于下方，左冠瓣位于右侧，在短轴切面 3 点钟位置可观察到左冠状动脉主干的开口（图 1.17）。主动脉瓣三个瓣叶瓣尖游离缘局部增厚形成 Arantius 结节。在 TEE 上还可观察到瓣尖一些细小的纤维丝，但其临床意义并不明确。这些正常的结构不会干扰瓣膜功能，需要与赘生物或弹性纤维瘤进行鉴别。

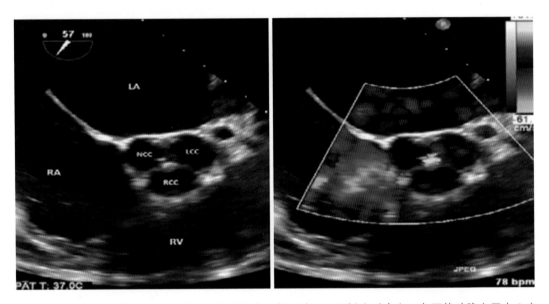

图 1.17　瓣叶轻度增厚（左）伴轻度主动脉瓣中心性反流，源于瓣尖对合点。左冠状动脉主干在 3 点钟位置发出。注：LA 为左心房，RA 为右心房，RV 为右心室，NCC 为无冠瓣，LCC 为左冠瓣，RCC 为右冠瓣

正常解剖结构的评估需在正常生理功能评估后进行。连续波多普勒（CW）可测量主动脉瓣瓣口流速和跨瓣压差，脉冲波多普勒（PW）可测量左心室流出道（LVOT）流速和跨瓣压差，容量法通过两者的频谱测量可计算出主动脉瓣瓣口面积（AVA）。2D/3D TEE 的主动脉瓣短轴切面非常重要，可直接测量 AVA。彩色多普勒血流成像（CDFI）与 2D 同步的显像模式有助于识别瓣叶对合不良部位与反流来源是否一致。在主动脉瓣长轴切面，可识别舒张期主动脉瓣脱垂或瓣叶开放受限。

胸段主动脉分为四部分：主动脉根部（包括主动脉瓣瓣环、主动脉瓣瓣叶、Valsalva 窦和窦管交界）、近段管状升主动脉、主动脉弓和胸段降主动脉。

LVOT 是室间隔与二尖瓣前瓣之间的 LV 区域。LVOT 内径的测量对于计算 AVA 和指

导人工主动脉瓣型号的选择非常重要。解剖学的主动脉瓣瓣环是一个复杂的冠状结构，由三个主动脉瓣瓣叶附着在主动脉窦壁上形成。尽管 3DE 对主动脉瓣瓣环结构的显示并不完美，但依然有助于外科医生观察瓣环结构。超声心动图通常在主动脉瓣瓣叶基底部进行主动脉瓣瓣环的初步测量。基底部的虚拟瓣环通常为卵圆形或椭圆形，由于瓣叶钙化，瓣环形状更不规则。而且，外科植入的人工主动脉瓣缝合在解剖主动脉瓣瓣环水平（瓣叶基底部和窦管交界之间），即使是最先进的 3D TEE 成像模式也可能低估真实的主动脉瓣瓣环大小。主动脉窦是近端升主动脉瓣上方的解剖隐窝，通常为三个，以瓣叶和冠状动脉的关系来命名，分别为左冠状窦、右冠状窦和无冠状窦（或后冠状窦）。窦管交界为主动脉窦和近端升主动脉交界处的环形嵴。升主动脉在窦管交界后以管状结构继续走行，并在胸骨上段进入主动脉弓。在无名动脉发出前，管状升主动脉远端的超声心动图成像存在一个"盲区"，这是因为气管和支气管从胸骨上窝进入胸腔干扰了超声显像。主动脉的内径与体表面积（BSA）和年龄密切相关，因此，在评估主动脉增宽时必须考虑这些因素。TEE 在评估主动脉粥样硬化方面优于其他成像模式，是因为 TEE 可实时提供斑块大小和稳定性方面的信息。动脉粥样硬化通常在大血管远端多发，因此，在主动脉远端无粥样硬化斑块的情况下，升主动脉不太可能发现大而不稳定的粥样硬化斑块。

　　TTE 可准确评估主动脉根部和近端升主动脉，但升主动脉远端的显示相对困难，易导致内径测量值显著低于真实尺寸。术中 TEE 可提供升主动脉和胸段降主动脉的高质量影像。主动脉相关径线测量应注意解剖部位的可重复性，并垂直于血流轴向（图 1.18）。TEE 在评估主动脉扩张、动脉粥样硬化、夹层和指导外科治疗方面颇有价值（图 1.19）。

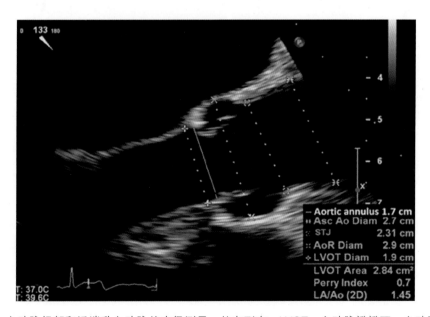

图 1.18　主动脉根部和近端升主动脉的内径测量。从左到右：LVOT、主动脉瓣瓣环、主动脉窦、窦
　　　　管交界和近端升主动脉

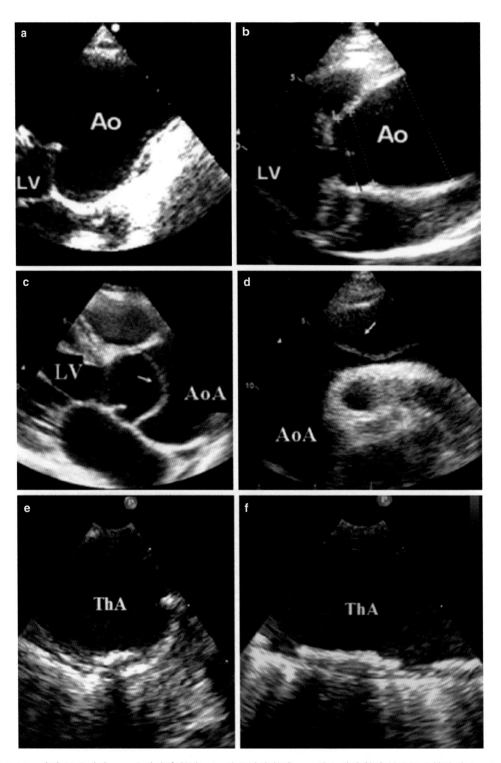

图 1.19　病变的主动脉。a. 主动脉窦扩张。b. 升主动脉扩张。c. 升主动脉扩张并夹层（箭头处）。d. 主
动脉弓内见主动脉夹层内膜片。e. 胸主动脉伴动脉粥样硬化斑块。f. 胸主动脉的纵切面，评
估血管粥样硬化斑块程度。注：LV 为左心室、Ao 为主动脉、ThA 为胸主动脉

TEE 及其 3D 成像进一步增加了 TTE 检查所获取的影像信息，涵盖心血管的解剖结构、功能、血流频谱和血流动力学。而含气气管组织的干扰，常常使其无法充分显示出远端升主动脉、主动脉弓及其分支。随着 CTA（CT 血管造影）、MRA（磁共振血管成像）等成像技术的进步，主动脉造影正成为不同临床需求下的首选。

主动脉瓣反流（AR）

主动脉瓣反流病因多样，主动脉瓣瓣叶病变、主动脉根部病变或两者同时病变均可导致 AR。2D TTE 通常无法全面评估 AR 的病理结构和病因学，3DE 是有益的补充。实际上对于 AR 来说，大多数情况下需要 TEE 评估 AR 的病因，明确 AR 机制，准确测量主动脉根部的尺寸和形态，确定瓣膜修复的可行性。

AR 的病因和机制

在 AR 病例中，超声心动图可提供病因学、病理过程和瓣膜功能障碍类型等信息。瓣叶异常的常见原因有钙化、先天发育异常（二叶、单叶、四叶主动脉瓣）、感染性心内膜炎、风湿性疾病、黏液样变性及主动脉瓣开窗。主动脉根部异常则涵盖了主动脉瓣瓣环扩张、Marfan 综合征、主动脉夹层、动脉粥样硬化导致的动脉瘤、梅毒性主动脉炎、胶原血管病以及其他系统性炎症性疾病累及主动脉。常用 Carpentier 分类来描述 AR 的机制。

Ⅰ 型：主动脉瓣瓣叶结构正常，主动脉根部（主动脉瓣瓣环、Valsalva 窦、窦管交界）任何节段扩张。由于瓣叶间对合减少，通常为中心性反流。

Ⅱ 型：主动脉瓣脱垂导致 AR（Ⅱ A 型），主动脉瓣瓣叶部分或整体脱垂 / 连枷，部分或全部瓣叶脱垂 / 连枷，或主动脉瓣边缘开窗（Ⅱ B 型），伴远离病变瓣叶方向的偏心反流。

Ⅲ 型：感染性心内膜炎导致的 AR，瓣叶质地松软、瓣尖增厚、瓣膜活动度下降并可见不同程度钙化或组织破坏。反流束通常指向受累瓣叶，如果多瓣叶受累，则呈现居中的反流束（图 1.20 至图 1.22）。

大多数的 Ⅰ 型或 Ⅱ 型 AR 病例可考虑行瓣膜修复术，尽管主动脉瓣修复术未得到广泛推广，但通常可成功进行。但如果瓣叶组织质地较差（Ⅲ 型 AR）或同时存在狭窄和反流的混合瓣膜病变，则瓣膜修复难度大，手术治疗应首选瓣膜置换。

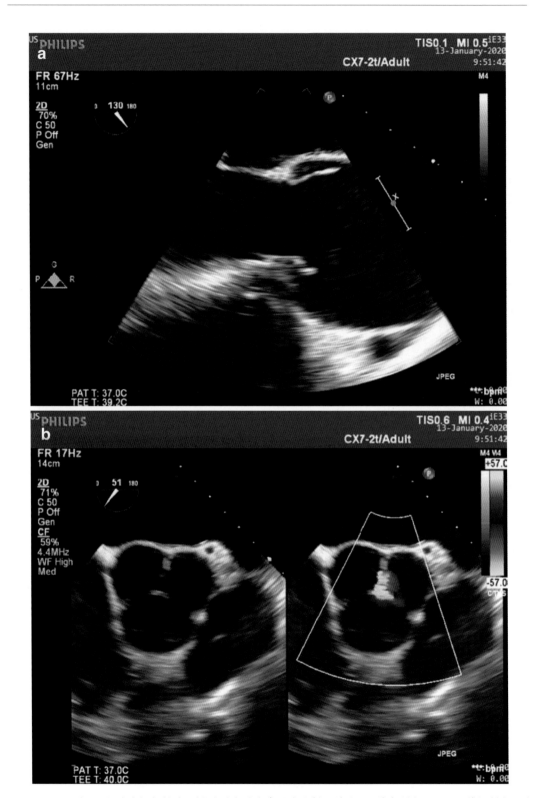

图 1.20 Ⅰ 型 AR 主动脉根部扩张，瓣叶对合减少出现中央性反流（ a 图为长轴切面，b 图为短轴切面 ）

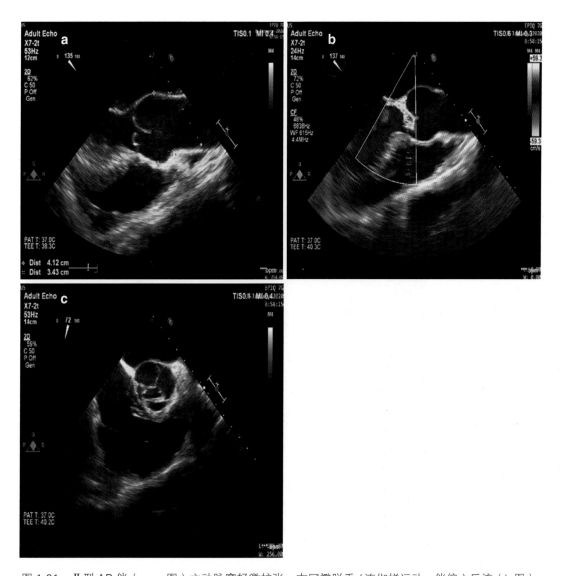

图 1.21　Ⅱ型 AR 伴（a、c 图）主动脉窦轻微扩张，右冠瓣脱垂 / 连枷样运动，伴偏心反流（b 图）

AR 定量

单一测量指标或多普勒参数无法精确量化每位患者的 AR，往往需要整合多个参考指标。重度 AR 的诊断标准见表 1.6。

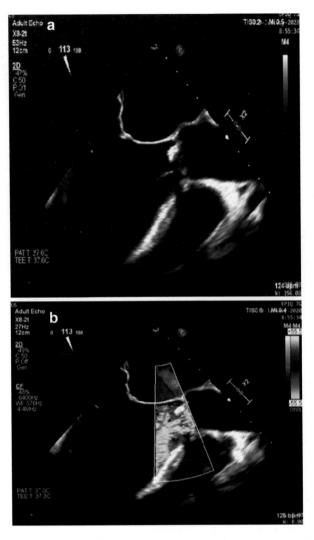

图 1.22　Ⅲ型 AR，感染性心内膜炎导致主动脉瓣组织破坏，引起重度 AR

表 1.6　重度 AR 的诊断标准

定量测量指标	特异性标准[①]
EROA ≥ 30 mm^2 反流容积 ≥ 60 mL 反流分数 ≥ 50%	连枷样运动的瓣叶缩流颈宽度（VCW）> 0.6 cm 中心性反流 ≥ 65% LVOT 宽度 最大血流汇聚区 压力减半时间（PHT）< 200 ms 降主动脉全舒张期反向血流 LV 扩大，功能正常

① ≥ 4 个特异性标准则定义为重度 AR。

AR 对 LV 大小的影响以及手术时机的评估

慢性重度 AR 导致 LV 扩大，LV 的大小是反流严重程度评估的重要标准之一。手术时机的把握基于患者的症状、AR 的严重程度和 LV 的大小及收缩功能的变化。手术适用于有症状的重度 AR 患者，静息无症状重度 AR 合并 LV 收缩功能不全（LVEF ≤ 50%）的患者也应接受手术治疗。LV 收缩功能正常的无症状重度 AR 患者，LV 显著增大（LVEDD> 70 mm 或 LVESD> 50 mm（或 > 25 mm²/m²））也是手术治疗 AR 的指征。在 LVEF 临界正常的患者中，3DE、组织多普勒和心肌应变成像等多项超声心动图参数综合评估有助于手术时机的选择。最近一项有关预后的研究表明，LV 扩大且 GLS> –19.5% 的无症状重度 AR 患者未接受主动脉瓣置换的预后更差，其生存期更短。AR 的病因和主动脉扩张的程度决定了手术治疗的方式。Marfan 综合征合并其他风险因素的患者，升主动脉最大直径 ≥ 45 mm 时应考虑手术治疗；合并二叶主动脉瓣的患者，升主动脉最大直径 ≥ 50 mm 时应考虑手术治疗；其他患者主动脉治疗的界值是升主动脉最大直径 ≥ 55 mm。当主动脉瓣有手术指征，同时升主动脉直径 ≥ 45 mm，特别是在二叶主动脉瓣时，应考虑同时行主动脉根部或升主动脉置换。

超声心动图在指导主动脉瓣修复术中的作用

术中 TEE 用于指导主动脉瓣（AV）修复，并可评估修复术是否成功，预测其耐久性。术中在体外循环（CPB）启动前超声心动图评估内容如下。

（1）瓣膜类型及几何结构：瓣膜类型由瓣叶数量决定，瓣叶数量基于功能性连合的数量（三叶主动脉瓣具有 3 个完全发育的联合，二叶主动脉瓣（BAV）具有 2 个完全发育的联合和融合瓣叶上的 0 或 1 个中缝，单叶主动脉瓣具有 1 个完全发育的联合和 2 个中缝，四叶主动脉瓣则具有 4 个联合）。主动脉瓣瓣环及瓣叶联合角度需要常规评估，瓣叶联合角度的变化范围为 120°（三叶主动脉瓣构型）至 180°（二叶主动脉瓣对称构型）。如计划瓣膜重建则需要额外进行测量（图 1.23）：有效高度（eH）指瓣环到瓣尖中间游离缘的距离（正常值约 9 mm），几何高度（gH）（也称瓣叶高度）指瓣叶最低点到瓣尖中部游离缘的距离（gH ≤ 16 mm 时提示瓣叶短缩），对合高度（cH）（也称对合长度）指舒张期瓣尖对合的距离，正常范围为 4 ~ 5 mm。同时需要评价瓣叶运动情况和反流方向。3DE 可以全面显示每个瓣叶并详细测量 eH 和 gH。瓣叶运动受限不是瓣膜修复术的绝对禁忌证，但与其他瓣膜对合高度不够是修复效果较差的预测因素。瓣叶修复术还适用于瓣叶游离缘开窗病变，超声心动图多表现为细丝样结构。如果主动脉瓣瓣叶薄弱，开窗多发且尺寸较大，瓣叶修复术的难度会增加。

（2）主动脉直径是主动脉表型的反映，正常主动脉根部直径 < 40 mm；Valsalva 窦处的主动脉直径 > 45 mm 提示主动脉根部扩张；主动脉根部直径 < 40 mm，升主动脉直径 > 45 mm 提示升主动脉瘤。

（3）LV 直径和功能，以及其他瓣膜的评估。

AV 修复术后，手术即刻效果的 TEE（包括 3D 成像）评估是必须的。理想的结果包括瓣膜功能正常，没有或微量残余 AR，瓣叶活动无限制，平均跨瓣压差 < 10 mmHg，cH ≥ 4 mm，每个瓣叶的 eH ≥ 9 mm（通过 3DE 测量），主动脉瓣瓣环径 < 25 mm。这些指标也是保证术后远期疗效的重要决定因素。

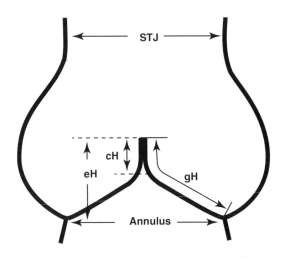

图 1.23　主动脉瓣修复术中使用的定义：STJ 为窦管交界，eH 为有效高度，cH 为对合高度，gH 为几何高度

主动脉瓣狭窄（AS）

AS 是接受瓣膜置换术较常见的心脏瓣膜病之一。无论选择经导管主动脉瓣植入术（TAVI）或是外科主动脉瓣置换术（SAVI），均需要提供 AS 的详细评估结果。心脏手术前，通常根据临床症状、体征和 TTE 结果进行诊断，TTE 是 AS 的一线诊断方法。而结合 2D/3D TEE 检查可更准确地进行解剖评估、明确主动脉瓣是二叶主动脉瓣还是三叶主动脉瓣、了解瓣膜钙化的程度和分布、狭窄程度分级不一致时瓣环尺寸的评估、合并主动脉瓣下狭窄时准确测量主动脉瓣瓣口面积以及识别左心室收缩功能障碍"低流量、低压差"的 AS 患者。决定治疗策略的检查方法还包括侵入性血流动力学检测、低剂量多巴酚丁胺负荷超声心动图以及计算机断层扫描等。

超声心动图在 AS 评估中的作用

（1）评估瓣膜解剖结构和形态。

（2）明确 AS 的病因。钙化退行性变 AS 是西方国家高龄老年人群中最常见的瓣膜病变，通常为三叶主动脉瓣，瓣叶显著钙化，瓣叶活动度明显下降。二叶主动脉瓣是年轻人群中孤立性 AS 的重要原因，可同时伴有主动脉病变。而风湿性 AS 可见瓣叶交界区增厚融合、瓣叶粘连运动减弱，且常常先累及二尖瓣（MV）（图 1.24）。

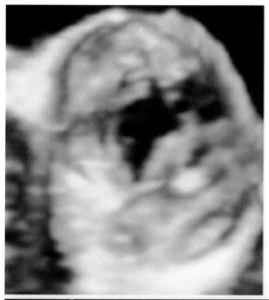

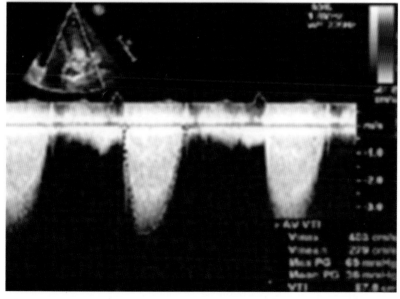

图 1.24　中度狭窄的先天性二叶主动脉瓣 3D 图像和通过瓣膜血流的连续波多普勒频谱

（3）评估 AS 的严重程度。

（4）当峰值流速 > 4 m/s，平均跨瓣压差 > 40 mmHg，连续性方程法测得主动脉瓣瓣口面积（AVA）< 1 cm²（或 < 0.6 cm²/m²），LV 流出道 / 主动脉瓣速度（VTI）的值 ≤ 0.25 时，考虑重度 AS（图 1.25）。临床上还有 20% ～ 30% 的患者存在狭窄程度分级与测量参数不一致的情况。通过 3D 引导重建 2D 平面可精确地测量收缩期主动脉瓣瓣口面积，特别是在围手术期的评估中，该方法明显优于平均跨瓣压差，因为 AS 的严重程度与跨瓣压差不完全相匹配（图 1.26）。主动脉瓣 CT 钙化积分是另一种定量且不依赖血流动力学指标评估 AS 严重程度的方法。CT 检查男性患者的主动脉瓣钙化积分超过 2000，女性患者的主动脉瓣钙化积分超过 1200 时，提示重度 AS。

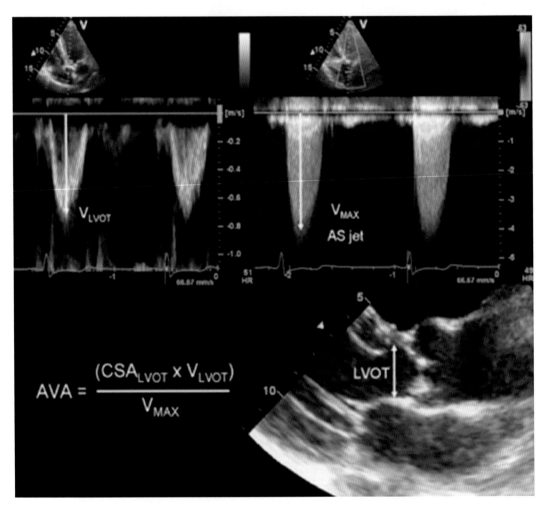

图 1.25　AVA 计算示意图

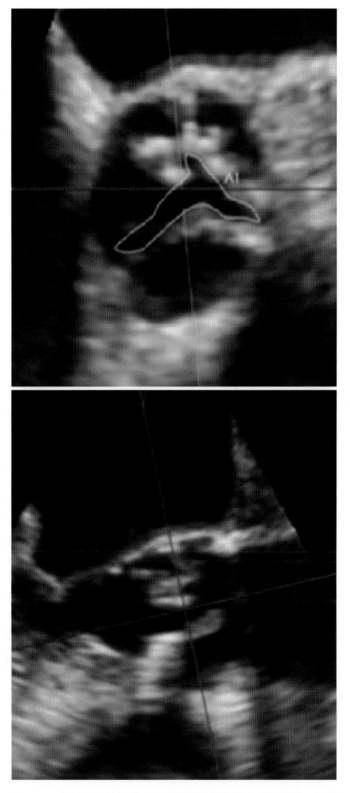

图 1.26　通过 3D 引导的 2D 平面测量收缩期主动脉瓣瓣口面积

（5）目前的证据表明，低跨瓣压差不能完全排除重度 AS。当 AVA< 1 cm²，平均跨瓣压差 < 40 mmHg，LVEF< 50%，收缩容积指数（SVi）< 35 mL/m² 时，可诊断为 LV 收缩功能下降"低流量、低压差"的重度 AS。低剂量多巴酚丁胺负荷超声心动图可提供该类患者心肌收缩储备的信息，可区分导致 LV 收缩功能障碍的重度 AS 和导致 LV 功能紊乱的中度 AS。当 AVA< 1 cm²，平均跨瓣压差 < 40 mmHg，峰值流速 < 4 m/s，LVEF 正常，SVi< 35 mL/m² 时，对 LV 收缩功能保留但存在矛盾性"低流量、低压差"重度 AS 患者的评估极具挑战。这是一组左心室室壁肥厚、体表面积和左心室心腔都小的患者，必须排除在 AVA 计算中的技术错误。AV 置换术可改善这一组患者的预后。

（6）建议对已证实的有症状的重度 AS 患者进行手术干预（SAVI 或 TAVI）。无症状的重度 AS 患者手术决策需要考虑其预后标志物，满足以下一项指标均应考虑手术治疗：峰值流速 > 5.5 m/s、随访中瓣膜严重钙化伴峰值流速快速增长（> 0.3 m/（s·y））、运动负荷后峰值跨瓣压差增加超过 20 mmHg。

（7）其他相关征象。

①LV 形态和功能的变化：LV 肥厚是压力超负荷的结果，可导致手术治疗结局较差的 AS 患者出现重度舒张功能障碍和肺动脉高压。重度 AS 患者在 LVEF 正常时通过整体纵向应变（GLS）可检测到 LV 收缩功能受损，并可预测该类患者的预后。

②主动脉根部和升主动脉的检查，超声心动图可提供主动脉扩张程度、钙化程度和动脉粥样硬化程度的信息，帮助术中栓塞及主动脉插管风险的评估。而广泛主动脉壁钙化（瓷化主动脉）是 SAVI 的禁忌证。

③其他瓣膜和非预期病变的评价。

同时，AS 手术期间，完整记录术前和术后超声心动图参数十分重要。术前评估可帮助术者选择人工瓣膜的类型和大小，根据超声心动图的数据，小的主动脉瓣瓣环会引导术者选择无支架生物瓣膜或行主动脉根部扩大术以防止出现术后患者人工瓣膜不匹配。术后评估包括评估跨瓣压差、瓣内和瓣周反流、LV 功能以及主动脉壁的完整性。

三尖瓣

三尖瓣（TV）通常被称为"遗忘的"瓣膜，与其他心脏瓣膜相比，TTE 和 TEE 对该瓣膜的成像更困难，无法在一个平面显像中全面观察三个瓣叶的结构（图 1.27）。近来，随着 3D TTE 和 TEE 的成像技术进步，超声心动图可以更好地观察 TV 的解剖结构、明确 TV 的反流机制、测量 TV 瓣环大小和评估其几何形态、分析 TV 装置与周围结构的解剖关系、评估右心房（RA）和右心室（RV）的容积和功能以及引导和监测外科修复手术或经导管介入手术。

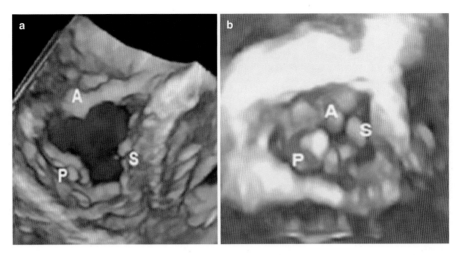

图 1.27　舒张期（a）和收缩期（b）"正面"显示 TV 的 3D 图像，可见三个瓣叶：A 为前瓣，P 为后
　　　　瓣，S 为隔瓣

接受左心手术的患者出现进展性 RV 扩张、功能障碍，合并原发性和继发性重度三尖瓣反流（TR）时，可同期进行 TV 修复。TR 的评估不能依赖单个多普勒指标和超声心动图参数，需要结合多个参数考虑。在 TTE 图像质量差或评估参数不一致的情况下，可以使用 TEE 或 CMR 进行定量测量（表 1.7）。

表 1.7　重度 TR 的超声心动图标准

定量测量指标	特异性标准
EROA ≥ 40 mm^2 反流容积 ≥ 45 mL VCW ≥ 0.7 cm	瓣叶脱垂或瓣环扩张导致无瓣叶对合 VCW > 0.7 cm 中心性反流 > 50% RA 面积 PISA 半径 > 0.9 cm CW 获得密集的三角形反流频谱 收缩期肝静脉逆向血流 RV 扩大，收缩功能正常

超声心动图可区分功能性 TR 和器质性 TR，功能性 TR 包括 RV 功能障碍、肺动脉高压或左心疾病所引起的 RV 扩大、TV 瓣环扩张，导致瓣叶对合不良。器质性 TR 包括感染性心内膜炎、先天性异常、风湿性疾病、类癌综合征、脱垂、创伤、医源性并发症导致的反流。超声心动图可以评估不同类型的 TR，包括瓣叶损伤、瓣环扩张和不同模式的右心重塑（图 1.28）。

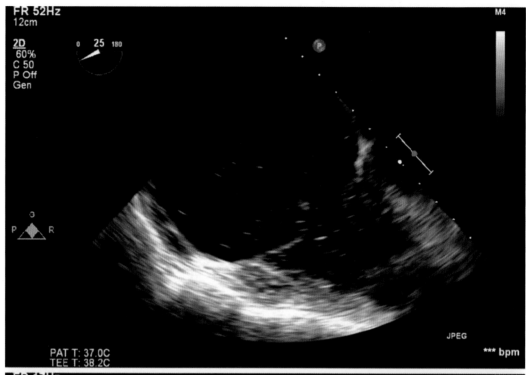

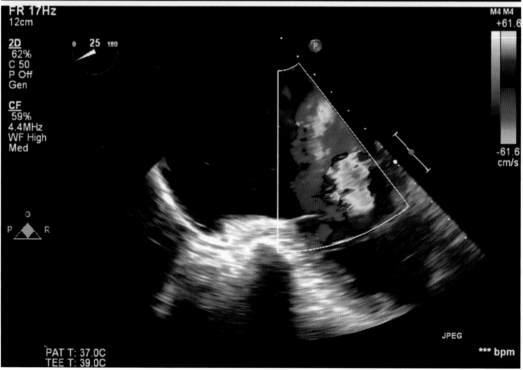

图 1.28 创伤性 TV 前瓣脱垂 / 连枷合并重度 TR 的 2D TEE 图像

　　TTE 心尖四腔心切面，舒张末期 TV 瓣环直径 ≥ 40 mm 或 > 21 mm/m² 为瓣环显著扩大的标准，即使不伴有重度 TR，也是左心手术同期行 TR 矫治术的参考指标，TV 瓣环的修复可以逆转 RV 重构并改善右心功能。3D TTE 可更详细地评估 TV 瓣环的大小和几何形态（图 1.29）。TV 形变参数的评估也很重要，研究表明显著的瓣叶栓系（对合高度 > 1 cm）与瓣环整形修复 TV 失败相关。这部分患者需要增加辅助修复技术或行瓣膜置换术。

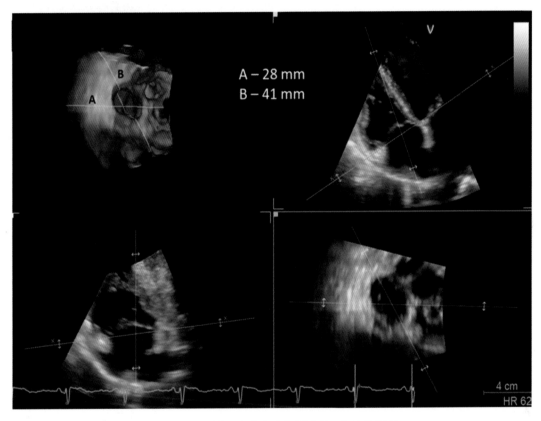

图 1.29　TV 瓣环大小和几何形态的 3D TTE 评估

　　TR 患者的常规评估还包括 RV 的形状学指标、右心功能指标和肺动脉收缩压。RV 收缩功能的参数可评估 RV 游离壁收缩功能。三尖瓣瓣环收缩期位移（TAPSE）< 16 mm 和 RV 面积变化分数（FAC）< 35% 提示 RV 收缩功能障碍。在严重的 TR 病例中，LV 纵向收缩功能的指标可能具有误导性。CMR 或 3DE RV 容积和射血分数为 RV 几何形态和功能的量化提供了更准确的信息。基于术前肺动脉高压对术后结果的影响，必须对术前肺动脉高压患者进行仔细评估。

　　三尖瓣狭窄常合并 TR，最常见的病因是风湿性心脏瓣膜损害。超声心动图评估瓣膜及其瓣下结构的解剖结构对于评估瓣膜的可修复性非常重要。正常心率状态下瓣口平均跨瓣压差 ≥ 5 mmHg 提示三尖瓣重度狭窄。

人工瓣膜

在对植入人工瓣膜的患者进行影像学评估前，需要了解人工瓣膜的类型和尺寸，不同类型的人工瓣膜具有不同的流体力学特征。

人工瓣膜功能的全面超声心动图评估包括评估人工瓣膜的形态和活动度、峰值与平均跨瓣压差、有效瓣口面积（EOA）的计算、任何瓣内或瓣周的反流、LV 形态大小和功能评估以及估测肺动脉收缩压。在术后即刻获得的测量参数可受到体外循环流量的衰减和高动力血流循环状态解除的影响，建议在出院前或术后 3 ～ 12 周对人工瓣膜功能进行术后的基线 TTE 评估。

一般情况下，人工瓣膜的跨瓣压差略高于正常自体瓣膜的跨瓣压差。2015 版指南给出了正常人工瓣膜和疑似狭窄人工瓣膜功能障碍的多普勒超声心动图参数指标。人工瓣膜的异常高速血流和跨瓣压差可能提示人工瓣膜狭窄、人工瓣膜不匹配或高流量高动力循环状态，表现出局部反流或中央型高速射流。由于金属伪影和混响的干扰，TTE 成像通常较为困难，特别是在置换机械瓣膜后，因此 TEE 在人工瓣膜评估中具有显著优势。

应考虑植入瓣膜的类型和尺寸，植入瓣膜的有效瓣口面积（EOA）应根据患者体表面积（BSA）来量化。在术后早期，无支架生物瓣膜，尤其是通过冠状动脉下技术植入的生物瓣膜，可能会有较高的跨瓣压差，随着主动脉壁水肿消退和 LVOT 的重塑，高跨瓣压差会在几周内消退。如果主动脉瓣位人工瓣膜的 EOA/BSA < 0.85 cm^2/m^2 或二尖瓣位人工瓣膜的 EOA/BSA < 1.2 cm^2/m^2，则提示存在人工瓣膜不匹配，导致跨瓣压差较高。如果排除了人工瓣膜不匹配，跨瓣压差的升高又不能被人工瓣膜的活动障碍所解释，则需要进一步寻找异常的钙化、存在血栓或血管翳、存在病理性反流的线索和影像。在没有发现任何异常或存在高动力循环状态的情况下，才考虑技术性错误的可能性，特别是在测量 LV 流出道内径的过程中。

正常生物瓣膜在超声心动图评估中，可见少许通过瓣叶中央对合处的反流，反流量不应超过微量。正常机械瓣膜也存在一定程度（不超过轻度）的"瓣内"反流，称为"泄漏反流"（瓣膜启闭所需的最小泄漏血流）。超声心动图可以显示人工瓣膜的"瓣内"反流，其反流特征取决于瓣膜结构、瓣叶和开放口的数目。正常的"瓣内"反流持续时间短，反流束狭窄且对称（图 1.30）。人工瓣膜的显示困难和复杂的反流机制（瓣周漏、偏心反流）使人工瓣膜反流的评估和量化具有挑战。如果存在严重的反流，需要定位反流来源，明确反流机制并量化反流的严重程度（图 1.31 和图 1.32）。自体瓣膜反流的量化方法也适用于人工瓣膜反流的评估，但需要注意的是其可靠性相对较差，特别是当存在多个反流束时。

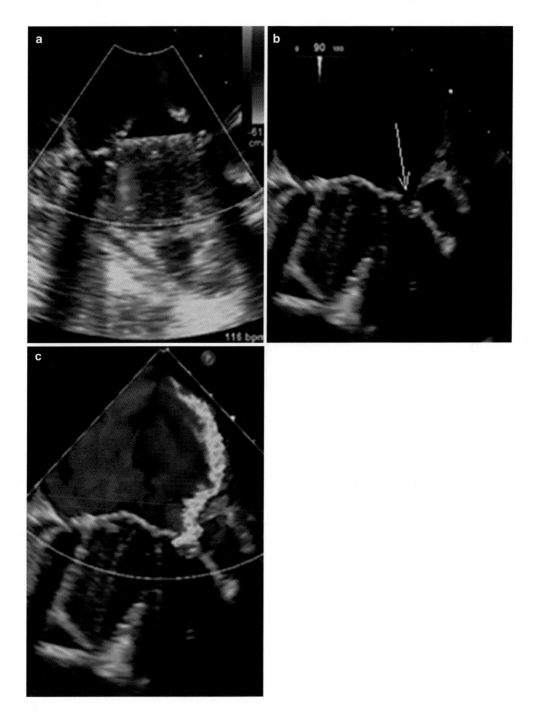

图 1.30　二尖瓣位双叶机械瓣膜。a. 正常泄漏反流。b. 2D TEE 图像上的瓣周缺损（箭头处）。c. 彩色多普勒图像上可见源自瓣周的偏心反流束

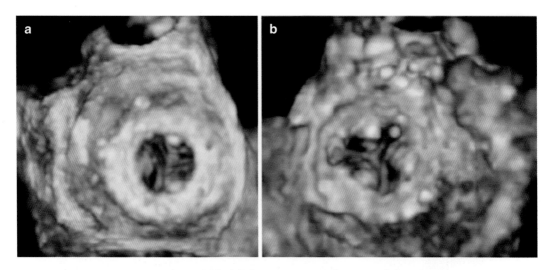

图 1.31　正常二尖瓣位生物瓣膜 3D TEE 图像。a. LA 侧；b. LV 侧

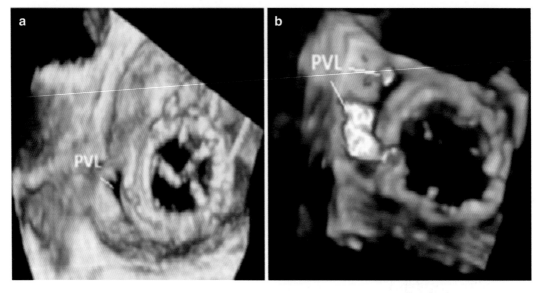

图 1.32　二尖瓣位生物瓣膜植入并瓣周漏（a 图）和彩色多普勒显示瓣周反流（源自瓣周两个反流口）（b 图）

术后并发症

术中 TEE 可快速评估心脏血流动力学，快速诊断心胸外科环境中潜在危及生命的并发症，及时反馈给术者以便术者做出临床决策。对难以脱离辅助循环的患者，超声心动图可迅速发现术后并发症。

（1）左心室（LV）或右心室（RV）衰竭：LV/RV 扩大伴收缩功能降低；新发节段性室壁运动异常提示心肌缺血，需要确定冠状动脉的情况。

（2）机械并发症包括阻断后医源性主动脉夹层，瓣叶穿孔导致新发或加重的瓣膜反流（图 1.33）。

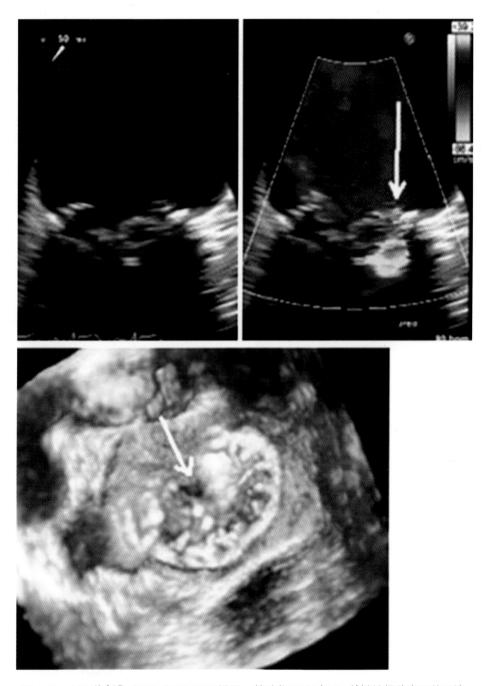

图 1.33　MV 修复后的 2D 和 3D TEE 视图，箭头指示通过 MV 前瓣缺损处来源的反流

（3）瓣膜／左心室流出道（LVOT）梗阻：跨瓣压差／左心室流出道压差；瓣叶活动度有助于检测这些异常。升高血压可能有助于显示潜在的瓣膜功能不全或加重左心室流出道梗阻。

（4）持续或新发瓣内反流与瓣周反流。

（5）新发或残余的心内分流：经 RA 入路 MV 术后的房间隔缺损（ASD），外科室间隔心肌切除术中的室间隔缺损（VSD）。

（6）当患者完全脱离体外循环，在重症监护室手术伤口闭合的情况下，出现心包积液和心包填塞，表现为心搏骤停或血流动力学恶化（图 1.34）。

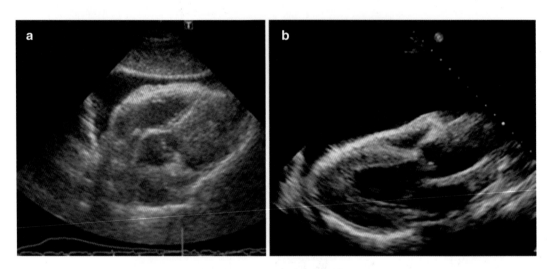

图 1.34　a. 少至中量心包积液。b. 大量心包积液，伴舒张期右心室压迫，提示心包填塞

术中 TEE 可快速实时获取关于心功能和血流动力学的可靠信息，围手术期超声心动图也是高度可靠的成像工具。手术关键决策的制定需要术者运用充分的专业知识进行分析处理和解释。对于接受心脏手术的患者来说，超声心动图在手术中的应用极具成本效益，可减少术后的长期并发症，包括卒中、心脏病并发症和死亡。目前在经胸、经食管和重症监护超声心动图中引入认证的趋势强调了在操作该成像技术时实现和保持高标准的重要性。

关键要点和陷阱

• 在任何心脏外科手术之前，需常规进行完整的 TTE 检查。

• 2D 和 3D TEE 检查可提供更多的信息，为患者带来获益。

• 使用 2DE 或 3DE 并计算 LVEF 来评估 LV 收缩功能。LVEF 男性 < 52%，女性 <

54% 是 LV 收缩功能异常的指标。

• 3D TEE 可提供 MV 外科视野的实时直观图像。

• 可以通过术前 2D/3D TEE 评估 MV 修复的可行性，围手术期 2D/3D TEE 的使用有助于提高 MV 修复的成功率。

复习题

1. 在心脏瓣膜疾病的背景下，右心室功能异常可能（　　　）。

A. 降低围手术期死亡率

B. 对围手术期死亡率没有影响

C. 增加围手术期死亡率

2. 建议采用哪些检查模式来评估瓣膜病理生理改变？（　　　）

A. 2D TTE

B. 2D 和（或）3D TEE

C. TEE

3. 左心室几何形态和功能的改变可能导致（　　　）。

A. 瓣膜栓系与二尖瓣关闭不全

B. 二尖瓣狭窄

C. 主动脉狭窄

4. 以下哪一项最能描述 Carpentier Ⅲ A 类分类？（　　　）

A. 以二尖瓣小叶过度运动为特征的结构异常

B. 风湿性心脏病损害二尖瓣结构

C. 左心室扩张或心肌缺血导致收缩期小叶活动受限

5. 以下哪一项结构在 TTE 中很难显示？（　　　）

A. 主动脉根部

B. 升主动脉近端

C. 主动脉弓

（付 明 尹婷婷）

参考文献

[1] Thys D M, Chair M D, Abel M D, et al. Practice guidelines for perioperative transesophageal

echocardiography[J]. Anesthesiology, 2010, 112(5):1084–1096.

[2]　Reeves S T, Finley A C, Skubas N J, et al. Basic perioperative transesophageal echocardiography examination: a consensus statement of the American Society of Echocardiography and the society of cardiovascular anesthesiologists[J]. J Am Soc Echocardiogr, 2013, 26(5):443–456.

[3]　Lang R M, Badano L P, Mor–Avi V, et al. Recommendations for cardiac chamber quantification by echocardiography in adults: an update from the American Society of Echocardiography and the European Association of Cardiovascular Imaging[J]. J Am Soc Echocardiogr, 2015, 28(1):1–39.

[4]　Nishimura R A, Otto C M, Bonnow R O, et al. 2017 AHA/ACC focused update of the 2014 AHH/ACC guideline for the management of patients with valvular heart disease[J]. Circulation, 2017, 135:e1159–e1195.

[5]　Kim H M, Cho G Y, Hwang I–C, et al. Myocardial strain in prediction of outcomes after surgery for severe mitral regurgitation[J]. JACC Cardiovasc Imaging, 2018, 11(9):1235–1244.

[6]　Pandis D, Sengupta P P, Castillo J G, et al. Assessment of longitudinal myocardial mechanics in patients with degenerative mitral valve regurgitation predicts postoperative worsening of left ventricular systolic function[J]. J Am Soc Echocardiogr, 2014, 27(6):627–638.

[7]　Cavalcante J L. Global longitudinal strain in asymptomatic chronic aortic regurgitation[J]. JACC Cardiovasc Imaging, 2018, 11(5):683–685.

[8]　Zochios V, Protopapas A D, Parhar K, et al. Markers of right ventricular dysfunction in adult cardiac surgical patients[J]. J Cardiothorac Vasc Anesth, 2017, 31(5):1570–1574.

[9]　Rudski L G, Lai W W, Afilalo J, et al. Guidelines for the echocardiographic assessment of the right heart in adults[J]. J Am Soc Echocardiogr, 2010, 23(7):685–713.

[10] Quader N, Rigolin V H. Two and three–dimensional echocardiography for pre–operative assessment of mitral valve regurgitation[J]. Cardiovasc Ultrasound, 2014, 12: 42.

[11] Oxorn D C. Intraoperative echocardiography for mitral valve surgery[M]// Otto C M, Bonow R O. Valvular heart disease: a companion to Braunwalds' heart disease. 4th ed. Philadelphia PA: Elsevier Saunders, 2014. p. 353–375.

[12] Lancellotti P, Tribouilloy C, Hagendorff A, et al. Recommendations for the echocardiographic assessment of native valvular regurgitation: an executive summary from the European Association of Cardiovascular Imaging[J]. Eur Heart J Cardiovasc Imaging, 2013, 14(7):611–644.

[13] Zoghbi W A, Adams D, Bonow R O, et al. Recommendations for noninvasive evaluation

of native Valvular regurgitation: a report from the American Society of Echocardiography developed in collaboration with the Society for Cardiovascular Magnetic Resonance[J]. J Am Soc Echocardiogr, 2017, 30(4):303–371.

[14] Vahanian A, Beyersdorf F, Praz F, et al. 2021 ESC/EACTS guidelines for the management of valvular heart disease: developed by the task force for the management of valvular heart disease of the European Society of Cardiology (ESC) and the European Association for Cardio-Thoracic Surgery (EACTS)[J]. Eur Heart J, 2022, 43:561–632.

[15] Goldstein D, Moskowitz A J, Gelijus A C, et al. Two years outcomes of surgical treatment of severe ischaemic mitral regurgitation[J]. N Engl J Med, 2016, 374(4):344–353.

[16] Ibrahim M, Rao C, Ashrafian H, et al. Modern management of systolic anterior motion of the mitral valve[J]. Eur J Cardiothorac Surg, 2012, 41(6):1260–1270.

[17] Maslow A D, Regan M M, Haering J M, et al. Echocardiographic predictors of left ventricular outflow tract obstruction and systolic anterior motion of the mitral valve after mitral valve reconstruction for myxomatous valve disease[J]. JACC, 1999, 34(7):2096–2104.

[18] Lancellotti P, Pibarot P, Chambers J, et al. Recommendations for the imaging assessment of prosthetic heart valves[J]. Eur Heart J Cardiovasc Imaging, 2016, 17(6):589–590.

[19] Baumgartner H, Falk V, Bax J J, et al. 2017 ESC/EACTS guidelines for the management of valvular heart disease[J]. Eur Heart J, 2017, 38(36):2739–2791.

[20] Iung B, Vahanian A. Rheumatic mitral valve disease[M]// Otto CM, Bonow RO, editors. Valvular heart disease: a companion to Braunwalds' heart disease. 4th ed. Philadelphia PA:Elsevier Saunders, 2014. p. 255–274.

[21] Piazza N, de Jaegere P, Schultz C, et al. Anatomy of the aortic valve complex and its implications for transcatheter implantation of the aortic valve[J]. Circ Cardiovasc Interv, 2008, 1(1):74–81.

[22] Goldstein S A, Evangelista A, Abbara S, et al. Multimodality imaging of the diseases of the thoracic aorta in adults[J]. J Am Soc Echocardiogr, 2015, 28(2):119–182.

[23] Ie Polain de Waroux J B, Pouleur A C, Goffinet C, et al. Functional anatomy of aortic regurgitation: accuracy, prediction of surgical repairability, and outcome implications of transesophageal echocardiography[J]. Circulation, 2007, 116(11 Suppl):I264–I269.

[24] Boodhwani M, de Kerchove L, Glineur D, et al. Repair-oriented classification of aortic insufficiency: impact on surgical techniques and clinical outcomes[J]. J Thorac Cardiovasc Surg, 2009, 137(2):286–294.

[25] Berrebi A, Monin J L, Lansac E. Systematic echocardiographic assessment of aortic

regurgitation—what should the surgeon know for aortic valve repair?[J]. Ann Cardiothorac Surg, 2019, 8(3):331–341.

[26] Vanoverschelde J L, van Dyck M, Gerber B, et al. The role of echocardiography in aortic valve repair[J]. Ann Cardiothorac Surg, 2013, 2(1):65–72.

[27] Baumgartner H Chair, Hung J Co–Chair, Bermejo J, et al. Recommendations on the echocardiographic assessment of aortic valve stenosis: a focused update from the European Association of Cardiovascular Imaging and the American Society of Echocardiography[J]. Eur Heart J Cardiovasc Imaging, 2017, 18(3):254–275.

[28] Baumgartner H. Low–flow, low–gradient aortic stenosis with preserved ejection fraction[J]. J Am Coll Cardiol, 2012, 60:1268–1270.

[29] Muraru D, Hahn R T, Soliman O I, et al. 3–dimensional echocardiography in imaging the tricuspid valve[J]. JACC Cardiovasc Imaging, 2019, 12(3):500–515.

[30] Rodés–Cabau J, Taramasso M, O'Gara P T. Diagnosis and treatment of tricuspid valve disease: current and future perpectives[J]. Lancet, 2016, 388(10058):2431–2442.

[31] Pibarot P, Dumesnil J G. Doppler echocardiographic evaluation of prosthetic valve function[J]. Heart, 2012, 98(1):69–78.

[32] Dieleman J M, Myles P S, Bulfone L, et al. Cost–effectiveness of routine transoesophageal echocardiography during surgery: a discrete–event simulation study[J]. Br J Anaesth, 2020, 124(2):136–145.

第二章

心脏磁共振成像在心胸外科中的应用

学习目标

- 了解心脏磁共振在左、右心室结构和功能定量中的作用。
- 了解心脏磁共振评估缺血性心脏病的价值，包括应激磁共振灌注和晚期钆增强。
- 了解心脏磁共振评估心脏瓣膜疾病的作用，包括用血流映射量化严重程度。
- 了解心脏磁共振评估主动脉疾病的作用。
- 了解心脏磁共振相关的安全性和技术考虑事项，包括使用心脏装置的患者和肾功能不全患者。

概述

心脏磁共振（CMR）成像技术在过去 20 年中有了巨大的进步。CMR 因其卓越的内膜边界清晰度、多样的成像平面以及详细的组织表征，已成为评估心脏结构和功能的参考标准。流量序列的开发也使反流量和峰值速度量化更为准确。因此，CMR 在国际指南中的地位日益显著，其在临床实践中的使用也越来越广泛。在某些临床场景中，CMR 是首选的方法，而在其他场景中，它也可以提供有价值的补充信息，或者在首选的方法不能使用时作为可行替代方案。

CMR 评估

　　磁共振成像（MRI）技术基于组织中氢原子的自旋特性，以及用磁场和射频操纵的激发态和弛豫特性。其有不同的序列可用，大多数"电影"图像通过稳态自由进动（SSFP）成像进行。CMR 扫描的标准方案包括用于心腔定量和心瓣结构与功能定性评估的基本 CMR 数据集，其余的扫描根据临床适应证量身定制，以获取适当的图像（例如，详细定量瓣膜病变）（表 2.1）。在同一疗程内，如有需要，可给予钆对比剂和（或）激动剂。

表 2.1　典型的 CMR 评估序列

基本 CMR 数据集	基于临床适应证的图像
定位者	早期和晚期钆增强
长轴图像（三腔、双腔和四腔位）	T1（脂肪）和 T2（水肿）加权成像以及映射
短轴图像堆叠	应激成像
左心室流出道位	流量映射
主动脉瓣短轴位	主动脉 3D 重构图像
	主动脉弓横轴图像堆叠
	三尖瓣短轴位
	瓣膜评估（主动脉瓣、二尖瓣、肺动脉瓣、三尖瓣）

左、右心室评估

　　CMR 可准确可靠地进行左、右心室（LV、RV）的结构评估和容积定量。血池和心肌的磁性质差异产生了内在对比度和内膜边界高清晰度。CMR 不依赖于可能限制超声心动图的声窗。此外，长轴图像可以通过 LV 尖端特意放置，以避免出现透视缩短的图像，这是超声心动图中公认的不准确来源。LV 收缩末期 / 舒张末期容积通常使用一系列垂直于二尖瓣瓣环向心尖的切面图像进行量化（图 2.1），以及从中得出的射血分数，是许多重要临床决策的关键决定因素。描绘内膜边界可算出 LV 容积，描绘外膜边界可计算肌肉质量。在进行性 LV 容积变化很重要，或者检查对象超声心动图窗口欠佳的情况下，CMR 可能是一个更好的 LV 评估选择。RV 的不规则几何形态以及其在胸腔前方的位置使其难以用超声心动图进行成像。在 RV 可视化和定量很重要的情况下，CMR 是一个可选方法。通过描绘内膜边界进行定量，"阈值"工具的使用也越来越多，它可以自动识别心肌和血池。

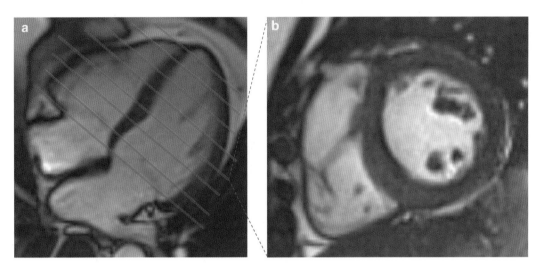

图 2.1　a. 用稳态自由进动成像获得的心脏四腔切面图像；b. 通过心脏进一步成像平面（红线）获得的短轴图像。然后可以得出容积定量

缺血性心脏病

CMR 可对缺血性心脏病（IHD）进行全面评估。CMR 可以评估 IHD 的三个关键特征：静息 LV 功能、冠状动脉疾病（CAD）的功能意义以及心肌梗死或心肌活性。

静息 LV 功能

标准电影图像可评估全局 LV 功能，并检测静息壁运动异常，这可能提示梗死心肌。伴有低收缩性且与缺血共定位的房颤心肌可能被识别为"休眠"心肌，并且没有梗死。

CAD 的功能意义

腺苷应激灌注 CMR，是评估 CAD 功能意义的成熟技术，其功用已经过重要试验证实，并与单光子发射计算机断层扫描（SPECT）进行了头对头比较。输注腺苷的血管会扩张产生充血状态，患有血流限制性疾病的冠状动脉供血的心肌区段会有相对低灌注的情况。钆对比剂是一种细胞外、血管内对比剂，会在其进入的心肌中产生明亮的信号。在腺苷应激的同时静脉注射钆对比剂，并在第一次通过 LV 心肌时进行成像，可以评定组织灌注模式的差异。因此，目视检查应激图像可以识别暗区（即钆对比剂进入较少的区域），代表该区域为低灌注（或灌注不足），并表明该心肌区域的血流供应受限（图2.2）。瑞加德松和多巴酚丁胺等其他形式的药理应激则较少使用。训练应激 CMR 是可行的，但在临床中很少使用。

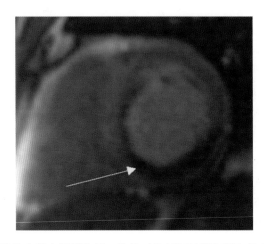

图 2.2　该图显示的是在腺苷应激高峰期和第一次钆对比剂通过期间获取的 LV 中层短轴切面图像。下壁和下外侧壁较 LV 其余部分显得更暗，表示这些区域有灌注延迟。在没有相应的梗死及静息灌注期间的正常第一次灌注的情况下，这表示缺血

该领域的最新进展是心肌血流定量，如 PET（正电子发射计算机断层扫描）成像。这些绝对值可以进行颜色编码，以更清楚地区分缺血区域和正常流量区域，其中比例表明存在明显的灌注缺陷。

心肌梗死或心肌活性

钆由于其较大的分子量，在破坏的肌细胞和增加的细胞外间隙比在正常心肌内积聚更久。利用这种不同的清除模式，可以识别心肌梗死区域，其中心内膜外可见细胞外间隙增加的纤维化区域。给予钆对比剂约 10 min 后，可通过应用 T1 加权序列利用钆的信号特性，然后显示破坏的肌细胞和增加的细胞外间隙的明亮信号（因 T1 松弛时间缩短而引起的晚期钆增强（LGE）（图 2.3））。心内膜 LGE，特别是在冠状动脉区域时，

可对心肌梗死做出提示。按照整层厚度的百分比计算梗死的全层，已被证实代表心肌活性，并能根据功能恢复的可能性决定是否进行血管再通。如果有梗死 < 50% 壁厚度的区域，则可认为肌肉是有活性的，如果出现缺血且满足适当的临床指征，应该进行血管再通。引用的 > 50% 全层的阈值通常被认为是非活性的，因此，在大多数心肌非活性的情况下血管再通不会有显著益处。报道通常基于美国心脏协会（AHA）17 节段模型提供受影响的心肌节段数量的信息。

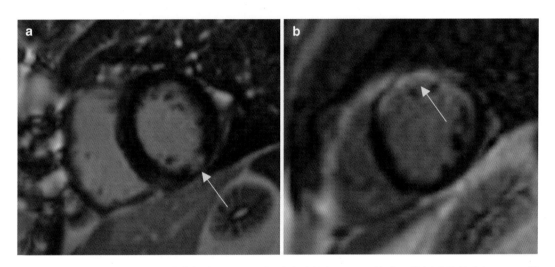

图 2.3　心内膜晚期钆增强反映出梗死。a.下外侧壁有灶性梗死；b.前壁和前侧壁的较大梗死，正扩展至前间壁

心脏瓣膜疾病

CMR 可以评估所有心脏瓣膜的形态和功能。此外，CMR 还可以评估瓣膜疾病对心室和相关结构（如主动脉）造成的后果。CMR 应视为超声心动图的密切"盟友"，这两种方法互为补充。CMR 在可用时，能在难以定量的瓣膜疾病中增加重要价值。实际上，它在最新的欧洲和美国瓣膜指南中受到了更多关注。

主动脉瓣狭窄

CMR 能够清晰可视化和评估主动脉瓣，即使在主动脉根部弯曲或偏心射流的情况下也可进行评估，这可能会限制超声心动图的评估。瓣膜形态和功能、血流映射定量的主动脉狭窄严重程度、LV 重塑（肥厚和纤维化）以及主动脉直径都很容易得出。

　　主动脉瓣通常在三个视图（两个长轴和一个短轴平面）中进行成像。钙化则视为信号消失。短轴图像可用来评估瓣膜形态、叶片开放和区分叶片数量（图 2.4）。在此图像中，可以通过计量直接测量主动脉瓣面积。

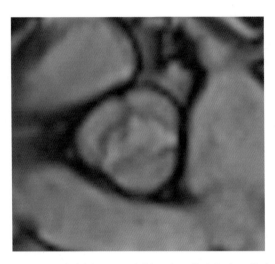

图 2.4　短轴主动脉瓣显示双尖瓣，右冠状窦与左冠状窦融合

　　平面血流映射可通过设置目标速度编码峰值，测量平均和峰值血流速度以及瓣膜跨瓣压差，并根据重叠像素进行校正。长轴图像可用来有效校准主动脉射流的平面图像（图 2.5），这在超声心动图中是不可能的。

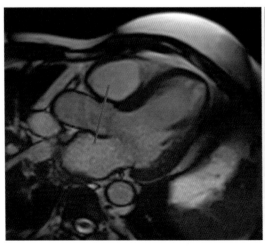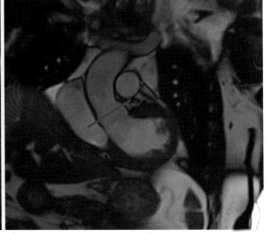

图 2.5　长轴图像用于规划主动脉瓣的流量映射平面（红色平面）

与超声心动图相比，CMR 由于部分体积平均值和时间分辨率较低，且切面取向非垂直，往往会低估主动脉喷射峰值速度。因此，显示更严重主动脉狭窄的超声心动图比较低的 CMR 值更有优势。

CMR 可以对主动脉瓣下、瓣上和瓣膜狭窄进行细致的血流动力学鉴别。应注意的是尽管较大的瓣膜可能在 CMR 中可见，但非常薄且可移动的主动脉瓣下隔膜可能无法在 CMR 上观察到。如果高度怀疑这种病理改变存在，经食管超声心动图（TEE）检查将是最佳的方法。CMR 可用来评估主动脉的整个长度，无论是否使用对比剂。升主动脉狭窄和主动脉峡部狭窄很容易识别。主动脉 3D 图像可准确测量血管直径，以及正确对准与血管中心点垂直的测量平面（双斜位），避免因测量平面不正确而高估或低估结果。

与二叶瓣相关的主动脉瓣病理、伴随偏心反流模式、合并狭窄和反流使 CMR 成为一种非常有用的评估工具。尤其是大多数随访中可以通过非对比剂以及非辐射的方式进行研究。

CMR 能通过准确定量 LV 容积、射血分数和质量，评估主动脉瓣狭窄对 LV 的影响。越来越多的证据表明，在客观证据显示 LV 衰竭的无症状严重 / 极严重主动脉瓣狭窄中进行干预对预后有益。非缺血性 LGE 的存在以及不利于心肌重构的其他 CMR 标志物（升高的细胞外体积（ECV）分数、升高的原生 T1）已被证实可在各种设置中预测结局，并且随着我们考虑对更多患者进行介入时，它们可能变得越来越重要。LGE 等 CMR LV 生物标志物正在引导进行中的临床试验评估无症状严重主动脉狭窄的早期瓣膜置换的结果。

主动脉瓣反流

与主动脉瓣狭窄一样，评估瓣膜形态、LV 和主动脉在主动脉瓣反流评估中非常重要。此外，CMR 在真正测量反流量方面有独特的价值。主动脉瓣上方的平面血流映射可准确测量反流量和反流分数，LV/RV 射血量差异也可以测量。在没有进一步的重大瓣膜疾病的情况下，主动脉瓣反流量 = LV 射血量 – RV 射血量。

准确评估超声心动图的腔室尺寸可能很困难，稍微倾斜超声探头就可能导致临床上的重要指数变化。因此，可以客观反映变化的容积评估就极具价值。降主动脉血流也可以评估，识别出整个收缩期的逆流反转（严重主动脉瓣反流的指标）很容易。

CMR 可重复测量主动脉瓣反流量，比超声心动图有优势，有充分证据表明 CMR 测量的反流分数是可靠的结果预测指标。一项研究使用 CMR 重新归类了之前经超声心动图定量主动脉瓣反流的患者，该研究中，CMR（而不是超声心动图）定量指标与结果显著相关。

二尖瓣反流

二尖瓣的解剖结构复杂，其功能依赖于多个相关组成部分的正确协同工作（叶片、瓣环、腱索、乳头肌、LV）。经食管超声心动图（TEE）检查是评估二尖瓣的首选方法，能深入可视化瓣膜结构的所有细微组成部分。然而，CMR 能提供优异的评估，在不耐受 TEE 的患者中可能是首选。其缺点包括与超声心动图相比，CMR 空间分辨率较低。

标准长轴图像能很好地定性评估二尖瓣功能，几乎能将所有瓣膜段可视化。短轴图像可获得瓣面的正面图像。如果需要系统评估瓣扇和乳头肌，可以从短轴图像中专门规划图像堆叠，包含一系列垂直于交界处、与左心室流出道（LVOT）平行及覆盖整个瓣膜的切面（图 2.6）。

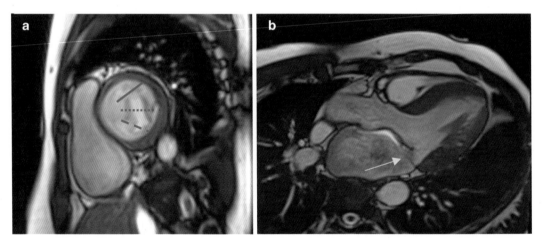

图 2.6　a. 通过二尖瓣的平面，实线表示 A1/P1，虚线表示 A2/P2，点划线表示 A3/P3；b. P2 脱垂伴前向二尖瓣反流（二尖瓣前瓣下明亮区域）

可以通过平面血流映射测量反流量来定量二尖瓣反流。这是通过测量肺动脉正向流量，然后从 RV 射血量中减去得出反流量。如果流量测量不可用，可以从 LV 射血量中减去 RV 射血量得出反流量。按正常方式计算反流分数。在房颤患者中，流量测量的准确性可能会降低，减去 RV 射血量的 LV 射血量获得反流量可能更可取。CMR 定量不受

PISA（近端等速表面积）计算所需的完美半球缺失、偏心射流或导致超声心动图量化存在问题的多射流的影响。越来越多的证据表明 CMR 测量的反流量具有预后价值，并与超声心动图评估之间存在差异。

　　二尖瓣反流对 LV 的后果也可以通过准确定量容积、质量和射血分数进行评估。LV 扩大是早期衰竭的迹象，而射血分数降低发生在后期阶段。评估区域心肌增厚和乳头肌功能对确定反流机制很重要。乳头肌纤维化也是二尖瓣反流病变研究的一个领域，特别是在二尖瓣脱垂中，纤维化可能代表心律失常的起源。在继发性二尖瓣反流中，也可以评估活性和功能性 CAD。左心房也可以用来评估，左心房扩大提示慢性二尖瓣反流或易患房颤。

二尖瓣狭窄

　　CMR 可以定性评估与二尖瓣狭窄相关的瓣膜叶片增厚和限制。最有用的测量方法是通过直接测面法测量二尖瓣面积。舒张期流量梯度可以计算，但可能不如直接测面法准确，因为难以选择适当的平面，且严重的二尖瓣狭窄常伴有房颤。CMR 评估瓣膜叶片和瓣下结构增厚和钙化有限制，超声心动图可能更合适。此外，用于指导球囊成形术适应证的 Wilkins 评分未在 CMR 测量中得到验证。左心房附件血栓可能见于早期钆增强成像，但是需要 TEE 来明确排除血栓。对于二尖瓣狭窄的评估，CMR 可能在超声心动图无法胜任或提供相互冲突的数据时具有价值，其中最有价值的是直接测量二尖瓣面积。

肺动脉瓣反流

　　CMR 是评估肺动脉瓣反流的首选方法，能清晰可视化肺动脉瓣、右心室流出道（RVOT）、肺动脉和 RV。

　　瓣膜可清晰可视化，并可以通过流量映射准确定量反流量。RVOT 大小和结构可清晰可视化，并可以在计划介入时加以考虑。主肺动脉及其分支经可视化后也可以测量。在肺动脉瓣反流中，评估 RV 非常重要。RV 的不规则几何形态及其位于胸腔前方的位置限制了超声心动图的可视化和可靠定量。CMR 能准确且可靠地测量 RV 容积、功能和壁厚。RV 扩大代表着明显反流（在没有其他的病理情况下）。右心室射血分数（RVEF）降低代表衰竭，这是确定干预时机的重要因素。

肺动脉瓣狭窄

肺动脉瓣形态和叶片运动很容易在 CMR 上实现可视化。流出道结构清楚可见，这在考虑行球囊成形术或瓣膜置换术时尤为重要。狭窄程度可以使用平面血流映射（峰值速度、瓣膜跨瓣压差）和短轴图像上的直接计量瓣膜面积来定量。对 RV 的影响可以通过准确测量 RV 容积、壁厚和射血分数进行评估。肺动脉在准确识别出主肺动脉或分支肺动脉的扩张时也可测量。此外，共存的先天性畸形（如法洛四联症）也可同时评估。

三尖瓣反流

三尖瓣是一种解剖结构复杂的大型瓣膜。三尖瓣反流继发生于右心室或瓣环扩大是最常见的情况。三尖瓣瓣叶运动和形态可在常规长轴图像上进行可视化。专门的短轴图像可用于获得瓣叶的正面图像，由此可以显示出无共容或错合的区域，并对反流发生的瓣膜段加以识别。这些图像可以用 3D 超声或 TEE 产生，仅用 2D 超声则很难实现。流量映射可用来测量肺动脉正向流量，然后从 RV 射血量中减去获得反流量。如果流量映射测量不可用，可以从 LV 射血量中减去 RV 射血量以获得反流量。反流分数是正常计算的。RV 评估非常重要。CMR 可以准确定量 RV 容积、射血分数和壁厚，因此其仍然是三尖瓣反流的标准评估方法。右心房大小也可以测量，扩大提示慢性三尖瓣反流或房颤。

三尖瓣狭窄

三尖瓣狭窄极为罕见。CMR 能直接测量瓣膜面积，准确评估 RV 和右心房（RA）。

肥厚型心肌病

CMR 是评估肥厚型心肌病的关键工具。CMR 能清晰识别不受成像面 / 窗口限制的壁厚，并使用适当的序列进一步评估弥漫性纤维化以及可能出现的水肿，除了心肌评估外，它最近还用于研究切除术治疗 LVOT 梗阻的手术规划。超声心动图仍然是评估血流动力学的首选方法，包括使用运动和 Valsalva 方法评估梗阻以及合并的二尖瓣功能障碍，但在更有限的程度上，使用 CMR 进行血流动力学评估（图 2.7）。

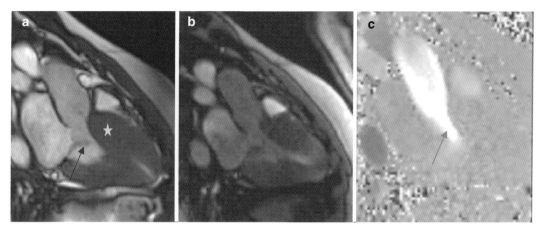

图 2.7　a.伴有二尖瓣前方运动的肥厚型心肌病（红箭头）和增厚的间壁（黄星）；b.相应的强度图像；c.相位速度编码图用于评估 LVOT 中的血流（绿箭头表示血流增加的区域）

主动脉疾病

CMR 是用于成像主动脉的重要方法，没有超声心动图和 TEE 那样有盲区。有对比剂和无对比剂的主动脉全长 3D 图像都能准确评估直径，以及正确对准与血管中心点垂直的测量平面（双斜位），避免由于不正确的平面测量而高估或低估结果（图 2.8）。主动脉的 LVOT、主动脉窦、STJ、主动脉弓和下行主动脉水平的测量为手术规划提供了完整轮廓。与计算机断层扫描血管造影相比，CMR 不涉及电离辐射，因此是首选方法，相比于可导致高剂量终生辐射的监测扫描方法来说更是如此。CMR 在主动脉疾病的诊断准确性非常高，可轻松识别动脉硬化、主动脉内膜血肿和主动脉夹层，但扫描时间长且封闭空间监测不够，故 CMR 不是急性主动脉综合征的首选方法，尤其是在不稳定的情况下。尽管如此，CMR 在主动脉成像方

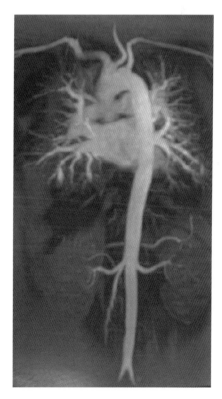

图 2.8　使用 CMR 进行的主动脉血管造影，它可以通过旋转获得精确的测量平面

面仍具有重要作用。

　　CMR 在评估先天性心脏病方面也起着重要作用，这些患者的扫描工作很复杂，需要特殊的考量和专业知识。该话题已超出本章的范围，感兴趣的读者可以参考这一主题的专业出版物。

安全性和技术考虑因素

　　在转介患者进行 CMR 成像之前，必须考虑安全性和技术因素（表 2.2）。CMR 扫描时患者易暴露于强磁场中，体内有铁磁性植入物的患者不能进行 CMR 成像。脑动脉瘤夹须特别注意，它们通常是铁磁性的，对 CMR 来说完全是禁忌证。心脏内植入设备（起搏器、心内除颤器、心脏循环记录器）的患者可以由 CMR 单位酌情扫描，并在心脏生理团队的支持下进行。

表 2.2　安全性和技术因素及建议行动

安全性 / 技术因素	建 议 行 动
已经证实的铁磁性物体	考虑 CMR 替代方案
心脏内植入设备（起搏器、心内除颤器）	在扫描前与心脏生理团队和 CMR 单位讨论，以检查设备并规划预 / 后编程以及可能需要的额外监测
植入心脏循环记录器	与心脏生理团队讨论——几乎所有记录器都具有 MR 条件，但是磁场暴露可能会删除设备内存，因此建议在扫描前下载设备内存
严重幽闭恐惧症	约 5% 的患者因幽闭恐惧症而无法完成 CMR 扫描，改变扫描技术或使用轻度镇静剂可能有帮助（与 CMR 单位一起讨论）
无法平躺	考虑替代测试
无法屏气	CMR 扫描涉及一系列屏气动作（通常约 10 s），分几分钟进行。呼吸困难会降低图像质量和诊断准确性。要尽量控制症状以增强屏气能力。自由呼吸序列可以进行，但会导致分辨率降低

续表

安全性 / 技术因素	建议行动
不受控心律失常	快速和不规则的心率会降低图像质量，因心电图（ECG）触发图像而引发问题，并因平均和降低图像质量而导致心脏运动伪影。如果可能，应尽量在扫描前控制心律失常
肾功能受损	钆对比剂的给药需谨慎，腹膜透析患者应与心血管影像专家 / 放射科医生进行讨论
严重和（或）活动性肺病	腺苷可引发严重支气管痉挛。需临床评估哮鸣并与心脏病专家讨论
心脏传导阻滞	腺苷不应用于二度或三度心脏传导阻滞，因为有发生心搏停止的风险

CMR 检查通常持续 30 min 至 1 h。在此期间，患者将平躺在扫描仪内。为了控制呼吸和心跳，患者需要保持一系列屏气动作，图像采集以 ECG 门控为依据。如果患者无法以这种方式平躺、保持足够的屏气时长或有显著心律失常，图像可能不完整或质量较差。如果担心此现象出现，则要考虑替代的成像方法或努力控制症状或心律失常，然后进行扫描。在呼吸困难的患者中获得自由呼吸图像是可行的，但是这样的图像质量通常会降低，大部分仅适用于定性评估，而不适用于定量评估。

进行腹膜透析的患者禁用钆对比剂，但大多数严重肾功能衰竭患者也可以在与心血管影像专家 / 放射科医生讨论后，或根据当地政策使用钆对比剂。如果要求进行应激灌注 CMR，请注意严重心脏传导疾病（高度心脏传导阻滞）的患者有发生心搏停止的风险，严重活动性肺病患者使用腺苷可能会引起支气管痉挛，此时应考虑其他方案。腺苷应激CMR 前 24 h，应避免摄入任何类型的咖啡因。我们建议对已知呼吸系统疾病的患者进行临床评估，如果有疑问，请咨询 CMR 单位。

关键要点和陷阱

- CMR 是左、右心室结构和功能定量的参考标准。
- CMR 能在无电离辐射的情况下可视化主动脉全长，并测量其外径。
- CMR 在评估主动脉瓣反流方面具有独特价值，可以进行真正的反流量定量。
- 应激灌注 CMR 是评估冠状动脉疾病功能意义的技术。
- 晚期钆增强成像能准确检测心肌梗死并推断心肌活性。

复习题

1. 一名 35 岁的女性，确诊为严重风湿性二尖瓣狭窄。她主诉运动时气短。心电图显示心房颤动。她无法耐受经食管超声心动图检查。CMR 在这种情况下可以提供哪些信息？（　　）

A. 排除左心房附件血栓

B. 平面测量二尖瓣面积

C. 定量瓣下结构钙化

D. 验证 Wilkins 评分以指导球囊成形术适应证

说明：CMR 能通过直接计量测量二尖瓣面积。瓣下结构在 CMR 中不容易可视化。Wilkins 评分在 CMR 中未经验证。早期钆增强图像可能显示左心房附件血栓，但不能排除血栓。

2. 一名 70 岁的男性正打算进行冠状动脉旁路移植术。他称自己有典型心绞痛症状。图像显示，从基底到心尖的前壁及前间壁运动功能出现了减退。应激灌注 CMR 显示出了腺苷诱导的四段 LAD 供血区的灌注缺损。这些段落有 30% 越全层的心内膜晚期钆增强。以下哪项对这份报告的理解最为准确？（　　）

A. LAD 区域心肌梗死但有存活性心肌及缺血

B. 多支冠状动脉疾病

C. LAD 区域四段心肌梗死无存活性

D. 心肌梗死，但环状支区域有潜在存活性心肌

说明：该患者 LAD 区域有静息运动功能减退，应激诱导的灌注缺损，以及少于 50% 越全层的心肌梗死。这表明 LAD 有血流限制性疾病，且心肌梗死（存活性心肌）程度不高。

3. 一名 40 岁男性，双尖瓣以及中度至重度主动脉瓣反流，经胸超声显示主动脉根部扩张，正在打算手术。您希望测量主动脉全长，并重新评估主动脉瓣反流严重程度。最适合完成此目的的检查是（　　）？

A. 心脏磁共振

B. 计算机断层扫描血管造影

C. 运动心脏超声

D. 经食管心脏超声

说明：所有超声方法对主动脉的部分段都有盲区。CT 和 CMR 都能实现主动脉全长成像。但只有 CMR 能定量主动脉瓣反流严重程度。

4. 您评估出一名 47 岁的女性有无症状的严重二尖瓣反流。由于经胸超声声窗差，左心室（LV）功能评估不理想。您希望用 CMR 准确评估 LV 以指导干预时机。您注意

到患者在使用植入心脏循环记录器（Medtronic Reveal LINQ）。制造商在指南中称该设备为"MR 条件"。最适当的做法是（   ）？

A.CMR 不太可能改善 LV 超声可视化，安排其他测试

B. 心脏摘除循环记录器后延迟 CMR

C. 在下载心脏循环记录器内存数据后，在与心脏电生理团队讨论后进行 CMR

D. 心脏循环记录器不是"MR 安全"设备，安排其他测试

说明：CMR 不依赖声窗，因此可能在超声显著欠佳时改善 LV 可视化条件。"MR 条件"指的是在指定标准下，患者可以安全地进行 MR，制造商已在这些标准下测试过该设备。磁场暴露会删除心脏循环记录器的内存，因此最佳做法是在扫描前安排对设备内存的询问和下载。

（蒋小龙　周沂林）

参考文献

[1] von Knobelsdorff-Brenkenhoff F, Schulz-Menger J. Role of cardiovascular magnetic resonance in the guidelines of the European Society of Cardiology[J]. J Cardiovasc Magn Reson, 2016, 18（1）:1-18.

[2] von Knobelsdorff-Brenkenhoff F, Pilz G, Schulz-Menger J. Representation of cardio-vascular magnetic resonance in the AHA/ACC guidelines[J]. J Cardiovasc Magn Reson, 2017,19（1）:70.

[3] Greenwood J P, Maredia N, Younger J F, et al. Cardiovascular magnetic resonance and single-photon emission computed tomography for diagnosis of coronary heart disease（CE-MARC）: a prospective trial[J]. Lancet, 2012, 379（9814）:453-460.

[4] Schwitter J, Wacker C M, van Rossum A C, et al. MR-IMPACT: comparison of perfusion-cardiac magnetic resonancewith single-photon emission computed tomography for the detection of coronary artery disease in a multicentre, multivendor, randomized trial[J]. Eur Heart J, 2008, 29（4）:480-489.

[5] Kim R J, Wu E, Rafael A, et al. The use of contrast-enhanced magnetic resonance imaging to identify reversible myocardial dysfunction[J]. N Engl J Med, 2000, 343（20）:1445-1453.

[6] Nishimura R A, Otto C M, Bonow R O, et al. 2017 AHA/ACC focused update of the 2014

AHA/ACC guideline for the management of patients with valvular heart disease: a report of the American College of Cardiology/American Heart Association task force on clinical practice guidelines[J]. J Am Coll Cardiol, 2017, 70（2）:252–289.

[7]　Baumgartner H, Falk V, Bax J J, et al. 2017 ESC/EACTS guidelines for the management of valvular heart disease[J]. Eur Heart J, 2017, 38（36）:2739–2786.

[8]　Bing R, Cavalcante J L, Everett R J, et al. Imaging and impact of myocardial fibrosis in aortic stenosis[J]. JACC Cardiovasc Imag, 2019, 12（2）:283–296.

[9]　Myerson S G, d'Arcy J, Mohiaddin R, et al. Aortic regurgitation quantification using cardiovascular magnetic resonance: association with clinical outcome[J]. Circulation, 2012, 126（12）:1452–1460.

[10]　Cawley P J, Hamilton–Craig C, Owens D S, et al. Prospective comparison of valve regurgitation quantitation by cardiac magnetic resonance imaging and transthoracic echocardiography[J]. Circ Cardiovasc Imaging, 2013, 6（1）:48–57.

[11]　Kammerlander A A, Wiesinger M, Duca F, et al. Diagnostic and prognostic utility of cardiac magnetic resonance imaging in aortic regurgitation[J]. JACC Cardiovasc Imaging, 2019, 12（8 P6 1）:1474–1483.

[12]　Chan K M, Wage R, Symmonds K, et al. Towards comprehensive assessment of mitral regurgitation using car diovascular magnetic resonance[J]. J Cardiovasc Magn Reson, 2008, 10（1）:61.

[13]　Myerson S G, d'Arcy J, Christiansen J P, et al. Determination of clinical outcome in mitral regurgitation with cardiovascular magnetic resonance quantification[J]. Circulation, 2016, 133（23）:2287–2296.

[14]　Penicka M, Vecera J, Mirica D C, et al. Prognostic implications of magnetic resonance—derived quantification in asymptomatic patients with organic mitral regurgitation: comparison with Doppler echocardiography–derived integrative approach[J]. Circulation, 2018, 137（13）:1349–1360.

[15]　Bui A H, Roujol S, Foppa M, et al. Diffuse myocardial fibrosis in patients with mitral valve prolapse and ventricular arrhythmia[J]. Heart, 2017, 103（3）:204–209.

[16]　Wilkins G T, Weyman A E, Abascal V M, et al. Percutaneous balloon dilatation of the mitral valve: an analysis of echocardiographic variables related to outcome and the mechanism of dilatation[J]. Heart, 1988, 60（4）:299–308.

[17]　Spirito P, Binaco I, Poggio D, et al. Role of preoperative cardiovascular magnetic resonance in planning ventricular septal Myectomy in patients with obstructive hypertrophic cardiomyopathy[J]. Am J Cardiol, 2019, 123（9）:1517–1526.

[18] Erbel R, Aboyans V, Boileau C, et al. 2014 ESC guidelines on the diagnosis and treatment of aortic diseases[J]. Eur Heart J, 2014, 35（41）:2873-2926.

[19] Ibrahim E-SH, Horwood L, Stojanovska J, et al. Safety of CMR in patients with cardiac implanted electronic devices[J]. J Cardiovasc Magn Reson, 2016, 18（S1）:O123.

第三章

全身炎症反应和体外循环

学习目标

- 了全身炎症反应综合征（SIRS）的发病机制。
- 了解体外循环（CPB）相关 SIRS 的复杂性。
- 了解多种体液、细胞、代谢和内分泌机制的结果。
- 了解不同的治疗策略以处理 SIRS。
- 了解 SIRS 的血流动力学后果。

大手术、创伤、败血症、缺血再灌注损伤或体外循环（CPB）支持的心脏手术可引发"全身炎症反应"或"全身炎症反应综合征"（SIRS）。SIRS 是机体对有害刺激的放大、非特异性防御反应。SIRS 的发病机制大致分为与损伤相关的分子模式（DAMP）和病原体相关分子模式（PAMP）。

当前每年在全球范围内有超过 100 万例需要使用人工心肺机进行 CPB 支持的心脏手术。CPB 相关的 SIRS 早期潜在触发因素：①外科创伤；②肝素化血液成分与 CPB 管道的人工表面接触；③纵隔非内皮细胞表面；④血气界面；⑤非搏动血流模式；⑥缺血再灌注损伤；⑦内毒素血症。

CPB 相关 SIRS 是一个复杂的过程，涉及自主神经、内分泌、血液学和免疫学方面的多种体液、细胞和代谢途径的改变。增强的炎症级联反应和紊乱的细胞因子风暴可加重多器官功能障碍。临床表现可有发热或低体温、氧消耗增加、血流动力学受损、心肌收缩功能与舒张功能障碍、血管舒张和毛细血管通透性增加、凝血异常、神经认知缺陷、急性肾功能衰竭、肺反应性增加、急性呼吸窘迫综合征、肠道通透性增加、成人及儿科人群感染易感性增加。

SIRS 的特征是内皮细胞、补体系统、中性粒细胞、单核细胞、血小板、激肽 – 缓激肽和纤溶系统、细胞因子和凝血途径的激活。SIRS 还可通过加重凝血因子的消耗引发弥散性血管内凝血（DIC）。CPB 后 SIRS 的定义满足下列任意两项标准。

①体温 > 38 ℃或 < 36 ℃。

②心率 > 90 次 / 分。

③呼吸频率 > 20 次 / 分，或 $PaCO_2$ < 32 mmHg。

④白细胞计数 > 12×10^9/L，或 < 4×10^9/L，或未成熟的形态或幼稚细胞 > 10%。
然而一些研究人员建议心胸外科、麻醉和灌注领域的主要学会重新给出 CPB 相关 SIRS 的定义。

MacCallum 等人的研究显示，近 96.2% 的实施心脏手术的患者在入住 ICU 后 24 h 内符合两项 SIRS 诊断标准。研究人员建议满足至少三项 SIRS 诊断标准，或者需要至少两项标准持续 6 h 以上才更能区分预后不良的患者队列。Squiccimarro 等人报道心脏手术后 24 h 内 SIRS 的发生率为 28.3%。来自澳大利亚和新西兰 20 个中心的 28763 例进行冠状动脉旁路移植术和瓣膜手术的患者数据表明，随着年龄的增长，急性免疫反应和术后 SIRS 患病率显著降低，这与免疫衰减有关。

SIRS 在先天性心脏病手术后的儿科群体中也是一种常见并发症，影响近三分之一的患儿。研究人员发现 CPB 时间和输注新鲜冰冻血浆量是 CPB 相关 SIRS 的显著危险因素。其他研究人员报道了儿科人群 SIRS 发展的更多独立危险因素，包括体重低于 10 kg 和右向左分流型先天性心脏病的术前诊断。

一些因素可引发 SIRS，包括与 CPB 管道的人工表面接触（即接触激活）、改变的血流模式（即非搏动血流）、缺血再灌注损伤和肠内毒素（图 3.1）。内皮细胞、白细胞和血小板之间的相互作用是通过表达三大类黏附分子介导的：选择素、整合素和免疫球蛋白超家族。

启动是由多种体液、细胞和代谢过程引发的：

（1）体液反应。

①激肽系统和 Hageman 因子激活。

②补体系统激活。

③纤维蛋白溶解系统（简称纤溶系统）激活。

④促炎和抗炎细胞因子合成。

（2）细胞反应。

①内皮激活。

②中性粒细胞激活。

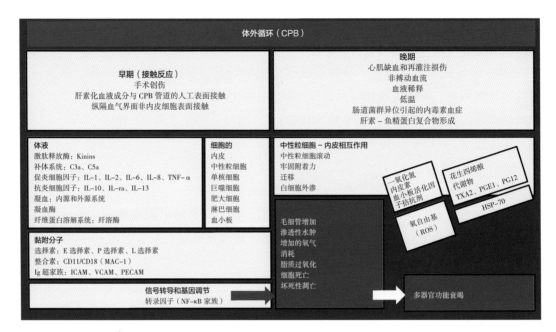

图 3.1　CPB 相关 SIRS 的炎症反应途径

③血小板激活。

（3）代谢和内分泌反应。

①交感神经系统和儿茶酚胺反应。

②内分泌反应。

体液反应

激肽系统和 Hageman 因子激活

暴露于 CPB 可激活接触系统。Hageman 因子（Ⅻ 因子）表面激活可能是激活其他级联反应的首要关键事件。Hageman 因子的激活将激肽释放酶原转化为凝血酶。激肽释放酶（血管舒缓素）有 6 个主要作用：①通过正反馈环激活血浆激肽释放酶原；②裂解高分子量激肽原（HMWK）释放缓激肽，缓激肽是一种强效血管扩张剂，可增加血管通透性；③激活补体系统（C3 和 C5）；④通过刺激组织纤溶酶原激活器激活纤溶途径；⑤激活交感神经系统；⑥启动内源性凝血级联反应促进凝血酶形成。

凝血酶在炎症过程中的信号转导中发挥关键作用，可直接激活补体因子 5（C5）和中性粒细胞，还可激活内皮细胞。在缺血再灌注损伤后，也可发生组织因子和凝血酶生成激活。

补体系统激活

补体系统由 30 多种血浆蛋白组成，参与趋化作用、激活、辅助溶菌作用和细胞裂解。主要的补体激活途径：经典途径，由免疫复合物触发；半乳糖结合凝集素途径，当凝集素与细菌上的半乳糖基团结合时触发；其他途径，由各种病毒、细菌、真菌和肿瘤细胞的接触触发。

在 CPB 期间，补体系统在三个不同时间点激活：①血液与非内皮细胞表面接触；②给予鱼精蛋白中和，形成肝素 – 鱼精蛋白复合物之后；③在停跳的缺血心脏再灌注期间。

开始 CPB 后不久，与 CPB 管道接触即可促进裂解产物 C3a 和 C5a 的形成（图 3.2）。激活的补体产物可促进血管扩张、增加血管通透性、激活白细胞、动员白细胞、促进中性粒细胞和巨噬细胞对微生物的吞噬。

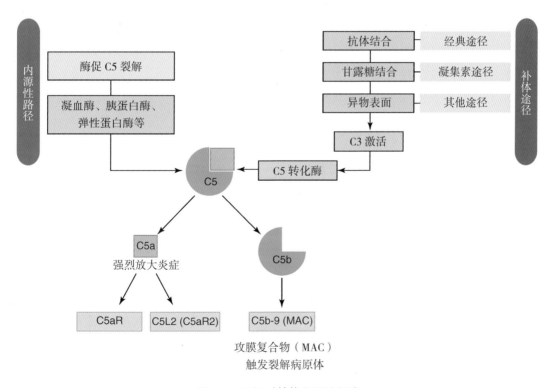

图 3.2　CPB 对补体激活的影响

经典途径涉及 C1 通过抗原 – 抗体复合物的激活。另一途径不需要抗体参与，C3 碎片在血浆内呈游离状态，直接附着在抗原、内毒素或外源表面（也称为接触激活）。连接这两条途径的标准步骤是 C3 的裂解。C3 裂解为其激活形式 C3a 可刺激肥大细胞、嗜酸性粒细胞和嗜碱性粒细胞释放组胺和其他炎性介质，导致平滑肌收缩和血管通透性增加。C5a 是一种强效的中性粒细胞趋化因子，可促进其聚集、黏附和激活。C3b 和 C5b 在细胞膜上与 C6 ～ C9 组分相互作用形成"攻膜复合物"，可激活血小板并在细胞膜上"穿孔"。此过程很快：血浆中激活的补体因子水平在 CPB 旁路手术开始后 2 min 内升高，在解除主动脉阻断钳夹和复温后可检测到第二次升高；在手术后水平下降，一般在术后 18 ～ 48 h 恢复。

纤溶系统激活

暴露在 CPB 管道的人工材料表面、温度变化、药物、机械性损伤或血制品可触发纤维蛋白血栓形成，导致纤溶系统激活。纤维蛋白血栓持续被血浆蛋白酶水解成纤维蛋白降解产物（FDP）。通过以下两种途径上调血浆蛋白酶产物产生。

（1）缓激肽上调组织型纤溶酶原激活物（tPA），后者又将纤溶酶原转换为纤溶酶。CPB 后 30 min tPA 水平达峰值，24 h 内恢复基线水平。

（2）凝血酶和 HMWK 上调尿激酶，后者激活尿激酶纤溶酶原激活剂（uPA），然后将纤溶酶原转化为纤溶酶。血管内纤维蛋白血栓导致微循环受损和细胞缺氧损伤。FDP 与凝血酶竞争并通过抑制纤维蛋白原向纤维蛋白的转化减缓凝血。基本效应是内皮细胞和血小板功能障碍。

促炎和抗炎细胞因子合成

细胞因子是对局部损伤释放的关键调节信使，通常以旁分泌方式起作用。它们由免疫细胞（即淋巴细胞和巨噬细胞）、内皮细胞、神经元、胶质细胞和其他细胞类型分泌。细胞因子在 CPB 相关 SIRS 的病理生理中发挥关键作用。促炎细胞因子白细胞介素 –1（IL-1）和 TNF-α 的释放导致核因子 κB（NF-κB）与其抑制剂分离。这样 NF-κB 就能诱导释放大量其他促炎细胞因子，包括 IL-6、IL-8 和 γ 干扰素。IL-6 可诱导急性期反应物释放，包括降钙素和 C 反应蛋白。抗炎补偿反应也升高，并由 IL-4 和 IL-10 调节，它们倾向于抑制 TNF-α、IL-1、IL-6 和 IL-8 的产生。这些炎性介质通常在停止 CPB 后 2 ～ 4 h 达到峰值。然而，这些细胞因子之间的平衡对确定 CPB 后炎症反应的水平至关重要。在 CPB 期间观察到血清 IL-19 和 IL-22 的诱导与 IL-6 和

TNF-α 的诱导同时发生。过量的细胞因子可导致失控的全身炎症，造成组织损伤和急性肾损伤。此外，它们还刺激凝血酶和纤溶酶表达。

使用冠状静脉血采样，Wan S 等人报道称，心肌是 CPB 患者促炎细胞因子的重要来源。另一项临床研究显示 CPB 引起的肺部炎症反应比全身炎症反应更显著。研究者证明与同时获得的血浆单核细胞相比，在手术结束时获得的肺泡巨噬细胞中所有细胞因子的产生量是其 1.5 ～ 3 倍。

细胞反应

内皮细胞

内皮细胞是一个器官系统，衬在血管树和淋巴管的内表面。内皮细胞是一种无所不在的细胞层，重 1 kg，总表面积为 4000 ～ 7000 m^2。在生理上，内皮细胞是高度代谢活跃的器官，可感知细胞外间质的变化并以对宿主有利或有时有害的方式做出反应。简而言之，内皮细胞不仅具有屏障作用，可控制血管张力和通透性，调节凝血，还具有修复和再生能力。

四种关键介质主要调节血管张力，即一氧化氮（NO）、前列环素 I_2（PGI_2）、血栓素 A_2（TXA_2）和内皮素（ET）。局部血管扩张通过 NO 和前列环素介导。NO 相当于内皮衍生的松弛因子，是血管运动张力和血流的重要调节剂。内皮细胞释放的 ET-1 介导了极其强效和持久的血管收缩。进行冠状动脉旁路移植术（CABG）的患者在 CPB 后观察到 ET-1 的显著释放。

此外，内皮细胞还具有分泌抗凝血酶如组织型纤溶酶原激活物（tPA）、凝血酶调节蛋白和肝素样物质的能力。CPB 期间激活内皮细胞的主要兴奋剂是凝血酶、C5a 和细胞因子 IL-1β 和 TNF-α，它们与内皮上的特异性受体结合。

中性粒细胞激活

白细胞在 CPB 相关炎症的病理生理中发挥重要作用。通过选择素表达的中性粒细胞-内皮相互作用在 CPB 期间炎症过程的发展中至关重要。

激活的内皮细胞，在细胞（腔侧）表面表达与激活中性粒细胞中表达的黏附分子配体。黏附分子家族包括选择素（E 选择素、L 选择素、P 选择素）、整合素（CD11/CD18

（MAC-1））和免疫球蛋白超家族（ICAM、VCAM、PECAM）。整合素受体的表达导致与内皮细胞更牢固地结合。激活的循环中性粒细胞流经激活的血管内皮细胞，增加的黏附能力导致分阶段相互作用，包括中性粒细胞滚动、牢固黏附和穿过基底膜迁移导致白细胞向外渗透。

中性粒细胞和巨噬细胞在细胞因子刺激下通过还原性辅酶Ⅱ（NADPH）氧化酶途径合成活性氧化物。增加的毛细血管通透性可导致细胞水肿、坏死或凋亡。

血小板激活

多项研究持续证明 CPB 后血小板功能障碍。CPB 期间的血小板激活、脱颗粒和血管内皮黏附是凝血酶介导的，导致相应的临床效应。血小板聚集刺激 5- 羟色胺（5-HT）释放，后者进一步增强血小板与循环中富含组织因子的微囊泡的相互作用。激活的血小板在中性粒细胞黏附和穿过基底膜迁移中也发挥重要作用。

代谢和内分泌反应

CPB 期间细胞外液体积增加而体温下降。CPB 开始时下丘脑 - 垂体 - 肾上腺轴和儿茶酚胺释放激活是明显的。血浆肾上腺素浓度可比术前浓度增加 10 倍；去甲肾上腺素水平通常增加较少。

临床研究显示，CPB 期间血浆皮质醇、促肾上腺皮质激素和抗利尿激素显著增加，导致外周血管收缩和内脏血流转移。

遗传倾向

研究证明 IL-6 基因 -174 G/C 多态性在调节术后 IL-6 水平发挥作用，并与术后肾和肺功能障碍相关。Grunenfelder 等人发现载脂蛋白 E 和 TNF-β 多态性与 CPB 期间 IL-8 和 TNF-α 释放增加相关，是 CPB 相关 SIRS 的危险因素。

SIRS 的治疗策略

CPB 相关 SIRS 的炎症反应调节可以大致分为三类，主要是药理治疗、技术策略和减少内毒素血症的策略。

药理治疗

皮质类固醇

实验模型研究显示术前使用或向 CPB 循环灌注液中添加甲泼尼龙可减少炎症反应。类固醇抑制未控制的补体介导的中性粒细胞激活，并降低促炎细胞因子 TNF-α、IL-6、IL-8 和 E 选择素水平，提高 IL-10 和 IL-1ra 水平。然而，甲泼尼龙对 SIRS 患者的恢复无明显效果，并有增加麻醉并发症和糖耐量受损的风险。然而在儿科心脏手术中，麻醉诱导期间静脉注射 30 mg/kg 地塞米松导致肠道通透性减少。

荷兰一项多中心、随机、双盲、安慰剂对照试验（DECS 研究）中，在 2006—2011 年招募了 4494 位成人患者，随机分为术中接受 1 mg/kg 地塞米松组（$n=2239$）和对照组（$n=2255$）。该研究主要评估 30 天内综合死亡率、心梗、卒中、肾功能衰竭或呼吸衰竭等主要不良事件，并与对照组进行安慰剂对照。结果显示术中使用地塞米松组与对照组相比，并没有减少 30 天内不良事件发生率。在 2007—2013 年另一项名为"激素在心脏外科的作用研究（SIRS）"的双盲、随机、对照试验中，7507 位患者随机分为甲泼尼龙组（$n=3755$）和对照组（$n=3752$），研究者报道甲泼尼龙对手术后的并发症和死亡并没有显著的疗效。

在新生儿心脏手术中，在 CPB 之前静脉注射 30 mg/kg 甲泼尼龙可以减少全身炎症反应，但是研究人员未能证明这种策略对心肌有任何保护作用或对临床结果有影响。

丝氨酸蛋白酶抑制剂（抑肽酶）

抑肽酶是非特异性丝氨酸蛋白酶抑制剂，由慕尼黑大学的一个研究小组在 1930 年从牛肺和胰腺组织中分离得出，是一种抑制凝血酶的抑制剂。抑肽酶还直接结合纤维蛋白溶解酶，具有直接介导纤维蛋白溶解的纤维蛋白溶酶作用。抑肽酶抑制与 CPB 相关的血小板糖蛋白（GpIb 和 GpIIb/ IIIa 受体）丢失。

Royston 等人将 22 名再次接受开胸心脏手术的患者随机分配为接受抑肽酶（从麻醉开始至手术结束期间静脉注射 700 mg）组和对照组。与对照组相比，抑肽酶组输血需求增加了 8 倍。抑肽酶还对血小板功能障碍和 SIRS 的激活具有显著保护作用。

一氧化氮

一氧化氮（NO）是一种可溶性、不可燃、自由基气体，与氧快速反应生成氮氧化物。NO 的主要功能是扩张血管、抗血小板活化和白细胞募集。在一项前瞻性、随机、双盲、安慰剂对照研究中，儿童法洛四联症修复术期间向膜式氧合器输送 20 mg/L NO 或安慰剂，NO 组心肌保护效果更好，液体平衡改善，术后重症监护过程更佳。

抗氧化剂

在 CPB 期间，内源性氧自由基清除剂——维生素 E（α-生育酚）和维生素 C（抗坏血酸）下降，导致来自中性粒细胞的氧自由基产生增加，导致严重的内皮损伤。尽管进行了几项随机研究，补充外源性维生素 C 和维生素 D，但这些研究没有显示对 CPB 后免疫反应有显著优势。

在由其他原因如败血症引起的 SIRS 中，硒、谷氨酰胺和二十碳五烯酸作为抗氧化剂被证明能有效降低肠道通透性和减少内毒血症。

补体抑制剂

有效控制系统性炎症中的补体系统的尝试包括应用内源性可溶性补体抑制剂（C1抑制剂、重组可溶性补体受体 1（rsCR1））、施用抗体、阻断级联反应的关键蛋白（如 C3、C5）、中和补体诱导的过敏毒素 C5a 的作用，或干扰炎症细胞与血管内皮的补体受体 3（CR3，CD18/CD11b）介导的黏附。

作为治疗药物获得最广泛关注的补体抑制剂是 C5 单克隆抗体。其可以防止 C5a 的生成，是最强效的过敏毒素之一。

Pexelizumab，一种 C5 补体抑制剂，在 2002—2003 年于北美和西欧 205 家医院进行的一项随机、双盲、安慰剂对照试验中接受评估，纳入进行 CABG 伴或不伴瓣膜手术的 3099 名成人患者。然而与安慰剂相比，Pexelizumab 未能改善临床结果。在儿科心脏外科人群的一项研究中，在 CPB 后 60 min 静脉注射 C1 酯酶抑制剂可有效减弱炎症激活。

磷酸二酯酶抑制剂

磷酸二酯酶是一类可催化 cAMP 和 cGMP 水解成 AMP 和 GMP 的酶。如米力农、维司力农、氨力农等磷酸二酯酶抑制剂可抑制 cAMP 磷酸二酯酶的作用。特异性抑制导致 cAMP 水平升高，钙水平也升高，从而发挥正性肌力作用。

cAMP 和 cGMP 在急性炎症中对维持毛细血管内皮屏障功能至关重要。在大鼠严重脂多糖（LPS）诱导的全身炎症模型中，磷酸二酯酶 -4 抑制剂（PD-4-Is）如洛利普兰和罗氟司特可提高内皮 cAMP 水平，降低毛细血管通透性和改善微循环衰竭。

磷酸二酯酶抑制剂也直接影响白细胞介素的产生和释放；维司力农、氨力农可减少内毒素诱导的 IL- 1b、TNF-α 和 iNO 释放，米力农可减少 IL-6 和 IL-1b 的产生。

环氧化酶抑制剂

白三烯、前列腺素和血栓烷是花生四烯酸经环氧化酶和脂氧合酶途径的产物。它们在全身炎症反应中发挥重要作用：可降低系统血管阻力、增强血小板聚集、启动膜裂解、增加毛细血管通透性。这些是 SIRS 期间发生的主要事件。抑制或抑制这些途径的药物已被研究用于治疗 SIRS。

一项布洛芬随机试验中纳入了 455 例败血症患者，发现布洛芬可减少前列腺素 I_2 和血栓烷水平，但死亡率无降低。然而在另一项研究中，给予布洛芬可降低败血症伴低体温患者的死亡率。

己酮可可碱作为环氧化酶抑制剂，可增加血栓烷和组织型纤溶酶原激活物，防止内皮细胞功能障碍和抑制 TNF-α、IL-1 和 IL-10。Otani 等人的研究表明，心血管手术前每天口服 900 mg 己酮可可碱可减轻 CPB 引起的 SIRS，并对心血管手术后的病程有有益影响。在一项随机、双盲、安慰剂对照研究中，己酮可可碱改善了多器官功能障碍评分，并在新生儿研究中降低了全因死亡率。

技术策略

通过微创手段减少外科创伤的技术策略，包括避免 CPB、非体外循环 CABG 或者微创心脏手术等，可阻止白细胞和血小板激活、减少补体激活并减少白细胞损耗。

最小化体外循环系统

为了减少（接触）表面积和预充量，引入了最小化体外循环（MECC）系统，涂层改善体外表面生物相容性，并优化吸引血液管理。Koster 等人证明避免通过心内吸引管道吸引血液可显著减少 CPB 下 CABG 期间的止血激活。Fromes 等人将连续 60 名 CABG 患者随机分配到标准常温 CPB（$n=30$）或 MECC 系统（$n=30$），与标准常温 CPB 相比，MECC 系统炎症反应更轻。在另一项小型随机试验中，Bical 等人还证明与标准 CPB 相比，微型 CPB 下主动脉瓣置换术的炎症反应更轻。

肝素涂层循环管道（HBC）和生物相容性

20 世纪 60 年代的体内和体外实验研究表明，胶体石墨表面具有与肝素结合的能力。随后开发了改进的肝素涂层用于各种生物医用设备，包括双叶瓣、循环管道和氧合器。除了肝素的抗血栓特性外，潜在的生物相容性还包括抑制接触和补体激活，吸附脂蛋白，从而可能创造出模拟细胞膜的表面，并减少 CPB 的促炎特征。对 41 项随机试验的 meta 分析表明，与非肝素键合组相比，肝素键合组的输血需求降低、术后再开胸率降低、ICU 住院时间缩短以及总住院时间缩短。不过研究人员发现其他结果仅存在微弱差异。

肝素管理

CPB 期间的肝素管理可能影响止血激活和炎症反应。Koster 等人比较了基于肝素浓度的抗凝管理与基于激活全血凝血时间（ACT）的肝素管理，结果显示基于肝素浓度的抗凝管理可显著降低凝血酶生成、纤溶和中性粒细胞激活。

白细胞滤过和白细胞耗竭

用于去除多形核白细胞（PMN）和可溶性介质的白细胞滤过器在 CPB 后发生 SIRS 的患者中的临床获益仍有争议。一些研究人员支持以心脏的白细胞耗竭策略作为减弱中性粒细胞激活和缺血再灌注损伤的最佳方法。

血液滤过、超滤和血液吸附

CPB 期间的非生理条件，如低温、稀释、非搏动血流、抗凝和在无内皮化表面的体循环等是 SIRS 的主要诱因。血液稀释增加 SIRS，SIRS 增加总体水分，这又导致血液稀释。因此使用血液滤过、血液透析或超滤以清除细胞因子在预防或治疗 SIRS 中起关键作用。

在儿科开胸手术中应用超滤具有减少补体激活和促炎细胞因子释放的益处，同时改善血流动力学、肺功能和止血功能。在成人中，超滤也可减少 CPB 期间和之后的细胞因子和黏附分子，不过这与任何临床优势无关。

在一项回顾性病例系列研究（$n=16$）中，采用细胞因子吸附装置（CytoSorb，CytoSorbents）联合连续性肾脏替代疗法（CRRT）治疗严重 CPB 后 SIRS 的患者，使得升高的细胞因子水平降低和器官功能改善。

离心泵

CPB 系统中使用的两种泵仍有争议。一些研究认为离心泵优于滚压泵，因为其血液损伤少、凝血级联反应活化减少、生物相容性更好。然而在其他研究中，两者在血小板损伤方面相似，在免疫反应方面也相似。此外最近的研究表明，使用离心泵进行 CPB 期间炎症反应增加。

不仅是泵的类型，搏动性也是 CPB 期间的一个重要问题，一些研究表明搏动性可减少内毒素和其他介质的量，而另一些研究则没有这样的结果。

体外循环温度

Bigelow 等人将低温描述为心肌保护中最关键的部分。尽管低温可显著降低心肌代谢，但也有报道称其具有显著的不利影响。

文献中有几项研究比较了低温与常温，其中的主要问题是一些作者提到 33 ～ 34 ℃为常温，而另一些作者认为 36 ～ 37 ℃才是常温。这些研究大多没有报道常温与低温之间的任何差异。Menaschè 等人得出结论，低温可延迟但不能完全预防炎症介质的表达。他们发现常温组黏附分子和白细胞蛋白酶水平升高。另一项研究显示，常温期间一氧化氮（NO）产生增加，导致系统血管阻力降低，限制了炎症反应。

减少内毒素血症的策略

选择性消化道去污

选择性消化道去污（SDD）是一种预防肠道定植的策略。许多随机对照试验已经证明 SDD 可降低 ICU 患者的肺炎发生率和死亡率。Martinez–Pellus 等人将 100 名连续进行 CPB 的患者随机分为两组：SDD 组（n=50），口服不吸收抗生素（多黏菌素 E、妥布霉素和两性霉素 B）；对照组（n=50）。研究者表明 SDD 组肠道细菌含量降低，这与内毒素及细胞因子水平降低有关。Nathens 等人的 meta 分析表明，肠道定植率高并且不良结局发生率高的危重外科患者的院内感染率高，感染会改变临床结局，SDD 可降低死亡率。

利益冲突声明：作者与本稿件无潜在利益冲突。

关键要点和陷阱

SIRS 可能有多种原因。CPB 产生多种有害刺激，以独特的方式加重了全身炎症反应。CPB 相关 SIRS 的发病机制与外科创伤、肝素化血液成分与 CPB 管道的人工表面接触、纵隔非内皮细胞表面、血气界面、非搏动血流模式、缺血再灌注损伤以及肠道内毒素血症有关。CPB 相关的不受控炎症反应通常是一种复杂的过程，涉及体液、细胞和代谢途径。

此外，炎症反应受患者特异性因素的影响。目前正在密切研究用于抗炎保护以改善患者结局的新药和技术策略。应共同考虑几个关键问题，以制定有效的预防策略来尽量减少 SIRS。

复习题

1. 以下哪项不是 CPB 相关 SIRS 的主要触发因素？（　　　）

A. 心肌

B. 缺血再灌注损伤

C. 免疫调节

D. 内毒素血症

E. 肝素化血液成分与 CPB 管道的人工表面接触

2. 在 CPB 期间，补体系统主要在何时激活？（　　　）

A.（主动脉）阻断

B. 肝素－凝血酶复合物形成后给予凝血酶

C. 脱离 CPB

D. 麻醉诱导

E. 低温心肌保护性心搏骤停

3. 以下哪项描述不正确？（　　　）

A. CPB 后 SIRS 的定义满足所有四项标准

B. 抑肽酶作为一种丝氨酸蛋白酶抑制剂，可引起 SIRS

C. 磷酸二酯酶抑制剂耗竭 cAMP 并引起 SIRS

D. 血小板耗竭是 CPB 期间 SIRS 的主要机制

E. 甲泼尼龙可降低 TNF-α、IL-6、IL-8 水平，提高 IL-10 和 IL-1ra 水平，有助于限制炎症反应

4. 以下哪项不属于 CPB 期间炎症反应调节的技术策略？（　　　）

A. 血液稀释

B. 最小化体外循环（MECC）系统

C. 白细胞滤过

D. 肝素涂层循环管道（HBC）

E. 血液滤过

（章晓华　刘　维）

参考文献

[1] Taylor K M. SIRS—the systemic inflammatory response syndrome after cardiac operations[J]. Ann Thorac Surg, 1996, 61（6）:1607–1608.

[2] Paparella D, Yau T M, Young E. Cardiopulmonary bypass induced inflammation: pathophysiology and treatment. An update[J]. Eur J Cardiothorac Surg, 2002, 21（2）:232–244.

[3] Chakraborty R K, Burns B. Systemic inflammatory response syndrome[M]. Treasure Island（FL）: StatPearls, 2019.

[4] Punjabi P P, Taylor K M. The science and practice of cardiopulmonary bypass: from cross circulation to ECMO and SIRS[J]. Glob Cardiol Sci Pract, 2013, 2013（3）:249–260.

[5] Cremer J, Martin M, Redl H, et al. Systemic inflammatory response syndrome after cardiac

operations[J]. Ann Thorac Surg, 1996, 61（6）:1714–1720.

[6]　Lee W H Jr, Krumhaar D, Fonkalsrud E W, et al. Denaturation of plasma proteins as a cause of morbidity and death after intracardiac operations[J]. Surgery, 1961, 50:29–39.

[7]　Chenoweth D E, Cooper S W, Hugli T E, et al. Complement activation during cardiopulmonary bypass: evidence for generation of C3a and C5a anaphylatoxins[J]. N Engl J Med, 1981, 304（9）:497–503.

[8]　Wachtfogel Y T, Kucich U, Greenplate J, et al. Human neutrophil degranulation during extracorporeal circulation[J]. Blood, 1987, 69（1）:324–330.

[9]　Edmunds L H Jr. Inflammatory response to cardiopulmonary bypass[J]. Ann Thorac Surg, 1998, 66（5 Suppl）:S12–S16. discussion S25–S28.

[10]　Levy J H, Tanaka K A. Inflammatory response to cardiopulmonary bypass[J]. Ann Thorac Surg, 2003, 75（2）:S715–S720.

[11]　Laffey J G, Boylan J F, Cheng D C. The systemic inflammatory response to cardiac surgery: implications for the anesthesiologist[J]. Anesthesiology, 2002, 97（1）:215–252.

[12]　Day J R, Taylor K M. The systemic inflammatory response syndrome and cardiopulmonary bypass[J]. Int J Surg, 2005, 3（2）:129–140.

[13]　Boehne M, Sasse M, Karch A, et al. Systemic inflammatory response syndrome after pediatric congenital heart surgery: incidence, risk factors, and clinical outcome[J]. J Card Surg, 2017, 32（2）:116–125.

[14]　Fransen E, Maessen J, Dentener M, et al. Systemic inflammation present in patients undergoing CABG without extracorporeal circulation[J]. Chest, 1998, 113（5）:1290–1295.

[15]　Zhang W R, Garg A X, Coca S G, et al. Plasma IL–6 and IL–10 concentrations predict AKI and long–term mortality in adults after cardiac surgery[J]. J Am Soc Nephrol, 2015, 26（12）:3123–3132.

[16]　Taylor K M. Brain damage during cardiopulmonary bypass[J]. Ann Thorac Surg, 1998, 65（4 Suppl）:S20–S26. discussion S27–S28.

[17]　Landis R C. 20 years on: is it time to redefine the systemic inflammatory response to cardiothoracic surgery?[J]. J Extra Corpor Technol, 2015, 47（1）:5–9.

[18]　MacCallum N S, Finney S J, Gordon S E, et al. Modified criteria for the systemic inflammatory response syndrome improves their utility following cardiac surgery[J]. Chest, 2014, 145（6）:1197–1203.

[19]　Squiccimarro E, Labriola C, Malvindi P G, et al. Prevalence and clinical impact of systemic inflammatory reaction after cardiac surgery[J]. J Cardiothorac Vasc Anesth, 2019, 33（6）:1682–1690.

[20] Dieleman J M, Peelen L M, Coulson T G, et al. Age and other periopera tive risk factors for postoperative systemic inflammatory response syndrome after cardiac surgery[J]. Br J Anaesth, 2017, 119（4）:637-644.

[21] Guvener M, Korun O, Demirturk O S. Risk factors for systemic inflammatory response after congenital cardiac surgery[J]. J Card Surg, 2015, 30（1）:92-96.

[22] Asimakopoulos G, Taylor K M. Effects of cardiopulmonary bypass on leukocyte and endothelial adhesion molecules[J]. Ann Thorac Surg, 1998, 66（6）:2135-2144.

[23] Hammon J W Jr, Vinten-Johansen J. Myocardial protection from surgical ischemic-reperfusion injury. Introduction[J]. Ann Thorac Surg, 1999, 68（5）:1897.

[24] Michalski M, Pagowska-Klimek I, Thiel S, et al. Factors involved in initiation and regulation of complement lectin pathway influence postoperative outcome after pediatric cardiac surgery involving cardiopulmonary bypass[J]. Sci Rep, 2019, 9（1）:2930.

[25] Kirklin J K, Westaby S, Blackstone E H, et al. Complement and the damaging effects of cardiopulmonary bypass[J]. J Thorac Cardiovasc Surg, 1983, 86（6）:845-857.

[26] Strüber M, Cremer J T, Gohrbandt B, et al. Human cytokine responses to coronary artery bypass grafting with and without cardiopulmonary bypass[J]. Ann Thorac Surg, 1999, 68（4）:1330-1335.

[27] Hsing C H, Hsieh M Y, Chen W Y, et al. Induction of interleukin-19 and interleukin-22 after cardiac surgery with cardiopulmonary bypass[J]. Ann Thorac Surg, 2006, 81（6）:2196-2201.

[28] Wan S, DeSmet J M, Barvais L, et al. Myocardium is a major source of proinflammatory cytokines in patients undergoing cardiopulmonary bypass[J]. J Thorac Cardiovasc Surg, 1996, 112（3）:806-811.

[29] Kotani N, Hashimoto H, Sessler D I, et al. Cardiopulmonary bypass produces greater pulmonary than systemic proinflammatory cytokines[J]. Anesth Analg, 2000, 90（5）:1039-1045.

[30] Aird W C. Endothelium as an organ system[J]. Crit Care Med, 2004, 32（5 Suppl）: S271-S279.

[31] Wolinsky H. A proposal linking clearance of circulating lipoproteins to tissue metabolic activity as a basis for understanding atherogenesis[J]. Circ Res, 1980, 47（3）:301-311.

[32] Aird W C. Endothelium and haemostasis[J]. Hamostaseologie, 2015, 35（1）:11-16.

[33] Lee W L, Slutsky A S. Sepsis and endothelial permeability[J]. N Engl J Med, 2010, 363（7）:689-691.

[34] Samankatiwat P, Samartzis I, Lertsithichai P, et al. Leucocyte depletion in cardiopulmonary

bypass: a comparison of four strategies[J]. Perfusion, 2003, 18（2）:95-105.

[35] Friedenberg W R, Myers W O, Plotka E D, et al. Platelet dysfunction associated with cardiopulmonary bypass[J]. Ann Thorac Surg, 1978, 25（4）:298-305.

[36] Ho L T S, Lenihan M, McVey M J, et al. The association between platelet dysfunction and adverse outcomes in cardiac surgical patients[J]. Anaesthesia, 2019, 74（9）:1130-1137.

[37] Czer L S, Bateman T M, Gray R J, et al. Treatment of severe platelet dysfunction and hemorrhage after cardiopulmonary bypass: reduction in blood product usage with desmopressin[J]. J Am Coll Cardiol, 1987, 9（5）:1139-1147.

[38] Weerasinghe A, Taylor K M. The platelet in cardiopulmonary bypass[J]. Ann Thorac Surg, 1998, 66（6）:2145-2152.

[39] Zilla P, Fasol R, Groscurth P, et al. Blood platelets in cardiopulmonary bypass operations. Recovery occurs after initial stimulation, rather than continual activation[J]. J Thorac Cardiovasc Surg, 1989, 97（3）:379-388.

[40] Lopez-Vilchez I, Diaz-Ricart M, White J G, et al. Serotonin enhances platelet procoagulant properties and their activation induced during platelet tissue factor uptake[J]. Cardiovasc Res, 2009, 84（2）:309-316.

[41] Wallach R, Karp R B, Reves J G, et al. Pathogenesis of paroxysmal hypertension developing during and after coronary bypass surgery: a study of hemodynamic and humoral factors[J]. Am J Cardiol, 1980, 46（4）:559-565.

[42] Taylor K M, Wright G S, Reid J M, et al. Comparative studies of pulsatile and nonpulsatile flow during cardiopulmonary bypass. Ⅱ. The effects on adrenal secretion of cortisol[J]. J Thorac Cardiovasc Surg, 1978, 75（4）:574-578.

[43] Uozumi T, Manabe H, Kawashima Y, et al. Plasma cortisol, corticosterone and non-protein-bound cortisol in extra-corporeal circulation[J]. Acta Endocrinol（Copenh）, 1972, 69（3）:517-525.

[44] Gaudino M, Di Castelnuovo A, Zamparelli R, et al. Genetic control of postoperative systemic inflammatory reaction and pulmonary and renal complications after coronary artery surgery[J]. J Thorac Cardiovasc Surg, 2003, 126（4）:1107-1112.

[45] Grunenfelder J, Umbehr M, Plass A, et al. Genetic polymorphisms of apolipoprotein E4 and tumor necrosis factor beta as predisposing factors for increased inflammatory cytokines after cardiopulmonary bypass[J]. J Thorac Cardiovasc Surg, 2004, 128（1）:92-97.

[46] Raja S G, Dreyfus G D. Modulation of systemic inflammatory response after cardiac surgery[J]. Asian Cardiovasc Thorac Ann, 2005, 13（4）:382-395.

[47] Lodge A J, Chai P J, Daggett C W, et al. Methylprednisolone reduces the inflammatory

response to cardiopulmonary bypass in neonatal piglets: timing of dose is important[J]. J Thorac Cardiovasc Surg, 1999, 117（3）:515-522.

[48] Malagon I, Onkenhout W, Klok M, et al. Dexamethasone reduces gut permeability in pediatric cardiac surgery[J]. J Thorac Cardiovasc Surg, 2005, 130（2）:265-271.

[49] Dieleman J M, Nierich A P, Rosseel P M, et al. Intraoperative high-dose dexamethasone for cardiac surgery: a randomized controlled trial[J]. JAMA, 2012, 308（17）:1761-1767.

[50] Whitlock R P, Devereaux P J, Teoh K H, et al. Methylprednisolone in patients undergoing cardiopulmonary bypass（SIRS）: a randomised, double-blind, placebo-controlled trial[J]. Lancet, 2015, 386（10000）:1243-1253.

[51] Keski-Nisula J, Pesonen E, Olkkola K T, et al. Methylprednisolone in neonatal cardiac surgery: reduced inflammation without improved clinical outcome[J]. Ann Thorac Surg, 2013, 95（6）:2126-2132.

[52] Royston D, Bidstrup B P, Taylor K M, et al. Effect of aprotinin on need for blood transfusion after repeat open-heart surgery[J]. Lancet, 1987, 2（8571）:1289-1291.

[53] Day J R, Landis R C, Taylor K M. Aprotinin and the protease-activated receptor 1 thrombin receptor: antithrombosis, inflammation, and stroke reduction[J]. Semin Cardiothorac Vasc Anesth, 2006, 10（2）:132-142.

[54] Lowson S M, Hassan H M, Rich G F. The effect of nitric oxide on platelets when delivered to the cardiopulmonary bypass circuit[J]. Anesth Analg, 1999, 89（6）:1360-1365.

[55] Mellgren K, Mellgren G, Lundin S, et al. Effect of nitric oxide gas on platelets during open heart operations[J]. Ann Thorac Surg, 1998, 65（5）:1335-1341.

[56] Checchia P A, Bronicki R A, Muenzer J T, et al. Nitric oxide delivery during cardiopulmonary bypass reduces postoperative morbidity in children—a randomized trial[J]. J Thorac Cardiovasc Surg, 2013, 146（3）:530-536.

[57] Westhuyzen J, Cochrane A D, Tesar P J, et al. Effect of preoperative supplementation with alpha-tocopherol and ascorbic acid on myocardial injury in patients undergoing cardiac operations[J]. J Thorac Cardiovasc Surg, 1997, 113（5）:942-948.

[58] Yau T M, Weisel R D, Mickle D A, et al. Vitamin E for coronary bypass operations. A prospective, double-blind, randomized trial[J]. J Thorac Cardiovasc Surg, 1994, 108（2）:302-310.

[59] Butterworth J, Legault C, Stump D A, et al. A randomized, blinded trial of the antioxidant pegorgotein: no reduction in neuropsychological deficits, inotropic drug support, or myocardial ischemia after coronary artery bypass surgery[J]. J Cardiothorac Vasc Anesth, 1999, 13（6）:690-694.

[60] Angstwurm M W, Schottdorf J, Schopohl J, et al. Selenium replacement in patients with severe systemic inflammatory response syndrome improves clinical outcome[J]. Crit Care Med, 1999, 27（9）:1807-1813.

[61] Quan Z F, Yang C, Li N, et al. Effect of glutamine on change in early postoperative intestinal permeability and its relation to systemic inflammatory response[J]. World J Gastroenterol, 2004, 10（13）:1992-1994.

[62] Kirschfink M. Controlling the complement system in inflammation[J]. Immunopharmacology, 1997, 38（1-2）:51-62.

[63] Verrier E D, Shernan S K, Taylor K M, et al. Terminal complement blockade with pexelizumab during coronary artery bypass graft surgery requiring cardiopulmonary bypass: a randomized trial[J]. JAMA, 2004, 291（19）:2319-2327.

[64] Miyamoto T, Ozaki S, Inui A, et al. C1 esterase inhibitor in pediatric cardiac surgery with cardiopulmonary bypass plays a vital role in activation of the complement system[J]. Heart Vessel, 2020, 35（1）:46-51.

[65] Rathmell J P, Prielipp R C, Butterworth J F, et al. A multicenter, randomized, blind comparison of amrinone with milrinone after elective cardiac surgery[J]. Anesth Analg, 1998, 86（4）:683-690.

[66] Schick M A, Wunder C, Wollborn J, et al. Phosphodiesterase-4 inhibition as a therapeutic approach to treat capillary leakage in systemic inflammation[J]. J Physiol, 2012, 590（11）:2693-2708.

[67] Takeuchi K, del Nido P J, Ibrahim A E, et al. Vesnarinone and amrinone reduce the systemic inflammatory response syndrome[J]. J Thorac Cardiovasc Surg, 1999, 117（2）: 375-382.

[68] Hayashida N, Tomoeda H, Oda T, et al. Inhibitory effect of milrinone on cytokine production after cardiopulmonary bypass[J]. Ann Thorac Surg, 1999, 68（5）:1661-1667.

[69] Bernard G R, Wheeler A P, Russell J A, et al. The effects of ibuprofen on the physiology and survival of patients with sepsis. The ibuprofen in sepsis study group[J]. N Engl J Med, 1997, 336（13）:912-918.

[70] Arons M M, Wheeler A P, Bernard G R, et al. Effects of ibuprofen on the physiology and survival of hypothermic sepsis. Ibuprofen in sepsis study group[J]. Crit Care Med, 1999, 27（4）:699-707.

[71] Otani S, Kuinose M, Murakami T, et al. Preoperative oral administration of pentoxifylline ameliorates respiratory index after cardiopulmonary bypass through decreased production of IL-6[J]. Acta Med Okayama, 2008, 62（2）:69-74.

[72] Staubach K H, Schröder J, Stüber F, et al. Effect of pentoxifylline in severe sepsis: results of a randomized, double-blind, placebo-controlled study[J]. Arch Surg, 1998, 133（1）:94-100.

[73] Lauterbach R, Pawlik D, Kowalczyk D, et al. Effect of the immunomodulating agent, pentoxifylline, in the treatment of sepsis in prematurely delivered infants: a placebo-controlled, double-blind trial[J]. Crit Care Med, 1999, 27（4）:807-814.

[74] Lauterbach R, Zembala M. Pentoxifylline reduces plasma tumour necrosis factor-alpha concentration in premature infants with sepsis[J]. Eur J Pediatr, 1996, 155（5）:404-409.

[75] Starck C T, Bettex D, Felix C, et al. Initial results of an optimized perfusion system[J]. Perfusion, 2013, 28（4）:292-297.

[76] Koster A, Böttcher W, Merkel F, et al. The more closed the bypass system the better: a pilot study on the effects of reduction of cardiotomy suction and passive venting on hemostatic activation during on-pump coronary artery bypass grafting[J]. Perfusion, 2005, 20（5）:285-288.

[77] Gott V L, Whiffen J D, Dutton R C. Heparin bonding on colloidal graphite surfaces[J]. Science, 1963, 142（3597）:1297-1298.

[78] Gott V L, Daggett R L. Serendipity and the development of heparin and carbon surfaces[J]. Ann Thorac Surg, 1999, 68（3 Suppl）:S19-S22.

[79] Mangoush O, Purkayastha S, Haj-Yahia S, et al. Heparin-bonded circuits versus nonheparin-bonded circuits: an evaluation of their effect on clinical outcomes[J]. Eur J Cardiothorac Surg, 2007, 31（6）:1058-1069.

[80] Koster A, Fischer T, Praus M, et al. Hemostatic activation and inflammatory response during cardiopulmonary bypass: impact of heparin management[J]. Anesthesiology, 2002, 97（4）:837-841.

[81] Treacher D F, Sabbato M, Brown K A, et al. The effects of leucodepletion in patients who develop the systemic inflammatory response syndrome following cardiopulmonary bypass[J]. Perfusion, 2001, 16 Suppl:67-73.

[82] Jaffer U, Wade R G, Gourlay T. Cytokines in the systemic inflammatory response syndrome: a review[J]. HSR Proc Intensive Care Cardiovasc Anesth, 2010, 2（3）:161-175.

[83] Naik S K, Knight A, Elliott M. A prospective randomized study of a modified technique of ultrafiltration during pediatric open-heart surgery[J]. Circulation, 1991, 84（5 Suppl）: III 422- III 431.

[84] Journois D, Pouard P, Greeley W J, et al. Hemofiltration during cardiopulmonary bypass in pediatric cardiac surgery. Effects on hemostasis, cytokines, and complement components[J].

Anesthesiology, 1994, 81（5）:1181-1189. discussion 26A-27A.

[85] Wang S, Palanzo D, Ündar A. Current ultrafiltration techniques before, during and after pediatric cardiopulmonary bypass procedures[J]. Perfusion, 2012, 27（5）:438-446.

[86] Grünenfelder J, Zünd G, Schoeberlein A, et al. Modified ultrafiltration lowers adhesion molecule and cytokine levels after cardiopulmonary bypass without clinical relevance in adults[J]. Eur J Cardiothorac Surg, 2000, 17（1）:77-83.

[87] Träger K, Fritzler D, Fischer G, et al. Treatment of post-cardiopulmonary bypass SIRS by hemoadsorption: a case series[J]. Int J Artif Organs, 2016, 39（3）:141-146.

[88] Parolari A, Alamanni F, Naliato M, et al. Adult cardiac surgery outcomes: role of the pump type[J]. Eur J Cardiothorac Surg, 2000, 18（5）:575-582.

[89] Steinbrueckner B E, Steigerwald U, Keller F, et al. Centrifugal and roller pumps—are there differences in coagulation and fibrinolysis during and after cardiopulmonary bypass?[J] .Heart Vessel, 1995, 10（1）:46-53.

[90] Moen O, Fosse E, Dregelid E, et al. Centrifugal pump and heparin coating improves cardiopulmonary bypass biocompatibility[J]. Ann Thorac Surg, 1996, 62（4）:1134-1140.

[91] Misoph M, Babin-Ebell J, Schwender S. A comparative evaluation of the effect of pump type and heparin-coated surfaces on platelets during cardiopulmonary bypass[J]. Thorac Cardiovasc Surg, 1997, 45（6）:302-306.

[92] Perttilä J, Salo M, Peltola O. Comparison of the effects of centrifugal versus roller pump on the immune response in open-heart surgery[J]. Perfusion, 1995, 10（4）:249-256.

[93] Ashraf S, Butler J, Tian Y, et al. Inflammatory mediators in adults undergoing cardiopulmonary bypass: comparison of centrifugal and roller pumps[J]. Ann Thorac Surg, 1998, 65（2）:480-484.

[94] Baufreton C, Intrator L, Jansen P G, et al. Inflammatory response to cardiopulmonary bypass using roller or centrifugal pumps[J]. Ann Thorac Surg, 1999, 67（4）:972-977.

[95] Orime Y, Shiono M, Hata H, et al. Cytokine and endothelial damage in pulsatile and nonpulsatile cardiopulmonary bypass[J]. Artif Organs, 1999, 23（6）:508-512.

[96] Watarida S, Mori A, Onoe M, et al. A clinical study on the effects of pulsatile cardiopulmonary bypass on the blood endotoxin levels[J]. J Thorac Cardiovasc Surg, 1994, 108（4）:620-625.

[97] Taggart D P, Sundaram S, McCartney C, et al. Endotoxemia, complement, and white blood cell activation in cardiac surgery: a randomized trial of laxatives and pulsatile perfusion[J]. Ann Thorac Surg, 1994, 57（2）:376-382.

[98] Bigelow W G, Lindsay W K, Greenwood W F. Hypothermia; its possible role in cardiac

surgery: an investigation of factors governing survival in dogs at low body temperatures[J]. Ann Surg, 1950, 132（5）:849-866.

[99] Martin D R, Scott D F, Downes G L, et al. Primary cause of unsuccessful liver and heart preservation: cold sensitivity of the ATPase system[J]. Ann Surg, 1972, 175（1）:111-117.

[100] McMurchie E J, Raison J K, Cairncross K D. Temperature-induced phase changes in membranes of heart: a contrast between the thermal response of poikilotherms and homeotherms[J]. Comp Biochem Physiol B, 1973, 44（4）:1017-1026.

[101] Russ C, Lee J C. Effect of hypothermia on myocardial metabolism[J]. Am J Phys, 1965, 208:1253-1258.

[102] Menasché P, Peynet J, Larivière J, et al. Does normothermia during cardiopulmonary bypass increase neutrophil-endothelium interactions?[J]. Circulation, 1994, 90（5 Pt 2）: II 275- II 279.

[103] Menaschè P, Peynet J, Haeffner-Cavaillon N, et al. Influence of temperature on neutrophil trafficking during clinical cardiopulmonary bypass[J]. Circulation, 1995, 92（9 Suppl）: II 334- II 340.

[104] Le Deist F, Menasché P, Kucharski C. Hypothermia during cardiopulmonary bypass delays but does not prevent neutrophil-endothelial cell adhesion. A clinical study[J]. Circulation, 1995, 92（9 Suppl）: II 354- II 358.

[105] Ohata T, Sawa Y, Kadoba K, et al. Role of nitric oxide in a temperature dependent regulation of systemic vascular resistance in cardiopulmonary bypass[J]. Eur J Cardiothorac Surg, 2000, 18（3）:342-347.

[106] Ulrich C, Harinck-de Weerd J E, Bakker N C, et al. Selective decontamination of the digestive tract with norfloxacin in the prevention of ICU-acquired infections: a prospective randomized study[J]. Intensive Care Med, 1989, 15（7）:424-431.

[107] Rocha L A, Martín M J, Pita S, et al. Prevention of nosocomial infection in critically ill patients by selective decontamination of the digestive tract. A randomized, double blind, placebo-controlled study[J]. Intensive Care Med, 1992, 18（7）:398-404.

[108] Nathens A B, Marshall J C. Selective decontamination of the digestive tract in surgical patients: a systematic review of the evidence[J]. Arch Surg, 1999, 134（2）:170-176.

第四章

成人心脏手术的基本步骤

缩写词

CPB：体外循环
SVC：上腔静脉
IVC：下腔静脉
RA：右心房
CABG：冠状动脉旁路移植术
MV：二尖瓣

学习目标

- 了解成人心脏手术操作的原则。
- 了解不同心脏手术的步骤。
- 了解动脉和静脉插管的区别。
- 了解拔除插管的步骤。
- 了解胸骨关闭技术的步骤。

简介

标准化的心脏手术常规切口对心脏手术的有效性至关重要，且在紧急情况下可以使外科医生迅速、准确地进行手术。大多数心脏手术是通过正中胸骨切开进行的，这通常是一个简单的手术步骤，但某些原则对于安全进入心脏至关重要。如今越来越多的患者需要二次、三次甚至四次胸骨切开手术。大多数心脏手术在体外循环（CPB）下进行，在此过程中，各大血管安全有效的插管和心脏的排气对 CPB 非常重要。有效、安全的胸骨关闭技术对于避免胸骨创面裂开或感染至关重要。

切口

正中胸骨切开

几乎所有心脏手术都采用中线切口（正中胸骨切开）。中线切口从胸骨上窝下方延伸至剑突。切开胸骨时必须严格沿中线进行。识别胸骨两侧的肋间隙以及沿胸骨边缘的肌肉纤维有助于确定胸骨中线。可以使用电刀在胸骨骨膜上标记胸骨中线。仅需在纤维层进行浅表标记，不需要在胸骨上做深度标记，因为这可能导致胸骨出血。

用剪刀切开剑突，右手食指从胸骨下面分离心包。此动作很重要，可确保心包位于胸骨切开平面以下。在将胸骨锯放在胸骨底端之前，应测试其是否正常工作。应牢固地握住胸骨锯，轻轻地向前推，同时切开胸骨。应保持胸骨锯座抬高，以便胸骨锯的锯齿抱住胸骨后壁。切开胸骨时，可将胸骨锯前后移动一两次，以释放可能被胸骨锯夹住而产生阻力的纵隔组织。

或者可以从上到下切开胸骨。在两侧胸骨边缘之间填塞中等大小的纱布，并用电凝止血。在胸骨骨髓上涂抹薄层骨蜡。

胸骨再次切开

胸骨再次切开手术前，外科医生必须评估胸骨再次切开可能发生灾难性出血的概率。这会影响在胸骨再次切开前是否进行外周血管插管建立 CPB 的决定。必须仔细研究胸部图像（胸部 X 线、CT 或 MRI），以识别胸骨中线的位置、胸骨后结构（大血管、右心室、冠状动脉旁路移植等）以及这些结构与胸骨的关系。

应准备即时使用的 6 单位红细胞。除颤电极片应在麻醉室完成放置，双侧股动脉应做标记，以备不时之需的紧急股动脉插管。

胸骨再次切开时，按标准外科方式进行胸骨皮肤切口和胸骨分离。去除之前的胸骨钢丝。我们通常不建议将胸骨钢丝留在原位以在胸骨再次切开时保护胸骨后结构，因为这不仅限制了损伤控制，还可能导致多个钢丝碎片伤及胸骨后结构。

在胸骨两侧肋软骨 2 ～ 3 cm 处各缝合三条粗丝线。助手在胸骨再次切开时提起粗丝线，尽量将胸骨与下方组织分离。从直接视野下提起剑突开始切开，分离胸骨约三分之一。然后要求麻醉医生将肺部充分通气至最高 30 cmH$_2$O 压力。此举扩大了胸骨与心脏之间的潜在胸骨后间隙，可减少损伤。此外，高压通气通过产生正压吸气，降低了静脉血流量和右心室尺寸。使用摆锯切开胸骨，切开胸骨时，将胸骨边缘分开，用平的器械（如胸骨锯座）固定，并用弯曲的剪刀剪开下方组织。在完全切开胸骨之前，保持肺部高压通气，为防止缺氧，可以与间歇正常通气交替进行。胸骨一旦完全切开，恢复标准通气。然后使用反手法或猫爪式牵开器提起胸骨后壁进一步切开两侧。继续切开直到胸骨完全分离并可以安全牵开。

心包切开

胸骨切开后，下部心包表面的脂肪可以用纱布沿着它的自然平面轻易推开，这可达到最少使用电凝和避免出血的目的。心包在中线向上打开至心包反折。主动脉心包反折上方的心包应该保留，以免削弱主动脉。

谨慎进行纵隔组织分离是再次心脏手术成功的基础。纵隔组织分离的主要目的是探查是否可以建立体外循环，以及是否能够游离出适当的主动脉阻断部位。再次心脏手术唯一的"黄金法则"是计划中必须解剖的部位才应该进行游离。对于接受再次心脏手术仅仅只换瓣膜或修复的患者，无须游离出心脏左侧，并且在存在大面积粘连时，不分离心包和右心房之间的粘连是可接受的。对于困难、高风险的再次心脏手术，尽早建立体外循环也可通过心脏减压便于进行纵隔游离。

如果胸骨骨质疏松或由于胸骨未沿中线切开导致骨折，可以切开 32Fr 胸腔引流管或静脉引流管的一半纵向置于胸骨上，在其上方放置牵开器叶片。这可以限制对胸骨的进一步损伤。

在胸骨边缘放干净纱布。用 Roberts 钳提起心包，将胸骨扩张器置于心包上固定。在此过程中应提醒麻醉医生，由于上腔静脉（SVC）和下腔静脉（IVC）扭曲，患者的血压可能会暂时下降。如果患者情况不稳定，则可以在不提起心包的情况下进行心包牵引缝合。一般来说，左心室功能不全患者的血压在提起心包时不会显著下降，因为这些患者的心脏充盈程度通常较高。左心室功能良好的患者在此期间血压通常会下降，但会迅速恢复。

有时可能需要在主动脉周围放置牵引带。为此必须分离主动脉，以确保将主动脉阻断钳放置在主动脉全直径上。通常在主动脉最弯曲向前的部位，结合锐性和钝性切开，分离主动脉与肺动脉。应平行于主动脉和肺动脉进行切开，以避免损伤大血管。肺动脉壁有时很薄，操作时必须小心以避免损伤。这种情况下的切开更应靠近主动脉。一旦发展出足够的分离面，以拇指和食指环绕主动脉横切面，以确保主动脉后壁也脱离组织。然后小心将 Semb 钳环绕主动脉后壁前进，其间保持与食指接触。抓住牵引带后将其拉回。

如果损伤肺动脉，建议立即建立 CPB 后进行修补，因为这样右心房和肺动脉可排空血液，便于回输血液以及在无血术野下进行修补。

插管

主动脉插管

尽可能在心包反折处选择主动脉插管位置，因为心包附着在主动脉前表面的部分比反折外侧的部分更适合插管。插管位置在无名动脉起源的近端。插管位点应稍偏左侧，以防止插管尖进入无名动脉。首先触诊主动脉以识别任何可能含动脉硬化斑块的区域，并避开这些区域。在心包反折处的主动脉上植入菱形缝线（图 4.1）。使用两根菱形缝线，

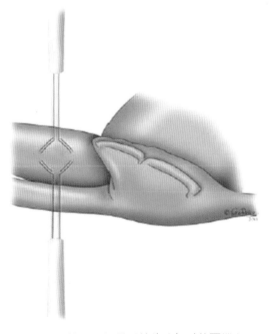

图 4.1 使用两根菱形缝线（相对的两端）

两端相对。内侧缝线通常从助手侧开始。缝线应通过主动脉中膜。如果缝线完全穿入主动脉腔，应将其除去并重新缝合。如果发生这种情况，必将形成血肿，应切开外膜以减压。

给予肝素后，切开缝线内的外膜。用 11 号刀片在缝线内制作足够长度和宽度的可控刺伤，然后用左手食指盖住刺伤，可以轻松地将主动脉插管滑入主动脉，且通常不会出血。如果使用弯头插管，应使其开口朝向主动脉弓远端。

主动脉切口应略小于主动脉插管的直径，以允许其轻松进入主动脉腔，插管后不漏液。主动脉插管时，收缩压应低于 100 mmHg，以避免主动脉夹层。

固定缝线套管，将插管系在其上。然后将主动脉插管连接至 CPB 管道，小心排气。

主动脉粥样硬化是围手术期主动脉夹层剥离和术后卒中的危险因素，因此对升主动脉的仔细评估至关重要。潜在的主动脉插管并发症包括插管壁间植入、插管周围持续出血、插管尖错位至逆行位置甚至跨主动脉瓣、与血管壁错位或进入主动脉弓血管、主动脉夹层或血肿以及 CPB 管道压力过高。

静脉插管

可在肝素化和主动脉插管前后放置静脉插管荷包缝线。这些荷包缝线的数量和部位取决于将使用的灌注技术。当使用单静脉插管时，仅需要右心耳荷包缝合（图 4.2a）。使用双静脉插管时，可直接插管 SVC 和 IVC（图 4.2b）。

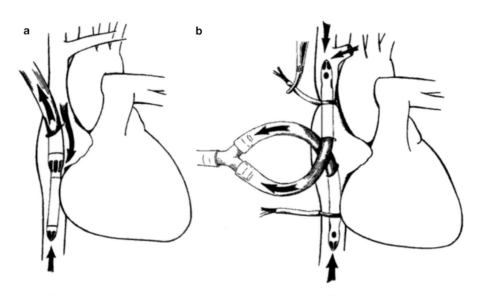

图 4.2　a. 单静脉插管；b. 双静脉插管

需要单静脉插管时，通常使用两阶段插管。右心房缝合形成"D"形荷包缝线，针距应短，深度应穿过心房肌全层。助手用 Duval 钳向内牵引右心房，外科医生用镊子夹持右心房。用 11 号刀片垂直切开右心房 2 cm。然后用剪刀或 Roberts 钳扩张此切口，直到切口与静脉插管大小相当，再在右心房插管。

如果需要双静脉插管，应分别插管 SVC 和 IVC。可通过右心房切口将 SVC 插管引导至 SVC，也可直接通过 SVC 切口插管。IVC 插管切口距 IVC 与右心房连接处约 2 cm。插入静脉插管后，每根插管尖端必须与静脉管壁平行，SVC 插管尖端朝上，IVC 插管尖端朝下，否则会损害静脉引流。

如果需要切开右心，应分离 SVC 和 IVC 并在其周围放置牵引带。分离 SVC 时，助手轻轻牵拉主动脉周围的牵引带，将其向左牵开，暴露 SVC 左侧的心包。此时心包刚好在右肺动脉上方。切开右肺动脉上方心包以在 SVC 周围形成切口。随后切开 SVC 右侧的心包。将一个直角钳从右到左绕到 SVC 后方，助手在其上放一条牵引带，取出直角钳完成套带。分离 IVC 时，钝性分开下腔静脉外侧壁层心包，轻轻游离心脏与 IVC 连接部。然后用右手中指和拇指轻松环绕 IVC，紧随其后通过此分离面环绕 Semb 钳，后退时抓住牵引带。CPB 转机后进行此步骤通常更容易。

当 IVC 暴露特别困难时，可先建立部分 CPB，然后显露 IVC、放置荷包缝线和套管并插管 IVC。

股动脉和股静脉插管

在一些情况下，通过外周血管插管建立 CPB 的动脉和静脉通路。CPB 的股动脉插管适用于胸骨再次切开时存在心脏或大血管损伤风险的情况（图 4.3），不适合直接升主动脉插管的手术以及某些急症情况。

在铺巾之前用笔标记这些定位点更容易。在腹股沟皱褶部位股动脉上方做切口，显露股动脉后，在计划插管部位动脉上下放置牵引带。插管部位应在股深动脉起源上方。可在计划插管部位上下放置血管钳。做 8 ～ 10 mm 动脉切口。然后插入股动脉插管，结扎牵引带固定插管。也可用类似方法进行股静脉插管。

股动脉插管的严重并发症是动脉壁夹层，

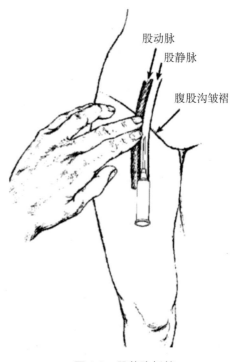

股动脉
股静脉

腹股沟皱褶

图 4.3 股静脉插管

其可能在经插管灌注血液后扩展至全部主动脉。插管时仔细操作非常重要，可减少动脉壁夹层的风险。特别是在有退行性动脉疾病的情况下，必须准确查看动脉内膜。将插管斜口朝向动脉后壁完整部位插入，直至血管钳闭锁点。

心脏减压

当心脏不再跳动或颤动时，血液可能回流到心室导致心室膨胀和回温。这可能对心脏未来的收缩功能有不利影响，并可能导致心肌缺血。这对右心室来说不是问题，因为其已经通过静脉插管排气。左心室可以通过右上肺静脉、肺动脉或左心室（不建议通过左心室排气进行心脏减压，因为与其他方式相比，左心室排气通道出血的风险更高）插管减压。

主动脉根部排气

在升主动脉将要用阻断钳阻断的近端，放置一根 4-0 聚丙烯荷包缝线。在冠状动脉旁路移植术（CABG）中，主动脉灌注针头置于其中一个近端吻合口。然后将 "Y" 形顺行心肌保护插管插入升主动脉。插管的一端连接心脏停搏液输注管，另一端连接 CPB 泵实现主动脉根部减压。

右上肺静脉排气

在右上肺静脉前壁放置一根荷包缝线。重要的是要通过右上肺静脉全层进行缝合，而不仅仅是通过心包。然后用 11 号刀片制作切口，用 Roberts 钳扩张此切口。在大多数情况下，使用长而软的弯头导管插入左心房，指向左心室。必须在心脏仍在跳动的情况下精确进行此操作，除非主动脉被阻断钳阻断，否则存在引入气体导致脑栓塞的可能性。插入左心排气管时，通过减少静脉引流来增加静脉压力，从而增加心脏中的血容量。

肺动脉排气

在肺动脉瓣下游肺动脉上水平切开。插入一个球形泵吸引头。此技术的左心排气和减压效果可能不佳。

左心尖排气

提起心脏，用 11 号刀片在左心室尖端做刺切。将一个球形泵吸引头放入其中。在手术结束时，用两侧各有毛毡垫片的 2-0 或 3-0 聚丙烯缝线做间断水平褥式缝合此切口。

排气

主动脉用阻断钳阻断后，将患者头部朝下 30°，松开 IVC 和 SVC 阻断用牵引带，灌注师填充右心，麻醉医生给肺脏充气。同时排气插管继续引流左心室，轻轻按摩心脏。打开主动脉根部排气吸引，通过顺行心脏停搏液灌注插管吸出一些气体。一旦排气令人满意，减少 CPB 流量，开放主动脉阻断钳，同时通过顺行心脏停搏液灌注插管保持根部吸引。经食管超声心动图有助于确定心内是否存在残留气体及其位置。

摇摆手术床、轻轻按摩心脏、晃动胸骨牵开器和使心脏正常泵血有利于有效排气。当超声心动图确认左心系统无气体后，可以将手术床恢复正常位置。可以拔除左心引流插管和主动脉根部心脏停搏液灌注插管。

停止 CPB 和拔除插管

在复温和排气过程中，将两根临时心室起搏导线缝置于右心室前部或下方心肌表面。植入心室起搏导线时应避免损伤冠状动静脉分支。有时需要两根心房起搏导线，用 5-0 缝线固定在右心房表面，保持充分间隔。

当患者体温达到 37℃时，逐渐减少灌注流量，直到右心房、左心房和主动脉压力足够后停止 CPB。拔除静脉插管，缓慢注入鱼精蛋白。然后在无鱼精蛋白反应的情况下打结缝线。使用 4-0 聚丙烯缝线缝合加固静脉插管部位。如果患者心功能严重受损，或进行了长时间或复杂的手术，应逐渐减缓 CPB，与外科医生、灌注师和麻醉医生保持不间断沟通。如果停止 CPB 后心脏功能不佳，应重新启动 CPB 以防左心室过度扩张或缺氧。当给予正性肌力药物支持，心功能恢复，达到血流动力学稳定后，可以逐渐减缓 CPB。

主动脉插管可以在完全肝素化时或注入鱼精蛋白后拔除。我们更喜欢在注入鱼精蛋白后拔除主动脉插管，因为如果伴有鱼精蛋白相关血管扩张引起的低血压，可以在此期间输注液体。有些外科医生更喜欢在给药前拔除主动脉插管，可以防止拔除主动脉插管前插管上可能形成的血栓。拔除主动脉插管时，收缩压应低于 120 mmHg，以免发生主动脉夹层。

拔除主动脉插管时，夹闭主动脉插管并牢固握住以防其脱离主动脉。切断固定缝线，再轻轻扎紧缝线以达到止血目的的同时拔除主动脉插管。拔除主动脉插管后，先打结内侧缝线（助手侧），后打结外侧缝线（外科医生侧）。最后用另外一根 4-0 或 3-0 聚丙烯缝线加固缝合。

放置胸腔引流管和关闭胸腔

通常在关闭胸腔前放置胸腔引流管。胸腔引流管的数量和类型取决于手术类型和外科医生的选择。我们通常选择性地为心功能不全和（或）接受二尖瓣和（或）三尖瓣手术的患者放置双侧胸腔引流管，因为此类患者术后容易出现胸腔积液。如果左侧胸腔开放，我们常规通过左侧胸腔与心包间的通道引流左胸腔和纵隔。

安全关闭胸腔至关重要，通常使用钢丝缝线。常用技术有单层胸骨关闭（图 4.4a）、单层胸骨周围关闭（图 4.4b）、"8"字形关闭（图 4.4c）等，或单间断缝合线技术或使用 Ethibond 缝线。

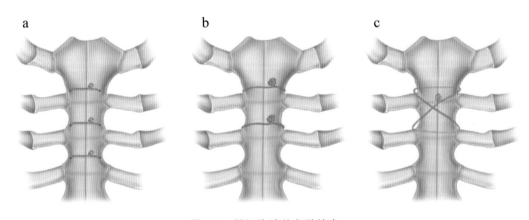

图 4.4　关闭胸腔的各种技术

以下技术（图 4.5）已在我们中心用于 2000 多个病例，效果极佳。

首先在胸骨下方放一块纱布，以防钢丝缝线插入时损害纵隔。至少应穿过 6 根钢丝缝线。钢丝缝线应环绕胸骨肋骨间隙通过，但在胸骨柄部必须穿过骨头（图 4.5a）。

环绕胸骨时，靠近胸骨很重要，以防损伤任何没有被获取的内乳动脉血管。将外科医生一侧的相邻钢丝缝线先缠绕在一起（图 4.5b）。

然后将助手一侧的相邻钢丝缝线也缠绕在一起。夹住钢丝缝线头端防止任何锐性损伤。助手将外科医生一侧的钢丝缝线收紧拉向己侧，以重新靠拢胸骨。两侧缠绕在一起的钢丝缝线互相缠绕（图 4.5c）。

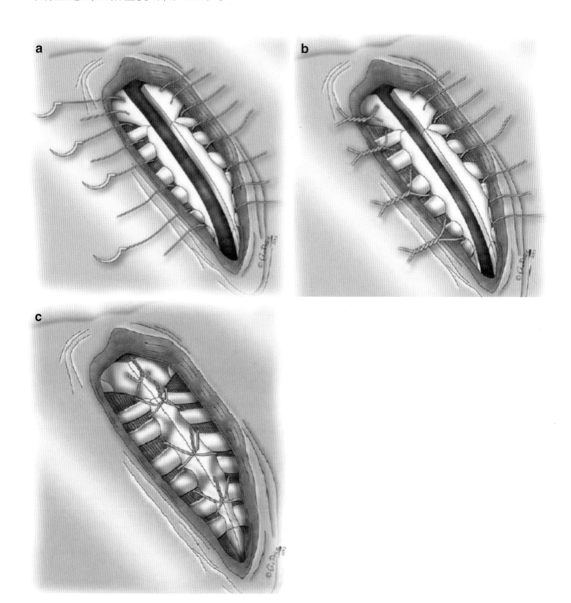

图 4.5　a. 将胸骨钢丝缝线穿过胸骨周围。b. 先缠绕外科医生一侧的钢丝缝线。c. 两侧缠绕在一起的
　　　　钢丝缝线互相缠绕。

使用钢丝扭紧器向上拉以消除胸骨下任何钢丝缝线松弛，扭转 2 ～ 3 次。弯曲钢丝缝线头端以嵌入骨膜。使用双层缝合技术缝合软组织——深层垂直缝合，表层水平缝合以确保创面愈合。

如果胸骨边缘较薄或碎裂，可以使用 Robiscek 胸骨关闭技术。将钢丝缝线垂直穿过一侧或两侧肋软骨前方和后方的肋间位置。这些垂直钢丝缝线可为胸骨提供额外强度，并可通过横向拉拢钢丝缝线关闭胸骨（图 4.6）。

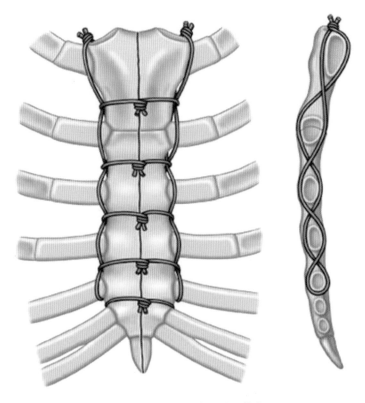

图 4.6　Robiscek 胸骨关闭技术

关键要点与陷阱

• 标准化的心脏手术常规切口对心脏手术的有效性至关重要，且在紧急情况下可以使外科医生迅速、准确地进行手术。

• 识别胸骨两侧的肋间隙以及沿胸骨边缘的肌肉纤维有助于确定胸骨中线。

• 用剪刀切开剑突，右手食指从胸骨下面分离心包。

• 胸骨再次切开手术中，仔细的纵隔切开至关重要，可减少风险。

• 肺动脉壁有时很薄，操作时必须小心以避免损伤。

• 至少应穿过 6 根钢丝缝线进行胸腔关闭。相邻钢丝缝线可缠绕在一起，然后将助手一侧的钢丝缝线拉紧进行相应缠绕以靠拢胸骨。

复习题

1. 中线切口从何处开始？（ ）

A. 胸骨锁骨上窝下方

B. 胸骨柄下方

C. 剑突

2. 心包如何从胸骨剑突下分离？（ ）

A. 一把剪刀

B. 右手食指

C. 止血钳

3. 胸骨再次切开的"黄金法则"是什么？（ ）

A. 仔细的纵隔分离

B. 仔细的纵隔切口

C. 仔细的纵隔切除

4. 一旦发展出足够的分离面，以拇指和食指环绕主动脉横切面，以确保主动脉后壁也脱离组织。在保持与食指接触的同时，使用什么钳环绕主动脉后壁？（ ）

A. Satinsky 钳

B. Lees 钳

C. Semb 钳

5. 根据我们中心使用的技术，胸骨关闭时钢丝缝合的最小数量是多少？（ ）

A. 5

B. 6

C. 7

（颜 涛 魏 翔）

参考文献

[1] Vo T X, Juanda N, Ngu J, et al. Development of a median sternotomy simulation model for

cardiac surgery training[J]. JTCVS Tech, 2020, 2:109–116.

[2]   Rupprecht L, Schopka S, Keyser A, et al. 25 years' experience with redo operations in cardiac surgery–third–time sternotomy procedures[J]. Thorac Cardiovasc Surg, 2022, 70（5）：377–383.

[3]   Yildiz Y, Ulukan M O, Erkanli K, et al. Preoperative arterial and venous cannulation in redo cardiac surgery: from the safety and cost–effectiveness points of view[J]. Braz J Cardiovasc Surg, 2020, 35（6）:927–933.

第五章

体外循环下冠状动脉旁路移植术

学习目标

- 当进行 CABG（冠状动脉旁路移植术）时需要考虑如下几个问题：
  （1）CABG 是不是该患者最佳的治疗选择？
  （2）哪些血管需要做旁路移植？
  （3）桥应该吻合在冠状动脉的哪些位置？
  （4）近端吻合口的位置（主动脉、"T"形或"Y"形桥上桥）？
  （5）是否需要同时做其他手术，增加的手术操作或器械是否干扰桥血管？
  （6）如何选择旁路移植物（左内乳动脉、双侧内乳动脉、大隐静脉、桡动脉和（或）其他材料）？
  （7）使用体外循环还是非体外循环？

介绍

冠状动脉旁路移植术（CABG）是一种外科干预措施，通过绕过严重狭窄或阻塞的血管来改善心肌血流，以帮助恢复心脏的正常功能。是否进行 CABG 取决于多个因素并由心外科团队来做出决定，包括患者的适应证以及 CABG 与其他方法相比是否是最佳选择。目前这通常须通过多学科讨论来确定。可以使用一个或多个血管作为旁路移植物，包括内乳动脉、桡动脉、大隐静脉等。

术前准备对所有手术来说都很关键。对患者的初步评估类似常规 CABG：详细询问病史，进行全面体格检查；然后进行血液检查、胸片、冠状动脉造影和心脏超声等检查，以更好地了解患者的基线情况和手术指征。此外，存在较高颈动脉疾病风险的患者应进行颈动脉超声检查。在复查这些信息并确认需要干预后，下一步是获取知情同意。

在进行 CABG 时，需要做出以下几项决定：

①需要旁路移植的冠状动脉。

②选择血管移植物（左内乳动脉（LIMA）、双侧内乳动脉、大隐静脉、桡动脉）。

③近端吻合口位置（主动脉、"T" 形或 "Y" 形移植物吻合在另外一个移植物上（桥上桥））。

④完成的方法（体外循环或非体外循环）。尽管非体外循环的 CABG 也是一种成熟的方法，目前大多数外科医生仍选择体外循环。

哪些冠状动脉需要进行移植

仔细检查冠状动脉造影，如果血管狭窄大于 70%（左主干狭窄大于 50%）或完全闭塞，且远端血管尺寸足够，直径通常大于或等于 1 mm，则需进行移植。应避免对仅有轻微或中度狭窄或非常小的血管进行移植，因为这会导致早期桥血管闭塞。

目标冠状动脉常通过术前血管造影确定，可提供病变的解剖学评估以及狭窄的血流动力学意义。然而，血流储备分数（FFR）也可以用于获得病变血管的功能评估，如比较狭窄血管与正常血管的最大血流量。一些研究已经调查了 CABG 术前使用 FFR 指导的功能评估价值，不过这种方法目前在 CABG 术前评估中还未广泛使用。瞬时无波形比值（iFR）与 FFR 类似，用于评估冠状动脉狭窄。目前关注重点越来越集中在 iFR 指导 CABG 的作用，以及 iFR 与常规评估之间的差异是否会对研究结果产生影响。

几项研究已经调查了 FFR 和生理指导在经皮冠状动脉介入（PCI）和 CABG 中的益处，但是探讨 iFR 作用的研究有限，特别是比较 iFR 指导和血管造影指导 CABG 的研究。iFR 是一个生理指标，通过计算远端与近端压力比值来评估冠状动脉狭窄的严重程度。iFR 的提出目的是使狭窄评估更快捷、更简单，从确认其基本特性和效度到探索其在临床实践中的潜在作用都已通过了一系列研究的测试。

在一项 109 例患者的回顾性研究中，Moscona 等人比较了 18 个月随访期间 iFR/FFR 指导 CABG 组与血管造影指导 CABG 组之间的手术和临床结果。在功能指导组（iFR/FFR），三支血管吻合和静脉移植率显著提高（$p < 0.05$），主要不良心血管事件（MACCE）或心绞痛发生率降低。因此他们得出结论，生理指导可以有效用于 CABG 完全血管重建，

并且可能影响所使用的血管重建方法。但是作为一项回顾性研究，这可能受到选择偏倚的影响，同时样本量在干预组之间是不平衡的。此外这项研究没有区分 iFR 和 FFR 指导后的结果，限制了对 iFR 在改善 CABG 结果方面的特定作用的理解。

Wada 等人回顾性分析了 CABG 术后 1 年 iFR 和 FFR 阳性及阴性值以及随后的移植失败。发现即使 FFR 阳性，如果血管 iFR 阴性，移植失败的可能性要大于血管 iFR 阳性的可能性。这表明 iFR 可能是对 CABG 有用的一个预后标志。尽管作为一项回顾性研究，这些发现可能受到偏倚的影响，但 iFR 和 FFR 测量要求之间明显的不同也表明，iFR 在指导 CABG 中可能起积极作用。由于冠状动脉疾病（CAD）和狭窄严重程度的准确评估决定 CABG 结果，我们下面探讨了 iFR 与 FFR 之间的区别，以了解 iFR 指导如何帮助 CABG。

冠状动脉吻合位置

理想情况下，吻合应该紧邻病变远端，但取决于冠状动脉的质量、大小和暴露的难度。冠状动脉吻合位置应病变轻微，应避免高度钙化区。可以在冠状动脉暴露极端困难的情况下进行内膜剥脱术（endarterectomy），但是远期效果并不理想。

选择血管移植物

传统上，左内乳动脉用于左前降支，大隐静脉用于其他冠状动脉。使用右内乳动脉和双侧内乳动脉可改善长期存活率，尤其是在年轻、非糖尿病患者人群中已被广泛证明。使用桡动脉作为第三支旁路移植物进行全动脉化血管重建的益处已被证明有非常好的 4 年通畅率。一些中心发布报告称，桡动脉移植物与大隐静脉移植物的 1 年通畅率没有显著差异。

除上述血管移植物外，也可选择胃右动脉、小隐静脉、腹壁下动脉和头静脉。

获取左内乳动脉

使用内乳动脉作为旁路移植物进行 CABG 已成为标准实践，已被证明具有优异的长期通畅率，并能提高存活率。但是对于不稳定的急症患者，内乳动脉并不适合，因为对这类患者需要尽量缩短手术时间，恢复心肌再灌注是首要任务。对于高龄的患者，缩短手术时间以降低死亡率和并发症发病率非常重要，因此也不建议获取内乳动脉。内乳动脉可以获取为附有两条静脉的带蒂内乳动脉或骨骼化内乳动脉。

获取带蒂内乳动脉

在内乳动脉远端开始切口，烧灼功率设置为全功率的 30%。使用电刀烧灼切开内乳动脉内侧约 0.5 cm 的筋膜，切口与内乳动脉及其静脉平行。继续向头侧切开约 1 英寸（约 2.54 cm），保持平行于内乳动脉及其静脉。一旦形成切口平面，则向下拉开筋膜，使用烧灼刀片钝性分离内乳动脉及其两侧静脉与胸壁筋膜。将所有内乳动脉分支在动脉侧夹闭，在胸壁一侧进行烧灼。内乳动脉远端用缝线结扎并分离，内乳动脉上要保留足够长度的线结，轻轻拉动缝线，向头侧牵拉内乳动脉。使用点状烧灼，功率设置为 30 W，继续切开内乳动脉及其静脉两侧的筋膜，这可以从上方游离内乳动脉及其静脉。用电刀靠近胸壁烧灼切除内乳动脉分支。采集内乳动脉及其静脉通过第一内乳动脉分支之上，直至靠近与锁骨下动脉的连接处。此时带蒂内乳动脉应该可以在胸腔内游离。然后将内乳动脉置于湿纱布上，"喷洒"罂粟碱（papaverine），夹闭所有分支。使用此技术获取内乳动脉通常只需要 5 ～ 10 min。这是一种安全的技术，在获取过程中与内乳动脉的接触最少。这种技术的关键是在解剖内乳动脉及其静脉时要找到游离筋膜的正确平面。

采集内乳动脉的一种更常规的方法是不切断远端直到最后游离全段。最初在远端沿内乳动脉及其静脉平行切开筋膜约 1 英寸，然后使用钝性分离从胸壁上游离出静脉和内乳动脉。将所有内乳动脉分支在动脉侧夹闭，在胸壁侧用电刀烧灼切除。这种技术的缺点是在钝性分离过程中，烧灼刀片与内乳动脉的接触较多，会增加损伤内乳动脉的风险。此外，这种技术获取内乳动脉的速度也更慢。

获取骨骼化内乳动脉

可以采集骨骼化内乳动脉，即仅仅只采集内乳动脉，不包括其两侧的静脉和筋膜。首先用电刀在内乳动脉及其静脉内侧约 0.5 cm 处平行切开筋膜约 1 英寸。然后向下及外侧牵拉筋膜切口，向上推动静脉，使其仍连接在胸壁上，但使内乳动脉离开胸壁。将内乳动脉分支在动脉侧和胸壁侧夹闭，用剪刀切断。继续沿内乳动脉全长切开。这种获取内乳动脉的方法更具挑战性，并且会增加损伤内乳动脉的风险。其优点是内乳动脉长度增加，并可保留胸骨的血供，这可能降低肥胖糖尿病患者的伤口感染风险，特别是如果同时获取了右内乳动脉。弯头镊在游离获取内乳动脉期间很有用。

获取桡动脉

在获取桡动脉之前，重要的是在手术前进行艾伦试验（Allen's test），以确保尺动脉有充足的血供。桡动脉始终以其两侧静脉带蒂采集。桡动脉极易产生血管痉挛，因此应尽量减少接触。应通过夹持桡动脉两侧静脉牵拉桡动脉，不要直接夹持桡动脉。早期曾有人试图骨骼化获取桡动脉，结果出现血管痉挛导致早期闭塞。

定位桡动脉近端和远端的脉搏搏动，在桡动脉远端搏动位置开始切皮，即腕部皮褶近端，然后向桡动脉近端延伸，至发出桡动脉分支处，沿肱桡肌内侧，直到肘部皮褶结束。切开脂肪，然后是与桡动脉分支相连的旋前肌和桡侧腕屈肌的筋膜。一旦切断此筋膜，桡动脉就很容易看到，并且位于较为松弛的结缔组织内。然后通过桡动脉两侧的静脉抓住桡动脉。将所有分支在桡动脉侧夹闭，在手臂侧烧灼切除。根据所需血管长度的不同，可以解剖桡动脉直到其与肱动脉的连接处，即尺动脉起源处之前。一旦完全游离桡动脉，在中远端动脉放置哈巴狗夹（bulldog clamp），最后一次确认钳夹远端仍有逆行桡动脉搏动后切断桡动脉（图 5.1）。

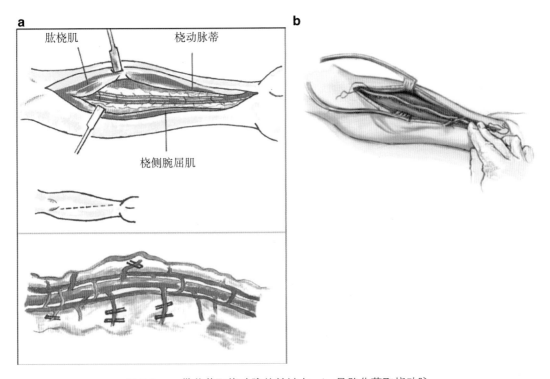

图 5.1　a. 带蒂获取桡动脉的关键点；b. 骨骼化获取桡动脉

使用腔镜采集桡动脉技术近年来越来越流行。目前有两种腔镜采集系统：开放系统和封闭系统。开放系统使用专门的牵开器进行腔镜暴露。封闭系统以受控的压力输送 CO_2 以辅助清晰视野，用特殊的气囊封闭镜头插入部位的创面以免漏气（图 5.2）。

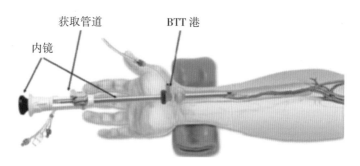

图 5.2　使用腔镜采集桡动脉

获取大隐静脉

大隐静脉通常从踝部开始获取，然后向上延伸。在内踝上方确定大隐静脉。切开大隐静脉上方的皮肤，从包裹的筋膜中分离静脉，结扎然后切断所有分支。根据所需移植物的长度，可以采集整个静脉直到腹股沟。

我们通常使用间断小切口皮桥技术（skin bridge technique）。这可以更好地闭合创面，减少皮肤缘的缺血改变，降低感染率，特别适用于更易出现创面愈合不良的糖尿病患者或周围血管疾病患者（图 5.3）。

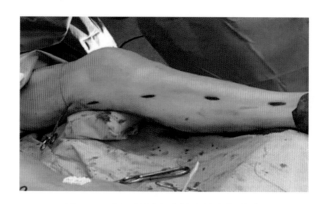

图 5.3　获取长段大隐静脉的皮桥技术

剥脱器也可以用来减少腿部皮肤切口的长度，从而减少创面感染和恢复时间。切口通常从腹股沟开始，并在腹股沟处结扎静脉后切断大隐静脉，保留一定长度的缝线打结，与大隐静脉相连。通过钝性剥离，游离静脉周围的组织，并游离大隐静脉。然后将静脉植入剥脱器，向远端推进直到遇到一定阻力，此处为大隐静脉分支的位置。然后在剥脱器末端上方的皮肤上做一个 1 cm 长的切口。通过此切口取出静脉，结扎并切断分支，再通过此切口将剥脱器放回皮下，进一步向远端推进。使用剥脱器需要相当的经验。如果用力过猛，特别是遇到阻力时，可能会导致分支从静脉被拽掉，导致静脉无法使用。如果用力过大也会造成显著创伤。

使用腔镜采集大隐静脉与使用剥脱器非常相似，通常从膝部，有时从腹股沟开始。使用腔镜可以直视观察静脉及其分支，因此可以最大限度地减少静脉损伤。仅需两个切口：一个在近端，另一个在远端（图5.4）。

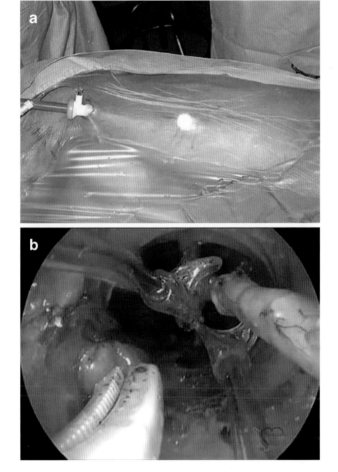

图5.4 a.腔镜取长段大隐静脉外面观；b.腔镜取长段大隐静脉内面观

体外循环下冠状动脉旁路移植术步骤

正中切开胸骨并获取左内乳动脉后，双侧提起心包，充分暴露心脏。为建立体外循环进行升主动脉和右心房插管。在启动体外循环之前，应准备好血管并检查。一旦启动体外循环，应确定目标血管，如有需要可以用 11 号或 15 号刀片标记。阻断升主动脉，给予顺行灌注冷心脏停搏液，每 15 ～ 20 min 重复 1 次。对于严重左主干近端狭窄的患者，可以使用逆行灌注心脏停搏液。另一个选择是使用阻断诱颤技术来完成手术而不用心脏停搏液，施行这种技术时，每个吻合口完成时限是 10 min，在远端吻合口完成后，松开主动脉阻断钳，再完成近端吻合口。

在启动体外循环之前准备好左内乳动脉和长段大隐静脉移植物。切断左内乳动脉远端，近端放置柔软的哈巴狗夹以阻断血流。用蚊式钳将左内乳动脉固定在胸骨切口左上缘。使用 Potts 剪在左内乳动脉远端垂直切开，形成"V"形开口。助手使用精细镊子在远端阻断长的大隐静脉，用剪刀斜切近端后再剪出"V"形开口。

总的吻合原则是先进行右冠状动脉吻合，随后进行左冠状动脉吻合，最后进行左内乳动脉到左前降支吻合。如果右冠状动脉吻合口处被阻塞，可在完成吻合后通过静脉桥灌注心脏停搏液。在心脏的后面放置一些小的湿纱布或者大的纱布垫将心脏"拉"出来，并完成吻合。可以在血管切口近端和远端放置缝线，来保证切口位置的无血术野。还可以使用固定线绕过心脏来固定心脏，提供良好的术野暴露。一旦心脏的位置满意，可用皮管钳在缝线末端固定，使用另一个直钳通过皮管钳的一个孔洞悬吊固定在患者的体侧，从而将心脏固定在所需要的位置。

吻合右冠状动脉后降支（PDA）时的心脏位置

为显露右冠状动脉后降支，需要抬高心脏，在心脏的后面放 4 块小纱布或 1 块大纱布。向右肩方向牵拉大纱布头牵引心脏以显露后降支，大纱布头一端位于 2 点方向，另一端位于 8 点方向。可以在靶血管拟切开部位近端和远端缝合 2-0 Ethibond 缝线。用皮管钳夹住线尾，一端朝向右肩，另一端朝向左肩。直钳穿过皮管钳的一个孔洞夹住铺巾，悬挂在患者两侧以稳定心脏并保持无血术野。

吻合回旋远端钝缘支（OM）冠状动脉时的心脏位置

显露回旋远端钝缘支的心脏位置要比冠状动脉后降支更具挑战性，完成回旋远端钝缘支吻合的心脏位置有多种选择。心脏需要牵拉起来，在大头朝下的心脏后面放 4 块小纱布，手术床摇向术者一侧，以获得更好的视野显露。另一种选择是放 4 块小纱布或 2 块大纱布，将心脏转向术者，并在目标吻合位置的近端和远端缝合 2-0 Ethibond 缝线，将近端朝向助手，远端朝向术者一侧，以固定心脏的位置。

左前降支及对角支吻合时的心脏位置

为定位显露左前降支，可以在心脏后面放 4 块小纱布或 1 块大纱布。如有必要可以使用同样的原则缝合 2-0 Ethibond 缝线进行固定。如果需要吻合对角支，则可以在分叉前左前降支近端缝合一针 2-0 Ethibond 缝线，并在吻合位点对角支远端缝合另一针。

进行冠状动脉切开

在确认冠状动脉后，分离脂肪和筋膜。可以用 11 号或 15 号刀片进行切开。要注意应于血管长轴中央切开。如果有过多组织或脂肪，可以用脂肪牵开器或 5-0 聚丙烯缝线缝合牵拉进行充分暴露。在进行切开前，外科医生和助手用精细镊子仔细提起每一侧组织，然后进行切开。用前向和后向角度 Potts 剪扩大吻合口。

进行远端吻合

有几种方法可以进行远端冠状动脉吻合。基本原则是保持缝针从外面进入移植物并从冠状动脉血管内部穿出。通常使用 8-0 或 7-0 聚丙烯缝线进行吻合，尤其是对于左前降支吻合，其他吻合使用 7-0 缝线。以这种方式缝合 3～5 针后，轻轻带动两端缝线，使移植物下落于冠状动脉上，然后根据外科医生的习惯采用正手或反手持续缝合。基本原则是进入移植物和冠状动脉的所有缝针均单独完成，以确保良好的冠状动脉暴露。进入移植物或冠状动脉的针不必太深，并且始终注意不要缝到冠状动脉后壁。强调移植物和冠状动脉吻合端的精确匹配，两头在吻合端足跟和足趾缝合时，所有缝针均应仔细单独完成，以避免任何吻合口狭窄。

在小直径的冠状动脉中，一种安全的技术是在缝合吻合端足跟和足趾前，在冠状动脉内置入 1 mm 探针，以确保不会无意中缝到血管后壁。完成吻合后，可以用冷心脏停搏液或生理盐水冲洗静脉移植物，如果是左前降支，可以松开哈巴狗夹观察冠状动脉的血流及吻合口周围是否有渗漏。

左内乳动脉过短或肺部过度充气的情况

左内乳动脉长度不足或由于肺部疾病导致肺过度充气的时候会出现状况。体外循环结束后一旦肺完全充满，则显得尤为明显。在这种情况下，为避免左内乳动脉与左前降支之间吻合口受张力牵拉，可以将心包上缘固定在左胸壁（图 5.5）。

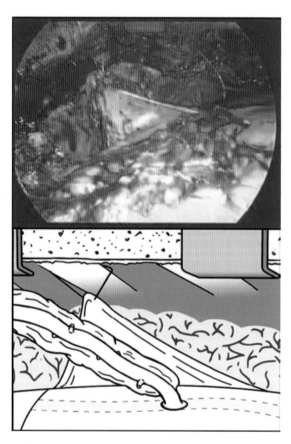

图 5.5　固定左侧心包到胸壁上以便减少或避免左内乳动脉到左前降支吻合口的张力（获得复制许可，Chan 等）

在心包上做一个垂直切口，形成一个短的上切缘和一个与剩余心包相连的下切缘。向下外侧牵拉心包切口下切缘，与肋软骨缝合并尽可能靠外侧、尾侧（约比原位置低 2 个肋间隙，稍靠近于左内乳动脉采集部位的外侧边缘），使用 2-0 Ethibond 缝线固定。这种操作可以使心脏向胸腔前壁及尾侧移动，从而减小左内乳动脉与左前降支之间吻合的张力。

进行近端吻合

有几种技术来完成近端吻合。可以在完成所有远端吻合后进行近端吻合，也可以采用单次主动脉阻断技术，即每完成一个远端吻合后立即进行近端吻合。在完成所有远端吻合后，在取出主动脉根部插管之前用带肝素的血液或生理盐水灌注静脉移植物来测量长度。充盈心脏，测量静脉移植物，确保静脉移植物不扭曲也不受张力。将左侧移植物置于肺动脉上方。右侧移植物置于右心房插管前或后。

进行测量后，拔除体外循环灌注插管，根据近端吻合的数量选择不同大小的侧壁钳钳夹。我们更偏爱大的侧壁钳，可在一次钳夹中完成所有吻合。切除升主动脉上的脂肪，用 11 号刀片切一个小切口，用 3.5 ~ 4 mm 的打孔器扩大。然后成 45° 角切断静脉以扩大静脉开口至与主动脉切口相同大小，用哈巴狗夹夹闭。然后以类似远端冠状动脉吻合的方式进行吻合，遵循吻合的一般原则。确保安全吻合的一种方法是使静脉边缘覆盖主动脉表面 1 ~ 2 mm，并在主动脉上进行边距较深缝合，并要求边距和针距间隔均匀。

移植物和主动脉切口之间可能存在大小不匹配的情况，这常见于桡动脉移植物或游离内乳动脉移植物（图 5.6a）。在这种情况下重要的是在不损害吻合口或不影响通过桥血管的血流的情况下止血。如果吻合周围存在广泛出血或渗血，可以另外缝合一针（6-0 聚丙烯缝线）作为独立的连续荷包缝合，围绕主动脉切口收紧缝线，距吻合口边缘约 5 mm。然后要求灌注师或麻醉医生降低血压，拉紧缝线，以均匀的方式减小主动脉切口，从而使出血或渗血停止（图 5.6b）。

关键要点和陷阱

• 如果血管狭窄超过 70%（左主干狭窄超过 50%）或完全闭塞，建议进行移植，前提是远端血管直径合理（通常不低于 1 mm）。

• 传统上，左内乳动脉用于左前降支，大隐静脉用于其他冠状动脉。

• 阻断升主动脉，顺行灌注冷心脏停搏液，每 15 ~ 20 min 重复 1 次。

- 用Potts剪切开左内乳动脉远端，形成"V"形开口。
- 固定心脏以吻合回旋远端钝缘支冠状动脉较吻合后降支时略微复杂。

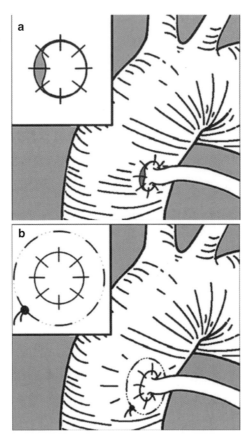

图5.6　a. 吻合口尺寸不匹配导致出血（复制许可，Jarral 等）；b. 收紧围绕主动脉切口的荷包缩小切口（复制许可，Jarral 等）

复习题

1. 有颈动脉疾病高风险因素患者应进行下列哪一项检查？（　　　）

A. 心脏超声检查

B. 颈动脉多普勒超声检查

C. 颈动脉血管成像

2. 传统手术中下列哪一种移植物用于左前降支再血管化？（　　　）

A. 左内乳动脉

B. 大隐静脉

C. 桡动脉

3. 采集内乳动脉及伴行静脉，通过内乳动脉第一分支直到其与锁骨下动脉交界部位
（　　　）。

A. 非常邻近

B. 抵达

C. 半路

4. 冠状动脉切开通常使用（　　　）。

A. 11 号或 14 号刀片

B. 9 号或 15 号刀片

C. 11 号或 15 号刀片

5. 左前降支吻合需要使用哪一种缝线？（　　　）

A. 7-0 或 8-0 聚丙烯缝线

B. 4-0 或 5-0 聚丙烯缝线

C. 5-0 或 6-0 聚丙烯缝线

（张卫达　林　曦）

参考文献

[1] Wada T, Shiono Y, Higashioka D, et al. Impact of instan taneous wave-free ratio on graft failure after coro nary artery bypass graft surgery[J]. European Heart J, 2019, 40（Supplement_1）.

[2] Jarral O A, Jarral R A, Chan K M J, et al. Use of a purse string suture in proximal coronary anastomosis to reduce size mismatch between conduit and aortot omy[J]. Ann R Coll Surg Engl, 2011, 93（5）:415-416.

[3] Chan K M J, Jarral O A, Jarral R A, et al. Avoiding tension in the left internal mammary artery to left anterior descending coronary artery anastomosis during coronary artery bypass surgery[J]. Ann R Coll Surg Engl, 2013, 95（1）:73-81.

[4] Götberg M, Cook C M, Sen S, et al. The Evolving Future of Instantaneous Wave-Free Ratio and Fractional Flow Reserve[J]. J Am College Cardiol, 2017, 70（11）:1379-1402.

[5] Moscona J C, Stencel J D, Milligan G, et al. Physiologic assessment of moderate coronary lesions: a step towards complete revascularization in coronary artery bypass grafting[J]. Ann Transl Med, 2018, 6（15）:300.

第六章

非体外循环冠状动脉旁路移植术

简介

非体外循环冠状动脉旁路移植术（CABG）是在不使用体外循环机器的情况下进行的手术，该术式主要在 20 世纪 90 年代初得到发展。非体外循环手术不仅仅因为其费用较低，更是因为人们认识到它能够降低与体外循环手术相关的不良临床结果的风险而迅速成为许多外科医生的选择。由于非体外循环手术避免了体外循环，它可以预防与体外循环相关的全身炎症反应和血液凝固功能受损。然而，由于心脏在整个手术过程中保持跳动，这种手术在技术上可能更具挑战性。因此，许多外科医生还是更喜欢体外循环下 CABG，因为它提供了一个静止的手术区域，术中可以更好地控制血流动力学和呼吸。

尽管技术在发展，我们对炎症和凝血的理解也在不断提升，但关于非体外循环手术的使用仍存在很多争议。文献中有强有力的证据（包括 NICE 指南）表明经验丰富的外科医生进行的非体外循环手术的死亡率、卒中和心肌梗死的风险与体外循环手术相当。事实上，一些研究者认为非体外循环手术中卒中的发生率显著降低；然而，由于对早期血管重建的担忧，一些人仍对非体外循环手术持有争议。此外，一些数据表明接受体外循环下 CABG 的患者具有更长的生存期。目前，非体外循环 CABG 的适应证包括主动脉严重粥样硬化或严重钙化的患者。

非体外循环 CABG 是一种广泛使用的侵入性方法，一般用于主动脉疾病、慢性肺病患者以及体外循环下并发症发生风险更高的患者，如肾功能不全者。非体外循环手术的好处在于避免了阻断时间，且心肌梗死、主动脉夹层、肺栓塞、心房损伤和心律失常的发生率较低。由于没有体外循环插管引起的凝血异常和炎症激活，非体外循环 CABG 具有术中出血较少和因此较少输血的优势。总体来说，与体外循环下 CABG 相比，非体外循环 CABG 更具成本效益。然而非体外循环 CABG 也面临许多挑战、障碍和困难：这种手术需要技能非常熟练的外科医生且需具有更多的技术知识，因为吻合口（术野）出血、血管重建不完善和心肌缺血的风险增加了；心脏跳动限制了外科医生从不同部位显露目标心肌的入路，因为不是所有冠状动脉都可以通过这种技术很好地显露；由于缺乏心脏停搏液，患者更有可能出现心肌梗死；进行非体外循环 CABG 时移植物失败的可能性更大。心胸外科团队要实施非体外循环 CABG，适当的患者选择、个体化的移植策略、团队成员的培训以及循序渐进的临床经验至关重要。非体外循环 CABG 的学习曲线被认为在 50～75 例，熟练掌握该技术的标志通常为 1%～2% 的体外循环转换率。

Akhrass 和 Bakaeen 支持体外循环下 CABG，仅在主动脉钙化明显或存在体外循环高危的情况下采用非体外循环 CABG。围绕该主题发表的研究未能提供支持非体外循环 CABG 优势的证据，相反，提出了与体外循环下 CABG 相比不能完全再血管化数量增加导致次优结果的担忧，以及当手术由无经验外科医生执行时更高的远期死亡率。尽管如前所述，非体外循环 CABG 适用于主动脉钙化明显或体外循环高危患者组。

已经熟练使用非体外循环 CABG 的外科医生可以实施多支动脉移植，并继续他们的非体外循环 CABG 实践；然而已经习惯使用体外循环下 CABG 的外科医生在日常临床实践中再次改变之前，应先提高多支动脉移植手术的熟练程度。

全部病变血管重建（TLR）

进行全动脉非体外循环 CABG 可减少并发症和再干预需要，以及提供更好的远期生存率。到目前为止发表的经验证实了这一假设。全动脉非体外循环 CABG 概念的延伸是全动脉不接触主动脉的非体外循环 CABG。与传统 CABG 和涉及主动脉操作的非体外循环 CABG 相比，这种策略通过避免主动脉操作显著降低了神经系统并发症风险，并使卒中发生率与经皮冠状动脉介入的发生率相当。全动脉不接触主动脉的非体外循环 CABG 可以通过仅使用原位双侧内乳动脉（BIMA），或原位 BIMA 和右胃动脉的组合，或使用 BIMA 和桡动脉的组合移植物（"T"形移植物和组合延长移植物）来实现。

术前注意事项

术前注意事项与简介部分中提到的相同。

应采取措施尽量减少术中低温和血流动力学衰竭的并发症。防止术中低温的策略：使用升温垫或加热毯、使用流体加热器以及确保手术室温度调节良好。手术过程中需要进行心脏定位和操作，这可能导致血流动力学受到影响。麻醉医生应定期监测患者血压和心率等生命体征，通过药物（如血管加压剂）、液体或暂时的心包起搏对任何衰竭做出反应。毫无疑问，外科医生和麻醉医生之间的良好沟通是手术成功的关键。

不使用体外循环的准备应涉及多学科方法。患者情况应进行简短讨论，以确保提供适当的设备，如 CO_2 吹雾管、稳定器、合适的冠状动脉分流栓和血液回收机。

手术技术

切口和抗凝

大多数情况下进行传统的正中胸骨切开。根据传统 CABG 步骤获取所有血管，但必须注意确保获取尽可能长的左内乳动脉（LIMA），以避免在左前降支吻合后抬高心脏时过度拉伸（图 6.1）。

获取血管并在冠状动脉吻合前，给予 100 U/kg 的普通肝素以实现激活全血凝血时间（ACT）> 300 s。应每 30 min 监测 1 次 ACT，必要时补充肝素。安装体外循环管道但不预充，灌注师应在手术室随时待命直到手术结束。

显露和稳定

正确的定位和稳定对于非体外循环 CABG 的成功至关重要，因为它可实现最佳的吻合缝合技术。为了定位心脏、充分显露目标冠状动脉并防止血流动力学受到严重影响，可使用不同的技术和辅助设备，如心包缝线、稳定装置和血管内分流栓。

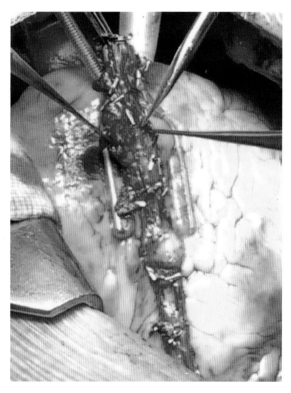

图 6.1　获取尽可能长的左内乳动脉

缝线

放置深部心包缝线让心包隆起呈脊状在底部支撑心脏侧壁，并使心尖呈向上翘起位置，这是通过在左膈神经后面和肺静脉前面放置 1～2 根 2-0 缝线完成的。再将另 1 根缝线置于左心房后斜窦，最后 1 根可置于下腔静脉左后方。

这些深部缝线可能会损伤隐藏在其后面的结构，因此拉起该部位壁层心包非常重要，用 Robert 钳拉起心包避免损伤心包后结构。放置这些缝线时可能严重影响血流动力学，因为需要牵拉以显露后部心包。只要患者取头低位，血压可迅速恢复。

改良纱布技术

一些外科医生不喜欢使用牵拉缝线，因为它会抬高心包腔，减少心脏的活动度，对调节心脏位置以显露冠状动脉带来影响。将对折的纱布（宽 12 cm，长 70 cm）用单根 0 号缝线缝合在下腔静脉至左下肺静脉中点部位，用套管拉紧固定纱布。对纱布的两头和套管施加牵引，并固定到手术铺巾上以方便显露目标冠状血管（图 6.2）。

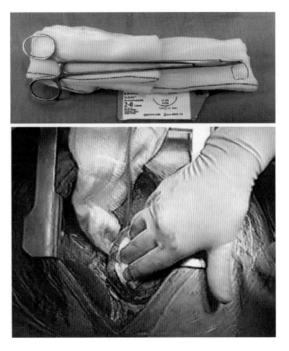

图 6.2 改良深部心包纱布 / 缝线

稳定器

使用机械压迫或吸附装置来稳定目标冠状动脉。这些装置可固定心脏以暴露血管并创造（局部）无跳动术野（图 6.3）。

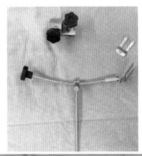

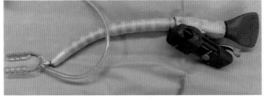

图 6.3 压迫稳定器（上）；吸附稳定器（下）

无血术野

为了避免非体外循环 CABG 过程中心肌缺血和目标血管不稳定，可使用血管内分流栓（图 6.4）。这些血管内分流栓置于切开动脉内，允许远端灌注以及无血术野。分流栓可以使血管吻合成形在更充足的时间内进行。

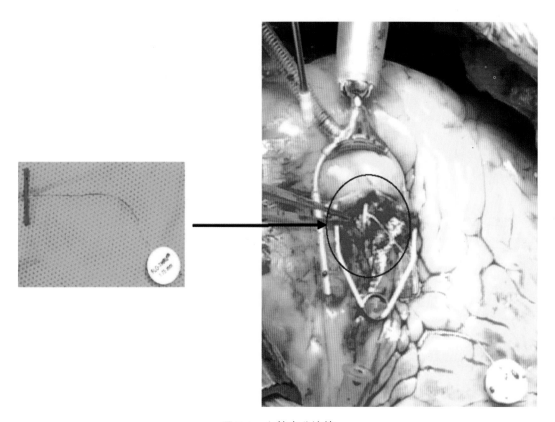

图 6.4　血管内分流栓

吹雾管

助手在整个冠状动脉吻合过程中使用 CO_2 吹雾管，可轻柔地清除切口处的血液以改善视野，从而提供近乎无血的术野（图 6.5）。CO_2 吹雾流速必须低于 5 L/min，以防损害冠状动脉内皮，以及避免气流直接进入血管腔内导致气体栓塞引起室颤。

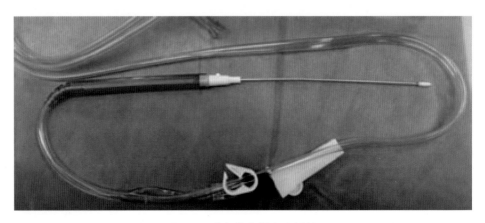

图 6.5　（气液）混合吹雾管

吻合顺序

移植冠状动脉时，随着心脏得到更多血管再灌注，心肌可耐受更大幅度的心脏位移。因此，应按照心肌更能耐受的顺序移植冠状动脉（先前壁血管，后下壁血管，最后侧壁血管）。

定位心脏

前壁显露

这允许暴露前壁冠状动脉（左前降支、对角支和大的中间支）。由于 LAD 可通过最小的心脏操作显露，因此通常先进行左内乳动脉到左前降支移植。

手术台保持平坦，将深部心包牵拉缝线置于左上肺静脉上方几厘米，牢固拉紧并固定到患者左侧的手术铺巾上，使心包及心尖向上翘起。如果使用改良纱布技术，将纱布两端向助手侧左拉以使心脏逆时针旋转。向尾侧拉套索提起心包，从而抬起心尖。一旦心脏的位置令人满意，仔细选择左前降支的移植段，并固定机械稳定器（图 6.6）。使用 4-0 聚丙烯缝线和软塑料套管暂时闭塞左前降支近端，并切开动脉。然后在 CO_2 吹雾管的帮助下插入适当大小的冠状动脉分流栓，完成远端吻合。对于对角支的移植，也使用类似技术。然而，中间支可能为心肌内动脉，需要在心脏基底部进行移植，因此使心脏处于垂直位置可以获得更好的视野和更方便的手术路径。

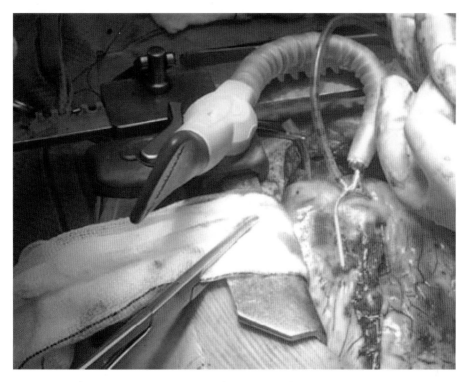

图 6.6　心脏和左前降支机械稳定器的位置

下壁显露

这允许暴露远端右冠状动脉（RCA）和右冠状动脉后降支（PDA）。PDA 是右冠状动脉范围的首选移植位置。与侧壁显露方法类似，手术台置于倾斜 20° 头低脚高位置并向外科医生方向旋转 10°～20°。

重新放置深部心包牵拉缝线，以将目标血管置于术野中心。

如果使用纱布牵引，用圈套器牵拉纱布的两头使心尖向上，并固定在胸骨切口上端的手术铺巾上。套管向患者脚侧拖拽固定在左侧中线位置。机械稳定器置于胸骨撑开器右臂的头端，同时跟部向下以稳定暴露的 PDA。为了切开动脉，必须暂时阻断 RCA 近端二分支。这可能损害房室节点的血供，导致房室传导阻滞并造成心动过缓，进而引起心脏扩张和血流动力学不稳定。这可通过放置临时心外膜起搏导线来预防。

为移植 RCA，将手术台调至平坦位置，松弛深心包牵拉缝线，使心脏落向左侧。根据外科医生偏好，将机械稳定器置于胸骨撑开器左侧或右侧，尖端沿动脉走行指向下方，然后切开动脉并完成吻合。

侧壁显露

这允许显露钝缘支及右冠状动脉后侧分支。手术台调至大约 20° 头低脚高位（Trendelenburg 体位）并向右旋转 10° ～ 20° 显露侧壁，重力使心脏向右位移和心尖前移，增加静脉回流，促进跳动的心脏自发地逆时针旋转至右侧。此时去除所有右侧心包缝线。开放右侧胸腔也是可取的。这种操作可使心脏在不挤压右心室导致血流动力学不稳定的情况下更多地向右侧移动。如果使用心包牵拉缝线，应将缝线置于心包后表面，位置应该是从左下肺静脉到下腔静脉之间某一点。机械稳定器置于胸骨撑开器右臂的头端，其跟部指向心底以稳定显露 PDA。

关键要点与陷阱

- 非体外循环 CABG 的适应证包括主动脉严重粥样硬化或严重钙化的患者。
- 心胸外科团队要实施非体外循环 CABG，适当的患者选择、个体化的移植策略、团队成员的培训以及循序渐进的临床经验至关重要。
- 全动脉不接触主动脉的非体外循环 CABG 可以通过仅使用原位双侧内乳动脉（BIMA），或原位 BIMA 和胃右动脉的组合，或使用 BIMA 和桡动脉的组合移植物（"T"形移植物和组合延长移植物）来实现。
- 由于减少了插管引起的凝血和炎症激活，非体外循环 CABG 具有较少出血的优势。
- 侧壁显露：手术台置于大约 20° 头低脚高位并向右旋转 10° ～ 20°，重力使心脏向右位移和心尖前移，增加静脉回流，促进心脏自发地逆时针旋转至右侧。

复习题

1. 为什么许多外科医生仍然倾向于使用体外循环下 CABG 而不是非体外循环 CABG?（　　　）

A. 需要更具挑战性的技术

B. 提供更好的血流动力学控制

C. 避免 SIRS

2. 非体外循环 CABG 的适应证是什么？（　　　）

A. 主动脉高度动脉硬化或严重钙化

B. 大出血

C. 卒中明显增加

3. 非体外循环 CABG 对哪些患者更适合？（　　　）

A. 血压较高者

B. 主动脉钙化显著者

C. 有多种基础疾病者

4. 放置深部心包缝线以形成支持侧壁基底的套管脊，并使心尖向上。使用了多少种缝线及什么种类的缝线？（　　　）

A. 1 根 2-0 尼龙缝线

B. 2 根 2-0 聚丙烯缝线

C. 1 根 2-0 缝线

5. 助手在整个冠状动脉吻合过程中推荐的 CO_2 吹雾流速是多少？（　　　）

A. 不大于 5 L/min

B. 不小于 5 L/min

C. 不大于 6 L/min

（张卫达　张　毅）

参考文献

[1] Møller C H, Penninga L, Wetterslev J, et al. Off-pump versus on-pump coronary artery bypass grafting for ischaemic heart disease[J]. Cochrane Database Syst Rev, 2012, 14（3）:CD007224.

[2] Afilalo J, Rasti M, Ohayon S M, et al. Off-pump vs. on-pump coronary artery bypass surgery: an updated meta-analysis and meta-regression of randomized trials[J]. Eur Heart J, 2012, 33（10）:1257-1267.

[3] Lamy A, Devereaux P J, Prabhakaran D, et al. Off-pump or on-pump coronary-artery bypass grafting at 30 days[J]. N Engl J Med, 2012, 366（16）:1489-1497.

[4] Halkos M E, Puskas J D. Teaching off-pump coronary artery bypass surgery[J]. Semin Thorac Cardiovasc Surg, 2009, 21（3）:224-228.

[5] Caputo M, Reeves B C, Rogers C A, et al. Monitoring the performance of residents during training in off-pump coronary surgery[J]. J Thorac Cardiovasc Surg, 2004, 128（6）:907-915.

[6] Akhrass R, Bakaeen F G. The 10 Commandments for Multiarterial Grafting[J]. Innovations （Phila）, 2021, 16（3）:209–213.

[7] Raja S G. Total arterial off–pump coronary revascularization the holy grail?[J]. Curr Opin Cardiol, 2019, 34（5）:552–556.

第七章

主动脉瓣修复和置换

学习目标

- 了解主动脉瓣修复和置换的不同需求。
- 了解主动脉瓣手术的步骤。
- 了解显露主动脉瓣的步骤。
- 了解不同的手术技术，包括 Nick 手术、Manouguian 手术和 Konno-Rastan 手术来扩大主动脉根部。
- 了解两层缝合和心包补片缝合在风湿性心脏病中的区别。

简介

西方国家最常见的主动脉瓣置换适应证是退行性钙化的主动脉瓣狭窄。在发展中国家，风湿性心脏病是主动脉瓣置换的一个重要适应证。

步骤

主动脉瓣手术入路可以是标准胸骨切开或微创胸骨切口。应尽可能远离升主动脉插管，一般在心包反折处或以上行升主动脉插管，为后续放置阻断钳和主动脉切口提供充足的空间。将双极静脉插管植入右心房，开始体外循环。为了优化手术过程中的视野，可通过右上肺静脉经左心房持续左心引流。主动脉阻断钳尽可能靠近主动脉插管处。如果没有明显的主动脉瓣反流，可在切开主动脉前顺行灌注心脏停搏液以使心脏停止跳动。如有需要，也可通过持续逆行灌注心脏停搏液进行心肌保护。这对主动脉瓣反流病例也有帮助。

显露主动脉瓣

在右冠状动脉起源上方 15 ～ 20 mm 以斜行或横行切口切开主动脉。斜行切口可延伸至无冠窦中部以增加术野显露或方便后续扩大主动脉根部。切口应至少距主动脉瓣瓣环 10 mm，以方便放置缝线和关闭主动脉切口。通过主动脉瓣瓣叶放置吸引器以将左心室血液吸出。此时可进行心肌保护，如果尚未给予心脏停搏液则直接向冠状动脉口内灌注。通常灌注 600 ～ 800 mL 冷心脏停搏液至左冠状动脉口和 250 ～ 400 mL 至右冠状动脉口。可在主动脉上放置悬吊缝线，助手用瓣叶牵开器进一步牵拉主动脉壁以最大限度地显露术野。

去除钙化和切除瓣叶

完全切除主动脉瓣瓣叶，常可连同附着的钙化沉积物完整切除。然后在 Ronguers 钳或类似器械的帮助下夹碎并去除残留在主动脉瓣环上的钙化沉积物，或用剪刀和镊子切除并去除钙化沉积物。在某些情况下，使用 11 号刀片的手术刀可能有帮助。去除所有钙化沉积物对于允许瓣膜植入时正确定位和避免或减少瓣周漏的发生至关重要。

在切除瓣叶和去钙化过程中必须非常小心，以免损伤主动脉瓣瓣环的更深层及周围结构。一般来说，切除时保留 1 mm 的瓣叶组织边缘最安全。任何残余的钙化沉积物可在后续的可去除。必须注意避免主动脉壁穿孔，特别是在无冠瓣和左冠瓣交界处以及左冠瓣中部的区域。其他易受损结构包括右和左冠状动脉口、位于无冠瓣下方的二尖瓣前瓣以及右冠瓣和无冠瓣交界处附近膜部间隔的传导组织。

整个去钙化过程中使用大功率普通吸引器移除钙化碎屑，确保碎屑不会进入冠状动脉口或左心室腔。去钙化前在左心室内放置小块湿纱布有助于捕获掉入左心室的钙化碎屑。最后用 50 mL 注射器灌注冷生理盐水冲洗移除可能落在左心室的任何钙化碎屑。

瓣膜置换

使用所需瓣膜的测瓣器测量瓣环大小，瓣膜应牢固地贴合主动脉瓣瓣环。贴合过松提示患者可能从较大尺寸的瓣膜中受益，贴合过紧将使瓣膜固定困难，并有破坏主动脉瓣瓣环和难以关闭主动脉切口的风险。在主动脉根部较小或可能发生患者瓣膜不匹配的情况下，例如大体型患者的主动脉根部较小时，可能需要使用前切口（Nick 手术、Manouguian 手术）或后切口（Konno–Rastan 手术）扩大主动脉根部。

缝线布置

可使用间断聚丙烯缝线或半连续 Ethibond 缝线（无论是否使用垫片）更换瓣膜。简单间断无垫片缝合和无垫片褥式水平缝合的优点是允许植入较大尺寸的瓣膜，但有可能增加瓣周漏的风险。使用半连续缝合技术可以更快完成，但可能不如间断技术牢固。

我们首选是在所有因退变性钙化进行主动脉瓣置换的患者中使用间断褥式带垫片 2-0 不可吸收缝线（如 Ethibond 缝线）；在非钙化主动脉瓣反流中可使用连续缝合。

从无冠瓣和左冠瓣交界处开始缝合，沿左冠瓣、右冠瓣顺时针方向移动，在无冠瓣结束。使用双头垫片缝线。针以足够的深度穿过瓣环牢固缝合，但必须注意避免损伤更深部结构。缝线必须穿过瓣环组织而不仅仅是通过瓣叶残余边缘。通过对前一针缝线进行牵拉有利于显露术野从而便于缝合下一缝线。使用两种颜色（如蓝色和白色）的交替缝线有助于识别每组缝线。每个窦的缝线分组钳夹以便随后放置瓣膜。

另一种技术是放置外翻水平褥式缝线，其中垫片置于瓣环上方而不是下方。这种技术的缺点是会缩小主动脉瓣瓣环，需要使用较小尺寸的人工瓣膜。然而如果主动脉瓣瓣环直径较大或扩张，这可能是有利的，并可降低瓣周漏的风险。从技术上也更容易完成，并避免了缝线在缝置或结扎时断裂导致垫片脱落在左心室内的风险。

在主动脉瓣瓣环周围布置缝线后，从右冠状窦和左冠状窦交界处的缝线开始，向左冠状窦和无冠状窦交界处移动，然后沿左冠状窦和右冠状窦交界处的缝线移向右冠状窦和无冠状窦交界处，并在无冠状窦处结束缝合，将缝线穿过瓣膜缝合环，注意确保缝线间距相等。

固定瓣膜

拉紧缝线，瓣膜降入瓣环。当瓣膜进入主动脉时，缝线可以放松斜穿过主动脉切口。然后再次拉紧缝线，同时支撑瓣膜假体，以确保其在主动脉瓣瓣环上的正确位置。

摘除瓣膜持瓣器，从左冠状窦和无冠状窦交界处开始打结，顺时针方向移动，沿着左冠状窦、右冠状窦止于无冠状窦，完成瓣膜放置。应将缝线与缝环平行结扎以避免损伤瓣环组织，一般每象限需要至少打五个结。检查冠状动脉开口是否被瓣膜或其瓣架阻塞，并检查瓣叶的最佳打开和关闭状态是否无阻塞。

主动脉根部扩大

Nick 手术

通常首选 Nick 手术（图 7.1）。主动脉切口向下延伸通过无冠状窦中部至主动脉瓣瓣下纤维幕帘（图 7.1a）。最好不要穿过主动脉瓣瓣环进入二尖瓣以避免影响二尖瓣功能（图 7.1b）。然后使用心包修补闭合此缺损，使用 3–0 聚丙烯缝线持续缝合（图 7.1c）。瓣膜缝合在瓣环上，并在心包修补处使用一或两针水平褥式缝线，将垫片放在心包的外侧打结。

Manouguian 手术

也可采用 Manouguian 手术（图 7.2）。主动脉切口延伸通过左冠状窦和无冠状窦交界处进入瓣间三角区，止于二尖瓣前瓣边缘上方（图 7.2a）。这个区域几乎没有纤维支撑，主动脉切口边缘可以打开得更宽。将左心房游离开，可切开也可不切开。根据所需主动脉根部扩大程度，切除部分或全部无冠状窦（图 7.2b）。使用适当大小的心包 / 人工补片，通常直径约 4 cm，填补所形成的缺损（图 7.2c）。沿切口外侧主动脉壁放置心包 / 人工垫带。然后在垫带、主动脉和补片之间用 3–0 聚丙烯缝线连续缝合或多个间断3–0 Ethibond 缝线水平褥式缝合。如果切开左心房，需要通过缝合心包或人工修补补片来关闭。

然后使用间断 2–0 Ethibond 缝线将人工瓣膜水平褥式缝合在补片上，缝线穿过修补物并在外侧打结，用垫片支撑（图 7.2d）。缝线也可以穿过这个区域的二尖瓣前环以获得额外支撑。然后使用补片将主动脉壁关闭（图 7.2e）。

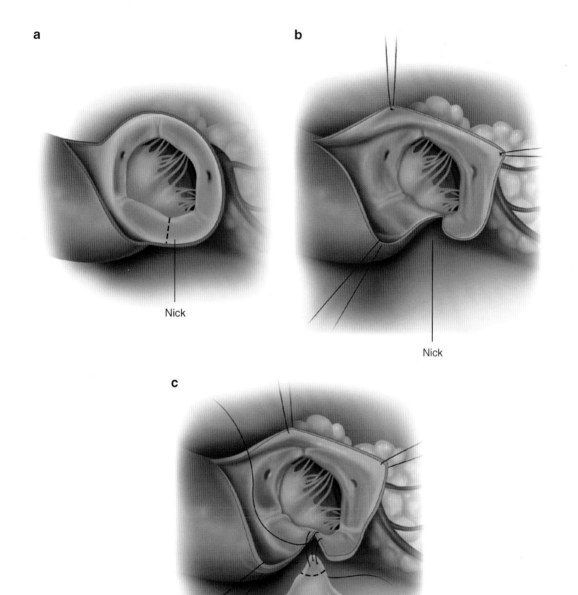

图 7.1　Nick 手术 – 主动脉根部扩大

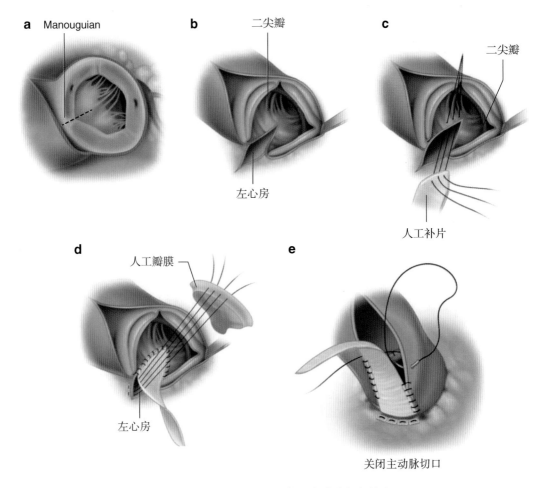

图 7.2　Manouguian 手术 – 主动脉根部扩大

Konno–Rastan 手术

　　Konno–Rastan 手术的前切口（图 7.3 和图 7.4）通常用于儿科患者。纵向切开主动脉，并延伸到右冠状窦，尽可能远至右冠状动脉开口的右侧，但不达到右侧和无冠状动脉之间的交界，进入右心室前壁，切开室间隔。然后在室间隔切开的右心室侧使用适当大小的椭圆形心包补片，使用 3-0 Ethibond 缝线连续缝合至主动脉瓣瓣环水平。然后通过水平褥式缝合将瓣膜固定在补片上，外侧使用垫片支撑并结扎。使用独立的 3-0 聚丙烯缝线将补片连续缝合至主动脉壁，关闭主动脉切口。然后使用另一个补片关闭右心室流出道。这条缝线缝合在右心室切口边缘和第一补片水平，使用 3-0 聚丙烯缝线连续缝合穿过人工主动脉瓣。

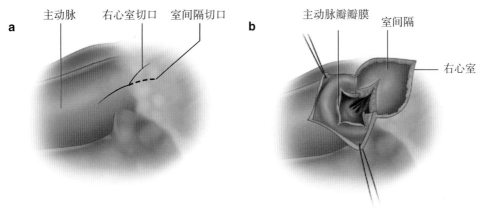

图 7.3 Konno-Rastan 主动脉室切开术

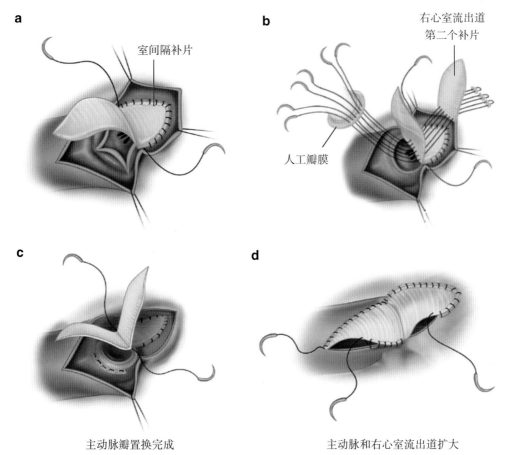

图 7.4 Konno-Rastan 主动脉心室成形术。补片放置。使用菱形补片修补重建左心室流出道（LVOT），
使用另一个三角形补片扩大右心室流出道（RVOT）。LVOT 的缝线延续至主动脉瓣瓣环水平（a
图）。使用带 Teflon 垫片的间断褥式缝线连接 RVOT 修补物与 LVOT 人工补片（b 图），并将
缝线继续穿过人工主动脉瓣瓣环。4-0 聚丙烯缝线连续缝合将 RVOT 补片缝合于右心室切口（c
图）。随后进行主动脉瓣置换（d 图）。主动脉瓣置换后，闭合主动脉壁和 RVOT（d 图）

主动脉切口关闭（两层）

我们在关闭主动脉切口时采用两层缝合。使用双头带垫片的 4–0 聚丙烯缝线，从主动脉切口一侧开始。首先放置外翻水平褥式缝线（图 7.5a）。针距约 5 mm，缝线深度约 5 mm，穿过主动脉壁后再穿过另一个垫片，将两端缝线结扎。用皮管钳牵引一端缝线，

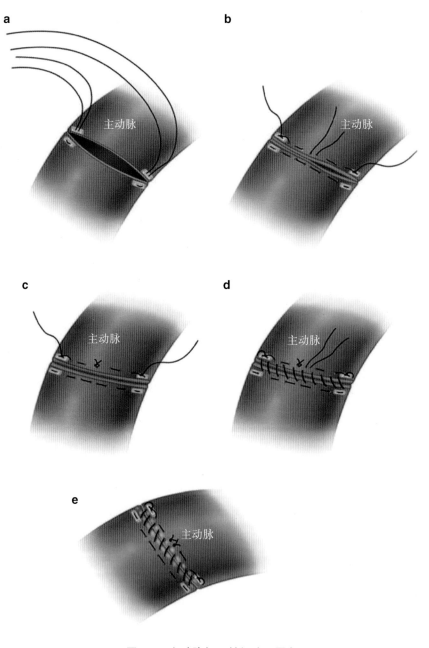

图 7.5　主动脉切口关闭（两层）

另一端缝线用于关闭主动脉切口。使用连续水平褥式缝合，拉拢主动脉壁两边并外翻。缝线深度约 5 mm，每次沿主动脉壁移动约 5 mm。继续缝合至主动脉切口约一半。然后从另一端重复此操作，使用另一根双头缝线，向中点处缝合（图 7.5b）。然后在主动脉切口中点处打结（图 7.5c）。接下来，两端的缝线也各自向中点连续缝合至主动脉切口中点汇合，使第二层位于第一层连续水平褥式缝线之上，从而提供更好的密封止血效果（图 7.5d）。然后两端再次打结（图 7.5e）。

如果主动脉切口过于靠近瓣环，可能需要使用心包补片关闭主动脉切口。在这种情况下，最好在瓣膜落座到瓣环之前将心包补片缝合到主动脉壁上。如果不使用心包补片，在瓣膜落座之前首先缝合主动脉切口的第一层是明智的。

缝合第一层时一旦第二根缝线到达第一根缝线中点，可进行主动脉排气。将患者置于头低位，要求麻醉医生膨肺并保持充气，要求灌注师回血心脏，移除主动脉阻断钳。可用镊子撑开两根缝线之间的空间以排出隐藏的空气。一旦排气完成，将两根缝线打结在一起。然后将一端缝线向主动脉切口另一端做第二层连续缝合。缝线的深度在此前连续水平褥式缝线之上。在主动脉切口一侧将该缝线与此前皮管钳牵引的缝线结扎，并对主动脉切口另一侧重复此操作。

适应证

考虑使用生物瓣膜进行主动脉瓣置换的患者应该在外科主动脉瓣置换（SAVR）和经导管主动脉瓣植入（TAVI）之间进行选择。SAVR 风险较高的患者倾向于 TAVI 而不是姑息疗法；然而对于风险较低的患者，将进行特定的评估。在患者两种手术都可用的情况下，TAVI 由于缺乏耐久性证据而受到约束。SAVR 是一种确立的外科手术方式，至今已经开展超过 50 年，研究数据支持特定瓣膜类型在一系列年龄段的耐久性，而 TAVI 的研究仅延续约 10 年。SAVR 患者瓣膜衰竭通常发生在 10 年后，因此需要更长期的 TAVI 耐久性数据。年龄被认为是决策过程中最重要的因素之一。以已知瓣膜寿命相比的预期寿命来比较，对于美国的一名 60 岁女性，平均预期寿命还有 25 年，70 岁为 17 年，80 岁为 10 年。对于男性，60 岁时预期寿命还有 22 年，70 岁为 14 年，80 岁为 8 年。一些年轻有合并疾病的患者预期寿命有限，而一些老年患者的预期寿命却比平均寿命长。决策制定应个体化，应考虑患者的生活质量、衰弱、老年痴呆等因素，还应该重点考虑患者的价值观和偏好，此外，还应提供每种方法所有可用的选择，评估瓣膜再介入的潜在需求和风险。

关键要点与陷阱

• 应尽可能远离或在心包反折处或以上进行升主动脉插管，为放置主动脉钳和切口保留最多的空间。

• 在右冠状动脉起源上方 15 ～ 20 mm 斜行或横行切开主动脉。

• 斜行切口可延伸至无冠状窦中部以增加术野暴露或方便后续扩大主动脉根部。

• 去除所有钙化沉积物对于瓣膜正确落座和避免或减少瓣周漏至关重要。

• 如果主动脉切口过于靠近瓣环，可能需要使用心包补片关闭主动脉切口。

复习题

1. 此时需进行心肌保护，如果尚未给予，则直接向冠状动脉口灌注。通常向左冠状动脉口输注多少冷血心脏停搏液？（　　　）

A. 600 ～ 800 mL

B. 400 ～ 600 mL

C. 250 ～ 400 mL

2. 此时需进行心肌保护，如果尚未给予，则直接向冠状动脉口灌注。通常向右冠状动脉口输注多少冷血心脏停搏液？（　　　）

A. 600 ～ 800 mL

B. 400 ～ 600 mL

C. 250 ～ 400 mL

3. 在 Nick 手术中使用什么缝线缝合心包修补关闭缺损？（　　　）

A. 3-0 普里灵

B. 3-0 聚丙烯缝线

C. 3-0 Ethibond

4. 在 Manouguian 手术中，切开了哪些心腔？（　　　）

A. 左心室和左心房

B. 右心室

C. 右心房

5. 在 Konno-Rastan 手术中，切开了哪些心腔？（　　　）

A. 左心室

B. 右心室

C. 左心房

D. 右心房

（闫　炀　李勇新）

参考文献

[1] Grubb K J. Aortic root enlargement during aortic valve replacement: nicks and Manouguian techniques[J]. Oper Tech Thorac Cardiovasc Surg, 2015, 20（3）:206-218.

[2] Bhutani A K，Dev K, Gupta C H，et al. Aortic root Enlargement by Manouguian's technique[J]. J Thorac Cardiovasc Surg, 1994, 108（4）:788.

[3] Urganci E，Aliabadi-Zuckermann A，Sandner S，et al. The Konno-Rastan procedure[J]. Multimedia Man Cardiothorac Surg, 2019: 2019.

[4] Otto C M，Nishimura R A，Bonow R O，et al. 2020 ACC/AHA guideline for the Management of Patients with Valvular Heart Disease: a report of the American College of Cardiology/American Heart Association joint committee on clinical practice guidelines[J]. Circulation, 2021, 143（5）:e72-e227.

第八章

二尖瓣疾病的外科治疗：退行性病变的修复

学习目标

- 了解二尖瓣疾病及其与二尖瓣手术治疗策略的关系。
- 了解二尖瓣的外科入路和二尖瓣手术准备的原则。
- 了解重建二尖瓣前瓣和后瓣的技术。
- 了解除瓣膜置换手术之外的辅助方法，包括使人工腱索和瓣环成形术治疗二尖瓣反流。

病理生理学

在西方国家，需要手术干预的二尖瓣反流最常见病因是二尖瓣的退行性病变。黏液性退变导致瓣膜冗长和腱索延长或断裂，出现严重的二尖瓣反流。二尖瓣反流也可能由直接影响瓣膜结构的其他病理改变所致，包括心内膜炎和风湿性瓣膜病。

即使二尖瓣瓣膜结构正常，当周围结构异常时，瓣叶闭合受阻，二尖瓣也可能发生反流。慢性房颤或左心室缺血性心肌病引起左心房和左心室扩张，改变了瓣膜在收缩期间的关闭力与瓣下结构的张力之间的平衡，妨碍瓣叶闭合。

在原发性二尖瓣关闭不全中，瓣膜失效是由于瓣膜本身或瓣下结构的异常所致。因此，二尖瓣修复手术的策略应该是通过恢复瓣叶、瓣环和腱索的功能解剖使瓣叶闭合。伴有症状的严重原发性二尖瓣关闭不全或无症状的严重原发性二尖瓣关闭不全伴左心室功能衰竭是手术的 I 类指征。在这种情况下，为降低死亡率、发病率和改善左心室功能，二尖瓣修复是首选的治疗方法，优于瓣膜置换。在继发性或功能性二尖瓣关闭不全中，瓣膜结构正常，手术指征不太明确，故二尖瓣修复通常与冠状动脉旁路移植手术同期进行。

风湿性二尖瓣疾病在发展中国家是最常见的二尖瓣病变。慢性瓣叶增厚和钙化最终导致瓣叶交界部位融合和二尖瓣狭窄。瓣叶运动受限可能表现为狭窄和反流混合影像。严重症状性二尖瓣狭窄是经皮二尖瓣切开术的首选适应证，如果瓣膜解剖不适合经皮介入手术，则以外科手术为首选。修复受风湿性疾病影响的二尖瓣具有挑战性，对于具有严重症状的二尖瓣狭窄的患者，二尖瓣置换通常是最佳的手术选择。

急性瓣膜功能衰竭除了可能影响二尖瓣的慢性疾病过程外，也可能导致严重的二尖瓣反流。这可能是心肌梗死后乳头肌撕裂或感染性心内膜炎时瓣膜穿孔导致的。二尖瓣的突然失效会导致左心室的急性容量超负荷。如果慢性严重二尖瓣反流中无左心房和左心室的代偿性扩张，则可能导致急性心源性休克。这些患者无一例外都有症状，需要紧急接受二尖瓣置换。

手术

通过正中切开胸骨或右前胸微创切口入路进入纵隔。如果优先选择微创切口，通常使用股动脉和静脉插管以启动体外循环。如果选择正中胸骨切开，直接进行升主动脉插管，随后进行上下腔静脉插管。一旦建立体外循环，用阻断钳阻断主动脉，并插入一根冷心脏停搏液插管，通过主动脉根部灌注冷心脏停搏液。随后大约每 20 min 使用逆行灌注插管灌注心脏停搏液一次，同时排空主动脉根部，或通过现有的顺行灌注插管灌注。

二尖瓣的外科入路

左心房切开

在右侧提起心包，切开与上腔静脉垂直的心包。这有助于心脏向上和向手术医生侧旋转，一旦切开左心房，二尖瓣就进入视野。切开房间沟的后方，延伸至左心房的后壁下部（图 8.1）。使用 Cosgrove 牵引器牵引心房壁有助于优化这一视野。过度牵引可能扭曲二尖瓣的正常解剖结构，使修复前对二尖瓣的评估复杂化，并有损伤左心房壁的风险，尤其是这里的组织脆弱的时候。

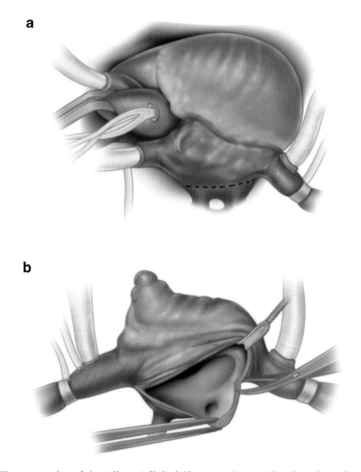

图 8.1　a. 左心房切开位置（蓝色虚线）；b. 切开延伸至左心房后壁下部

经房间隔入路

如果需要进行三尖瓣手术或因左心房小而无法提供充分的视野，可以采用经房间隔入路接近二尖瓣。从右心耳延伸到房间隔的垂直切口开放右心房，或者在房间沟上方 2 cm 处平行做一个切口，延伸至左心房的连接处。然后将房间隔在卵圆孔下缘水平切开，向上延伸与右心房切口相连。切口可延伸至左心房顶端，远达左心耳底部，以获得理想的视野（图 8.2）。然后可以使用放在房间隔上的牵引器或使用牵引缝线来观察二尖瓣。

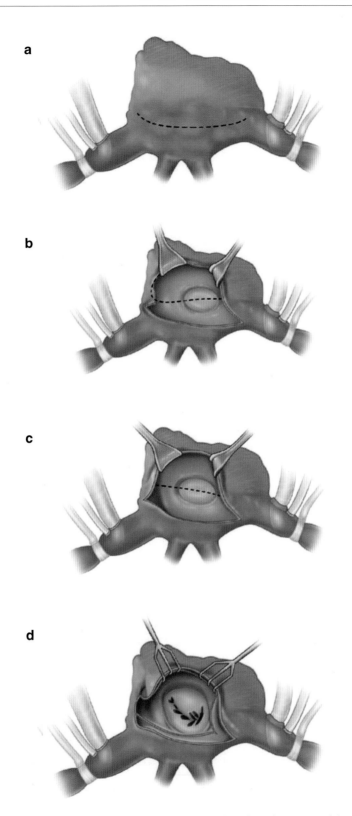

图 8.2　经房间隔入路。a. 右心房切开位置；b. 切口延伸至左心房顶端；c. 切开房间隔；d. 暴露二尖瓣

评估二尖瓣

一旦二尖瓣充分暴露，应进行系统的二尖瓣结构探查与评估。使用一对神经拉钩依次检查瓣叶的运动，确定每个解剖部位是否为正常（Ⅰ型）、脱垂（Ⅱ型）、开放受限（Ⅲ a 型）或闭合受限（Ⅲ b 型）。此阶段还应评估瓣环和瓣下结构，以确定腱索及其乳头肌附着的完整性。这些发现与术前超声心动图确定的瓣膜预期解剖相关。根据病变二尖瓣的形态和病理生理制订首选的手术策略是成功修复的关键。多段脱垂、感染性心内膜炎引起的疾病或原发性收缩期前移病变的手术修复比孤立的单一段脱垂更具有挑战性。

后瓣修复

二尖瓣瓣叶修复的原则是恢复前瓣和后瓣之间的对合高度。在后瓣修复中，可以通过几种技术来实现这一点，包括切除脱垂的瓣叶部分。

Mi-P 修复

T"P"修复就是"探查—慎重对待—切开"然后修复。"P"修复主要适用于 P2 脱垂，P2 是退行性二尖瓣关闭不全最常见的病变部位。修复的原则是脱垂部分的高度和宽度必须适当减少。还有其他方法，如三角形切除、四边形切除等，这些将稍后描述，但我们发现最适当和有用的方法就是在瓣叶最显著脱垂点切开。

随后缝合切开瓣叶的两端，这样我们通过在左心室侧包卷瓣叶的两边使其低于（瓣环）左心房面来减少宽度，并沿 P2 切开的瓣叶边缘多重缝合来减少高度。

这种技术的主要优点在于可以保持后瓣的良好活动度，几乎最小化或消除了固定后瓣的风险。我们发现，在大多数情况下，如果需要，可以进行多处切开和修复。如果主动脉瓣瓣叶不均匀脱垂，可在瓣叶两端或瓣膜的不同部位（P1、P2、P3，有时甚至是 A2 段）进行多处切开和修复。

瓣叶切除几乎没有必要。只有在少数情况下，有必要通过切开修复来减少高度和宽度。在这种情况下，我们应遵循"探查—慎重对待—切开"然后修复的原则。这种技术在过去 10 年中取得了良好的效果（图 8.3）。

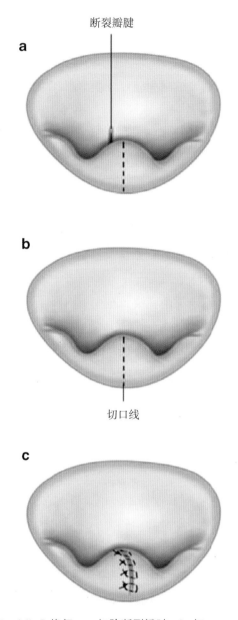

图 8.3 Mi-P 修复。a. 切除断裂瓣腱；b. 切口；c. 修复

四边形修复

也可以以四边形方式切除脱垂的瓣叶部分，然后将瓣叶重新靠拢。使用两三个间断缝合靠近瓣环的四边形底部，以缩短后瓣瓣环的长度，从而降低最终修复中的张力。如果需要切除大量瓣叶组织，则可能需要滑动成形术以方便瓣叶靠拢。

三角形修复

如果以四边形或"P"修复方式切除，残留的瓣叶组织不足以进行有效修复，则可以以三角形方式切除修复。这通过避免缝合瓣环重新靠拢来简化修复。

前瓣修复

与后瓣修复相比，前瓣修复通常更具挑战性。我们首选的方法是将前瓣脱垂部分以三角形方式切除，结合使用人工腱索重新悬吊前瓣。尽管下面描述的人工腱索植入技术适用于前瓣，但可以推广用于修复二尖瓣任何脱垂部分。无论是切开修复还是切除修复，都至少需要植入 2 根人工腱索，每个乳头肌至少 1 根。

人工腱索

在这种技术中，前瓣延长或断裂的天然腱索通过使用 5-0 Gore-Tex 缝线进行功能替换（图 8.4）。确定前瓣脱垂部分，选择附着人工腱索的乳头肌。将带有垫片的缝线穿过乳头肌的纤维尖端，自行锁定后接着缝合至脱垂瓣叶的区域。两根缝线保持相同长度，确保在完成修复时分布同等张力，缝线在乳头肌附着处暂时不打结。然后从瓣叶下方经过病理性天然腱索的附着点处（低于对合部）将人工腱索缝线穿过脱垂瓣叶部分，并用垫片加固。随后缝线穿过并包绕二尖瓣瓣叶的边缘，再次穿过瓣叶和垫片。将前瓣游离缘靠近前瓣瓣环，仔细评估新腱索所需长度。或者，使用神经拉钩将前瓣与对面后瓣牵引到闭合位置，拉紧其余天然腱索。然后调整人工腱索的长度以匹配相邻健康天然腱索的长度，然后固定人工腱索的长度。如果 Gore-Tex 缝线未正确固定，当拉紧人工腱索时会缩短人工腱索长度，导致过度校正脱垂瓣叶段并限制瓣膜开放，造成残余二尖瓣关闭不全。

目前，使用微创手术植入人工腱索的策略也有所发展。微创手术对于严重退行性二尖瓣关闭不全且常规心脏手术和体外循环使用存在禁忌证的高风险患者有利。例如，NeoChord（人工腱索系统）允许通过左前胸切口经左心室尖部植入新腱索。使用经食管超声心动图实时图像指导人工腱索捕获脱垂二尖瓣部分，优化人工腱索的长度以最大限度减少或消除二尖瓣关闭不全，然后固定人工腱索的长度。

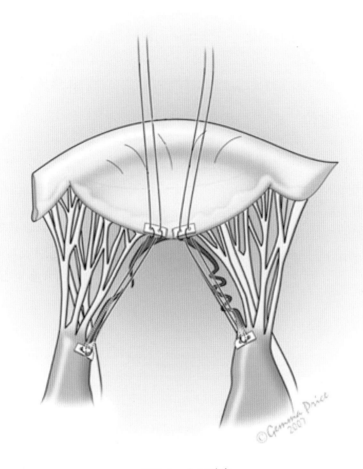

图 8.4　人工腱索

天然腱索

其他技术还描述了使用天然腱索来恢复二尖瓣瓣叶的正常关闭功能。尽管使用天然腱索修复二尖瓣报道了良好的长期结果，特别是在退行性二尖瓣疾病中，但考虑到腱索在二尖瓣反流病理生理学中的作用，因此对于使用天然腱索仍然存在疑虑。

腱索移位

在腱索移位中，由延长或断裂的腱索导致的二尖瓣脱垂可通过相邻健康天然腱索的移位来加固。在前瓣修复中，通常会从相对的后瓣断开腱索，使用"翻转"技术。

切除后瓣及相关的一级腱索的一段，然后将其附着到前瓣上，并用聚丙烯缝线缝合固定。随后必须使用前述技术之一修复后瓣的缺损。腱索也可能从相邻的前瓣处转位。

乳头肌重新定位

垂直切断支撑前瓣脱垂腱索的乳头肌纤维尖端。将切断的乳头肌（腱索所附着）在同一乳头肌的更下方缝合。移动的距离应等于前瓣脱垂的高度，以校正脱垂。因此重新定位的程度受乳头肌长度的限制。应避免在缺血乳头肌撕裂中重新定位乳头肌，因为坏死的肌肉无法锚定重新定位的乳头肌尖端。

我们喜欢使用人工腱索技术，其优点是不利用任何原生疾病或看似无病变的天然腱索。

瓣环成形术

二尖瓣关闭不全几乎总是伴有一定程度的瓣环扩张。环形加固减少了瓣叶修复时的张力，防止了随后的瓣环扩张。在常规的瓣环成形术中，无论是使用成形带还是成形环支持，提供持久的二尖瓣修复效果是重要的。对于缺血或扩张性心肌病导致的功能性二尖瓣关闭不全，它也有助于二尖瓣瓣环恢复正常的大小和形状。对于一小部分患者，也可以单独使用二尖瓣成形环。

成形带修复术

在大多数退行性二尖瓣疾病中，我们首选的方法是成形带修复术（图 8.5）。成形带修复术仅加固后瓣环，保持二尖瓣的原有三维结构动力学。在使用完整成形带时，部分三维结构动力学受到限制。在收缩期，二尖瓣瓣环朝左心室尖端移动并减小周径，而在舒张期，它向左心房弹回并增大周径。主动脉根部的压力也会将前瓣向后推，有助于收缩期瓣膜闭合，使用全环修复没有这种效果。

成形带的大小是通过制造商提供的测量器匹配的左右纤维三角区间距来确定的。左右纤维三角区位于前后交界略上方，当前瓣被拉向后瓣时可见为一个凹陷（图 8.5a）。

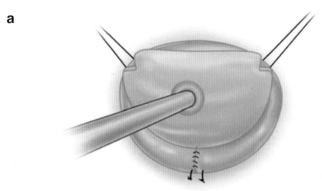

a

在 P2 切开修复后测量成形带的尺寸

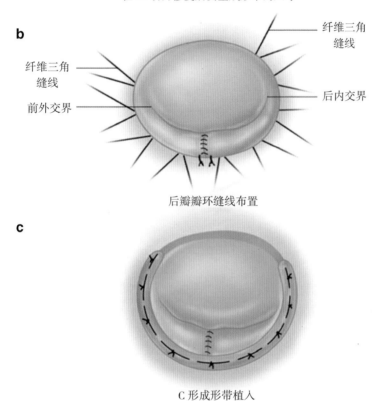

b

纤维三角
缝线

纤维三角
缝线

前外交界

后内交界

后瓣瓣环缝线布置

c

C 形成形带植入

图 8.5 成形带修复术

  将间断无垫片的缝线置于后瓣瓣环周围并穿过成形带，从左右纤维三角区开始（图 8.5b、c）。未能在每个三角区锚定环带将阻碍成形带加强后瓣瓣环。然后可以将缝线穿过成形带，落座至瓣环，结扎缝线并移除支撑成形带的支架。如果切除了后瓣节段，则将缝线置于切除瓣叶部分的两侧，而不是跨过该部位，以尽量减少修复后的张力。

成形环修复术

几种瓣环的刚度各有不同，对二尖瓣瓣环运动的限制也不同。完整刚性或半刚性瓣环成形术可固定收缩期瓣环大小，限制二尖瓣瓣环在心动周期中的正常生理运动。即使是柔性瓣环成形术也比等效的成形带修复术更能抑制瓣环运动。然而，对于一些患者，尤其是因功能性二尖瓣关闭不全而进行二尖瓣修复手术的患者，成形环修复术可能更合适，其瓣环扩张与关闭不全直接相关。在这些情况下，可以使用比左右纤维三角区间距小2个尺寸的刚性或半刚性瓣环。例如，如果二尖瓣瓣环为30号，则使用28或26号环。使用小于正常尺寸的成形环修复有助于恢复二尖瓣瓣环大小和瓣叶闭合，从而使修复后的瓣膜表现良好。在功能性缺血性二尖瓣关闭不全的情况下，二尖瓣瓣环成形术使用小于正常尺寸的成形环还有助于校正常见的P3或更少见的P2处的瓣叶反流。

成形环的固定技术的步骤与成形带修复术类似，间断缝线延续到前瓣环。需要注意缝线间隔，以考虑到成形环和原生瓣环的不同大小，并允许成形环的缩小作用均匀分布。

评估瓣膜修复

在完成二尖瓣修复后，瓣叶闭合高度应至少为6 mm，缝线应沿着后瓣瓣环的曲线。用亚甲蓝笔测试修复后的二尖瓣的功能。瓣膜应该能够承受合理的压力，少于轻度的二尖瓣反流。此外，还可以使用"墨水测试"来评估瓣叶闭合面积。标记瓣叶之间的闭合线，然后从左心室抽吸生理盐水，超过标记闭合线的瓣叶组织代表瓣叶之间的对合高度。至少6 mm的前瓣组织与对面的后瓣对合表示二尖瓣修复良好。一旦撤离体外循环，可以通过经食管超声心动图对瓣膜功能进行生理评估。如果此时仍存在明显反流，则需要再次进行体外循环进行进一步修复或置换瓣膜。

关键要点和陷阱

• 二尖瓣反流也可能发生在瓣膜结构正常但周围结构异常导致瓣叶不能闭合的情况下。

• 因为死亡率、发病率降低和术后左心室功能得到改善，二尖瓣修复仍然是标准治疗方法，优先于瓣膜置换。

• 严重症状性二尖瓣狭窄是经皮二尖瓣交界切开术的适应证，当瓣膜解剖结构不适合而禁止经皮介入治疗时，则以手术为首选。

- 正中胸骨切开，直接进行升主动脉插管，随后进行上下腔静脉插管。
- T "P" 修复是"探查—慎重对待—切开"然后修复。

复习题

1. 在功能性（继发性）二尖瓣关闭不全中，以下哪个结构的异常可导致二尖瓣关闭不全？（　　）

A. 瓣下结构

B. 瓣叶

C. 纤维三角区

D. 左心室

E. 交界

2. 以下哪种情况下优先考虑经房间隔入路显露二尖瓣？（　　）

A. 小右心房

B. 同时进行三尖瓣手术

C. 动脉插管困难

D. 心房组织脆弱

E. 静脉插管困难

3. 以下哪种二尖瓣病变手术修复可能最简单？（　　）

A. 双瓣脱垂

B. 感染性心内膜炎导致的瓣叶穿孔

C. 原发性收缩期前移

D. 风湿性瓣膜病导致的瓣叶钙化

E. P2 脱垂

4. 关于使用人工腱索，以下说法正确的是（　　）。

A. 与使用原腱索相比提供更持久的修复

B. 应接近健康天然腱索的长度

C. 适合附着于缺血乳头肌组织

D. 不应固定就打结

E. 使用聚丙烯缝线

5. 以下哪种瓣环成形术对心动周期中二尖瓣生理运动的限制最小？（　　）

A. 二尖瓣间距比左右纤维三角间距小 2 个型号的半刚性环成形术

B. 与纤维三角间距大小一致型号的半刚性环成形术

C. 二尖瓣间距比左右纤维二角间距小 2 个型号的刚性环成形术

D. 与左右纤维三角间距大小相符的刚性环成形术

E. 成形带修复术

（周和平　郑幸龙）

参考文献

[1]　Falk V, Baumgartner H, Bax J J, et al. 2017 ESC/EACTS guidelines for the management of valvular heart disease[J]. Eur J Cardiothorac Surg, 2017, 52（4）:616-664.

[2]　Carpentier A, Chauvaud S, Fabiani J N, et al. Reconstructive surgery of mitral valve incompetence: ten-year apprasial[J]. J Thorac Cardiovasc Surg, 1980, 79（3）:338-348.

[3]　Punjabi P P, Chan K M J. Technique for chordae replacement in mitral valve repair[J]. Ann Thorac Surg, 2012, 94（6）:2139-2140.

[4]　Colli A, Adams O, Fiocco A, et al. Transapical NeoChord mitral valve repair[J]. Ann Cardiothorac Surg, 2018, 7（6）:812-820.

[5]　Ormiston J A, Shah P M, Tei C, et al. Size and motion of the mitral valve annulus in man a two-dimensional echocardiographic method and findings in normal subjects[J]. Circulation, 1981, 64（1）:113-120.

第九章

退行性二尖瓣的手术治疗：瓣膜置换

学习目标

- 了解二尖瓣置换的适应证。
- 了解二尖瓣置换技术。
- 了解二尖瓣置换的风险和并发症。

二尖瓣置换的适应证

当手术适应证明确时，大多数情况下应优先考虑瓣膜修复而不是瓣膜置换。与瓣膜置换相比，瓣膜修复有助于提高术后生存率、改善术后左心室功能，并可避免人工瓣膜的并发症。值得注意的并发症包括人工瓣膜感染性心内膜炎、栓塞事件以及由于长期抗凝而增加的出血事件风险。也有研究表明，二尖瓣修复的持久性与机械二尖瓣置换相当。

然而，当无法进行持久修复时，保留瓣下结构的二尖瓣置换是必要的。在二尖瓣置换期间切除腱索和乳头肌会对左心室功能产生不利影响，因为它们在左心室功能中起重要作用。二尖瓣严重狭窄需要通过外科手术进行置换，通常由于广泛钙化而无法保留瓣下结构，这多见于风湿性瓣膜病。

人工瓣膜选择

　　许多机械瓣膜和生物瓣膜被获批用于二尖瓣置换。尽管机械瓣膜表面偶尔会形成血管翳，需要再次干预，但机械瓣膜不会发生结构性退变。此外，使用机械瓣膜需要终生抗凝，存在出血和栓塞事件的风险。生物瓣膜避免了抗凝的风险，但若瓣膜结构失败，可能需要再次换瓣。

　　因此，在与患者协商后，应根据个体风险和收益选择人工瓣膜。对于 65 岁以下没有抗凝禁忌的患者，机械瓣膜是一个合理的选择。在某些特定情况下，如育龄妇女或抗凝高危的情况下，可以优先考虑生物瓣膜。

二尖瓣置换技术

　　二尖瓣置换技术的程序和显露与前一章所述相同。

　　使用最大直径的松弛地嵌入瓣环内的人工瓣膜来测量二尖瓣瓣环大小。从左心房侧将间断的外翻水平褥式缝线穿过瓣环，使垫片位于瓣环的心房侧（图 9.1）。二尖瓣后瓣叶组织连同瓣下结构可以保留，通常可以通过缝线将瓣叶组织折叠起来，只需缝合这些瓣叶及结构。这些并不会影响人工瓣膜的功能，保留腱索可优化术后左心室功能。

　　对于前瓣，有必要使用椭圆形切口切除平滑部分的瓣叶，以确保瓣叶不会阻碍人工瓣膜运动。在此步骤中，必须注意在瓣叶游离边缘保留一级瓣腱附着。使用水平褥式缝合将切除后的瓣叶游离边缘组织再植到前瓣环，最后贴合到人工瓣膜的缝合线上。如果瓣叶广泛受损，可能需要连同瓣下结构一起切除，只留下一圈健康的瓣叶组织用于放置缝线。

　　当缝线穿过二尖瓣瓣环的时候有些结构有受损伤的风险，深缝会损伤这些结构。左回旋支在 6—9 点位置通过房室沟时与二尖瓣瓣环相邻。冠状静脉窦也沿着后瓣环走行，在 4—6 点位置有受损风险。在 10—12 点位置，主动脉瓣的无冠瓣瓣叶可能被缝进通过二尖瓣瓣环的缝线中。最后，房室节及相关动脉可能在 2 点位置被缝线损伤。

　　将所有缝线置于瓣环周围后，从下向上使它们穿过瓣环缝合环，这样在打结时线结位于瓣膜的左心房侧。人工瓣膜落座于瓣环上，紧密结扎缝线并移除支撑瓣膜的支架。瓣膜的方向对瓣膜血流动力学及左心室功能有重大影响（图 9.2）。两叶机械瓣膜通常以反解剖位置（垂直于原生瓣膜瓣叶闭合线）植入，单叶瓣膜的较大口朝后。这有助于最大限度地减少对生理血流的干扰并维持左心室几何形态。

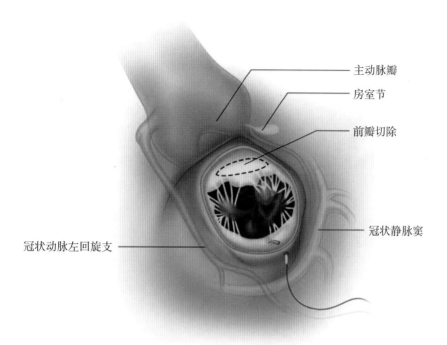

主动脉瓣

房室节

前瓣切除

冠状静脉窦

冠状动脉左回旋支

图 9.1　通过二尖瓣瓣环进行水平间断翻转 2-0 Ethibond 带垫片缝线，避开重要的解剖结构，即冠状
　　　　动脉左回旋支、主动脉瓣、房室节、冠状静脉窦，切除前瓣。缝线置于后二尖瓣瓣环及部分
　　　　后瓣叶周围，允许保留后瓣瓣下结构，虚线表示二尖瓣前瓣的切除范围，允许保留前瓣瓣下结构，
　　　　从而最大限度减少对置换尺寸的影响，并保留瓣下结构

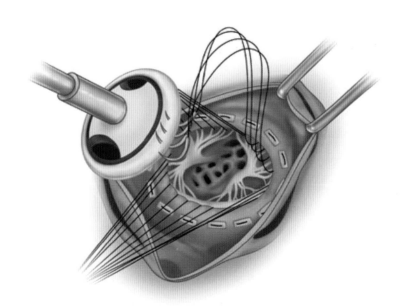

图 9.2　二尖瓣置换

二尖瓣瓣环或瓣膜本身的钙化在二尖瓣置换术中具有特殊危险性。尽管切除尽可能多的钙化物可使人工植入瓣膜的体积最大化，但这也有损伤瓣环、使房室脱离或损伤左回旋支的风险。因此，应谨慎去钙化，如果不用激进地去钙化即可实现可接受的置换，则应完成该置换。

房室沟的损伤可能是由于后瓣环去钙化或者将过大尺寸的成形环或人工瓣膜压入二尖瓣瓣环引起的。这种损伤可能不被注意到，直到患者脱离体外循环并且纵隔充满血液时才发现。在再次心脏停搏前应进行体外循环，然后评估损伤的程度，并尝试使用心包补片进行修复。在修复过程中，可能需要去除人工二尖瓣并重新植入较小的人工瓣膜。

关键要点和陷阱

• 与瓣膜置换相比，瓣膜修复有助于提高术后生存率、改善术后左心室功能，并可避免人工瓣膜的并发症。

• 然而，当无法进行持久修复时，保留瓣下结构的二尖瓣置换是必要的。

• 因此，应在与患者协商后，根据个体风险和收益选择人工瓣膜。

• 人工瓣膜方向对瓣膜血流动力学及左心室功能有显著影响。

• 应谨慎去钙化，如果不用激进地去钙化即可实现可接受的置换，则应完成该置换。

复习题

1. 以下哪项不是应尽可能以瓣膜修复代替机械瓣膜置换的原因？（　　　）

A. 手术后持久性更好

B. 手术死亡率更低

C. 左心室功能改善

D. 人工瓣膜炎发生率更低

E. 出血相关的抗凝发生率更低

2. 关于二尖瓣置换时的瓣膜固定，以下说法正确的是（　　　）。

A. 应该用大小递减的测量环测量瓣环大小

B. 应使带垫片的缝线从心室侧穿过瓣环，使垫片位于心室侧

C. 始终需要完全去钙化以使人工瓣膜放置良好

D. 最常用的机械瓣膜是三叶瓣

E. 保留瓣叶组织边缘有助于为人工瓣膜提供牢固的附着

3. 在通过二尖瓣瓣环缝合时，以下哪个结构没有受损风险？（　　　）

A. 房室节

B. 冠状窦

C. 左回旋支

D. 主动脉瓣无冠瓣

E. 左主干

（华正东　杨　凯）

参考文献

[1]　Thourani V H, Weintraub W S, Guyton R A, et al. Outcomes and long-term survival for patients undergoing mitral valve repair versus replacement: effect of age and concomitant coronary artery bypass grafting[J]. Circulation, 2003, 108（3）:298-304.

[2]　Natsuaki M, Itoh T, Tomita S, et al. Importance of preserving the mitral subvalvular apparatus in mitral valve replacement[J]. Ann Thorac Surg, 1996, 61（2）:585-590.

第十章

缺血性二尖瓣关闭不全

缩写词

aPPM：乳头肌拉近
CABG：冠状动脉旁路移植手术
IMR：缺血性二尖瓣关闭不全
LV：左心室
LVEF：左心室射血分数
rPPM：乳头肌复位

学习目标

- 了解缺血性二尖瓣病变的手术原则。
- 了解需要手术的二尖瓣关闭不全的病理生理学。
- 了解治疗方面遵循指南的重要性。
- 了解治疗缺血性二尖瓣关闭不全的不同外科技术。
- 了解乳头肌干预技术与二尖瓣瓣环成形术的组合。

简介

心肌梗死是全球心血管疾病患者主要死因之一。除了急性机械并发症（随着血管成形术的出现如今已经少见）外，左心室的病理生理演变明显影响二尖瓣功能，在某些病例中形成二尖瓣"新瓣膜病"。二尖瓣关闭不全是仅次于主动脉瓣病变的第二大需手术治疗的瓣膜病。左心室（LV）纵向收缩在缺血性二尖瓣关闭不全（IMR）中的作用尚不明确。我们假设减弱的纵向收缩破坏了二尖瓣在收缩期的正常平面位移，导致瓣叶拴系，从而引起缺血性二尖瓣关闭不全。二尖瓣关闭不全是全球心脏瓣膜病患者发病和死亡的重要病因，也是心力衰竭的常见病因，并发症包括心律失常、心内膜炎和心源性猝死。二尖瓣结构缺陷、室壁异常大小及变形引起的变化参与这些瓣膜病的发展。但是，二尖瓣关闭不全对心脏功能的影响不仅仅是机械的，为了维持泵功能，机体的充盈压升高，最终影响收缩功能和电生理不稳定。在本章中，我们将重点关注继发性和缺血性二尖瓣关闭不全，特别关注手术适应证和新的修复技术。

缺血性二尖瓣的病理生理演变

二尖瓣关闭不全可由二尖瓣瓣叶和（或）二尖瓣结构异常或左心室功能不全引起。二尖瓣由几个组成部分构成：二尖瓣瓣环、前后二尖瓣瓣叶、腱索、前外侧和后内侧乳头肌、支撑乳头肌的左心室心肌。

这些组成部分的任何功能异常或解剖结构变化都可导致二尖瓣关闭不全。二尖瓣关闭不全的机制可分为原发性或继发性。原发性二尖瓣关闭不全，有时称为退行性或器质性二尖瓣关闭不全，是由于二尖瓣结构的内在病变引起。继发性或功能性二尖瓣关闭不全是一种左心室疾病，扩张型心肌病或缺血性心肌病的局部室壁运动异常导致乳头肌向心尖和外侧移位，引起瓣叶拴系和对合不全，导致继发性二尖瓣关闭不全。Carpentier是二尖瓣关闭不全领域最重要的学者，我们从他那里继承了关于二尖瓣关闭不全的系统和有效的分类。

Carpentier Ⅰ型二尖瓣关闭不全：其特征是瓣叶运动正常，二尖瓣瓣环扩大；较少见于心内膜炎时瓣叶穿孔。扩张型心肌病导致的左心室扩大，可继发二尖瓣瓣环扩大，特别是后瓣，在超声心动图检查中表现为中央性反流射血束。

Carpentier Ⅱ型二尖瓣关闭不全：其特征是腱索活动过度增加，导致瓣叶结构活动度或仅仅是瓣叶活动范围增加。原发性二尖瓣关闭不全的最常见原因是二尖瓣退行性病变。

　　Carpentier Ⅲ 型二尖瓣关闭不全：可分为Ⅲ a 型和Ⅲ b 型。Ⅲ a 型特征为收缩期和舒张期瓣叶活动范围受限，通常由风湿病或放射治疗引起。Ⅲ b 型为收缩期活动范围受限，主要由心肌缺血和左心室重塑引起，导致乳头肌移位和瓣叶无法闭合。在本章中，我们重点介绍Ⅰ型和Ⅲ b 型，分析由心肌缺血导致二尖瓣关闭不全，从而导致左心室功能障碍及所有相关的病理生理机制，具体表现为心肌缺血、左心室扩张、二尖瓣瓣环扩张、乳头肌移位和随后发生的二尖瓣瓣叶闭合改变造成的二尖瓣关闭不全。

手术适应证

　　大约在十年前，ESC 指南报道，在进行 CABG 以及 LVEF（左心室射血分数）> 30% 时，功能性二尖瓣疾病仅在严重二尖瓣关闭不全时具有Ⅰ C 级手术适应证（表 10.1）。必须始终记住功能性二尖瓣疾病影响左心室和二尖瓣瓣下结构，继而影响乳头肌和腱索，所以在技术上，如果及时通过血运重建左心室仍具活力心肌区域，那么左心室功能和二尖瓣结构、功能都可能得到改善。根据上述情况，我们仅对严重二尖瓣关闭不全者进行治疗。

表 10.1　手术适应证

适 应 证	建 议	证据等级
重度二尖瓣关闭不全患者行 CABG 治疗，LVEF > 30%	Ⅰ	C
中度二尖瓣关闭不全患者应考虑行 CABG 治疗	Ⅱ a	C
有症状的严重二尖瓣关闭不全、LVEF < 30% 的患者应考虑手术治疗	Ⅱ a	C
对于严重二尖瓣关闭不全、LVER > 30% 的患者，在进行了适当的药物治疗（如果需要治疗，包括 CRT）后仍有症状、合并症较少，并且无血运重建适应证的，可考虑手术治疗	Ⅱ b	C

　　对于 LVEF < 30%、有血运重建适应证和心肌存活表现的有症状严重二尖瓣关闭不全患者，应考虑手术（Ⅱ a C）。

　　对于无合并症、经过优化药物治疗（包括 CRT 心脏再同步治疗）后仍有症状的严重二尖瓣关闭不全、LVEF> 30% 的患者，当无血运重建适应证时，应考虑手术（Ⅱ b C）。

　　2012 年关于缺血性二尖瓣关闭不全的指南包括慢性继发性二尖瓣关闭不全的二尖瓣手术指征。新的 2021 年指南已经修改，包括二尖瓣夹的新的作用。

　　表 10.2 为证据的级别和推荐分类说明。

表 10.2　证据的级别和推荐分类

推荐级别（COR）	证据水平（LOE）
级别 1（强烈）　　　　　收益 >>> 风险	**A 级**
写作推荐的短语： • 推荐 • 指示 / 有用 / 有效 / 有益 • 应执行 / 管理 / 其他 • 比较有效性短语†： 　- 建议 / 指出治疗 / 策略 A 优先于处理 B 　- 应选择治疗 A 而非治疗 B	• 来自 1 次以上随机对照试验的高质量证据‡ • 高质量随机对照试验的荟萃分析 • 一个或多个经高质量注册研究证实的随机对照试验
2a 级（中等）　　　　　收益 >>> 风险	**B-R 级**　　　　　　　　　　　　（随机） • 来自 1 次或多次随机对照试验的中等质量证据‡ • 中等质量随机对照试验的荟萃分析
写作推荐的短语： • 合理 • 可能有用 / 有效 / 有益 • 比较有效性短语†： 　- 治疗 / 策略 A 可能在优先于治疗 B 　- 选择治疗方案 A 而非治疗方案 B 是合理的	**B-NR 级**　　　　　　　　　　（非随机化） • 来自一个或多个精心设计的中等质量证据 \ 执行的非随机研究、观察性研究或登记学习‡ • 此类研究的荟萃分析
2b 类（弱）　　　　　收益 >>> 风险	**C-LD 级**　　　　　　　　　　（有限数据） • 随机或非随机观察性或注册研究有设计或执行的限制 • 此类研究的荟萃分析 • 人体受试者的生理或机制研究
写作推荐的短语： • 可能 / 可能合理 • 可能 / 可能合理 • 有用性 / 有效性未知 / 不清楚 / 不确定或不好建立	**C-EO 级**　　　　　　　　　　（专家意见） • 基于临床经验的专家意见一致
第 3 级别：无收益（中等）　　　收益 >>> 风险 （一般情况下，仅使用 LOE A 或 B）	COR 和 LOE 是独立确定的（任何 COR 都可以与任何 LOE 配对）。 具有 LOE C 的推荐并不意味着该推荐是弱的，指南中提到的许多重要临床问题不适用于临床试验。尽管没有随机对照试验，但可能有一个非常明确的临床共识，即特定的测试或治疗是有用的，或者有效的。
写作推荐的短语： • 不推荐 • 没有说明 / 有用 / 有效 / 有益 • 不应执行 / 管理 / 其他	• 干预的结果或结果（改善临床）应说明结果或未提高的诊断准确性或增加的预后信息。
第 3 级别：伤害（强烈）　　　　风险 > 收益	† 对于比较有效性建议（COR 1 和 2a；仅限 LOE A 和 B），支持使用比较动词的研究应涉及对所评估的治疗或策略的直接比较。
写作推荐的短语： • 潜在危害 • 造成伤害 • 与过高的发病率 / 死亡率相关 • 不应执行 / 管理 / 其他	‡ 评估质量的方法正在发展，包括标准化、明智使用、最好是验证证据分级工具的应用；为了进行系统审查，设立了一个证据审查委员会。 COR 表示推荐等级；LOE，证据水平；R 随机和随机对照试验；NR，非随机；LD，有限；EO，专家意见。

如表 10.1 所示，评估患者的 LVEF、症状和超声心动图数据非常重要，此外还要评估有无合并症。根据指南以及心力衰竭专家的评估并诊断为二尖瓣关闭不全 D 期后，如果反流量 > 60 mL，反流分数 > 50% 及存在 ERO（有效反流口），且患者有 CABG 指征并被列为Ⅱa，则说明与过小的瓣膜成形术相比，保留腱索的二尖瓣置换可能是合理的选择。如果患者处于二尖瓣关闭不全 D 期，反流量 > 60 mL，反流分数 > 50%，ERO > 0.40 cm²，无 CABG 指征，则必须评估 LVEF：如果 LVEF ≥ 50% 且患者服药治疗符合指南的推荐，但症状持续存在且心房颤动，应行二尖瓣手术，指征为Ⅱb 级；如果患者处于二尖瓣关闭不全 D 期，反流量 > 60 mL，反流分数 > 50%，ERO > 0.40 cm²，LVEF < 50%，且患者接受符合指南推荐的护理和治疗后症状持续存在，仅在有以下合适的瓣膜解剖结构时，行经导管二尖瓣缘对缘修复（二尖瓣夹），指征为 2a：LVEF 为 20% ～ 50%，左心室收缩末内径（LVESD）≤ 70 mm 以及肺动脉收缩压（PASP）≤ 70 mmHg（当可运用超声心动图时，运动导致呼吸困难及二尖瓣关闭不全严重程度增加伴随肺动脉高压是进行手术的适应证）。如果上述数据没有有利的瓣膜解剖结构，并且患者症状严重，表明行二尖瓣手术的指征为 2b 级。

全球情况和外科技术

缺血性二尖瓣关闭不全是一种由左心室缺血引起的二尖瓣关闭不全。其首要病理学变化是正常左心室局部几何结构的紊乱与不利重构的结合。

虽然美国心脏病学会 / 美国心脏协会指南推荐对合并 CABG 的严重慢性缺血性二尖瓣关闭不全（IMR）的患者进行手术治疗，但如何选择合适的外科方法仍然是一个未解决的问题。许多研究者提倡二尖瓣限制性瓣环成形术（RA），而另一些人则建议二尖瓣置换。支持保守方法的研究人员认为，保持瓣膜与左心室之间的连续性可以获得更好的长期效果和左心室重构逆转。目前尽管普遍认同使用完整环而不是条带，但人工瓣环的选择仍有争议。相反，许多外科医生更倾向于使用保留腱索的生物瓣膜进行二尖瓣置换，以避免二尖瓣关闭不全复发。事实上，仅 RA 后二尖瓣关闭不全复发率在几项报告中为 5% ～ 30%。当同时运用瓣下结构技术与传统环成形术时，可以实现更佳修复效果，可减少二尖瓣关闭不全复发和增强左心室重构逆转。进一步了解术前预测疾病复发的参数和在这类患者中运用瓣下结构技术，将是该领域的下一个重大进步。

下面将介绍最新的环形（瓣环成形术）和瓣下结构二尖瓣成形技术。关于患者的体外循环准备、手术入路选择和瓣膜的外科暴露，它们或多或少与前面章节所述的二尖瓣手术相似。为避免不必要的重复，在本章中，我们将仅展示二尖瓣成形的特定手术技术，特别关注瓣下结构二尖瓣成形技术。

人工瓣环选择

瓣环成形术期间，正确外科暴露二尖瓣系统以及正确测量二尖瓣瓣环大小都非常重要。推荐使用神经钩将前瓣沿前后方向拉伸，并使用适当的测量设备与前瓣面积进行比较；还有些外科医生更喜欢评估交界间距（前外侧和后内侧交界之间）。

存在几种不同材料的瓣环，这些瓣环有 2D 和 3D 形状，完整或半完整，为刚性、半刚性或柔性（图 10.1）。简单起见，这些环通常被称为刚性环、半刚性环或柔性环。

C 形柔性环

半刚性全环

刚性全环

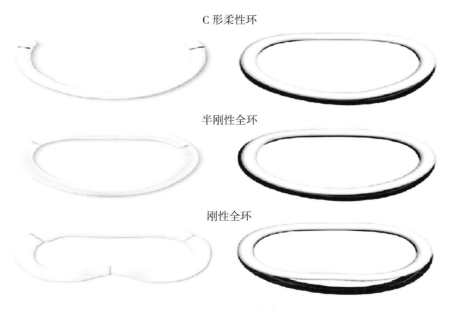

图 10.1 不同的二尖瓣成形环

在退行性二尖瓣疾病中使用柔性环的理论依据是保留二尖瓣瓣环的动态收缩期 – 舒张期运动及其在左心室收缩功能中的作用。使用缩小的二尖瓣成形环被证明是治疗 IMR 的有效技术。Fattouch 等人发现，使用半刚性全环与使用刚性鞍形环相比，静息和负荷时肺动脉压和二尖瓣平均跨瓣压差低。在半刚性全环组观察到更好的瓣悬托参数，得到更好的临床结果和更低的二尖瓣关闭不全复发率。此外，观察到较低的术后后瓣角和瓣膜闭合深度。

慢性 IMR 的标准外科治疗是 CABG 联合缩小的全环二尖瓣成形。然而，由于左心室持续重构，二尖瓣关闭不全复发率仍较高（> 30%）。为获得更好的长期结果，在过去十年中，除二尖瓣成形术外已开发了几种瓣下结构手术技术。其中外科乳头肌复位是最佳选择，可恢复正常的左心室几何形态。在未来，需要新的关于二尖瓣关闭不全复发的预测因素以便为每位中度 IMR 患者找到个体化治疗时间。

瓣下结构修复

在过去的十年中，一些研究者提出了不同的手术技术并将其增加到二尖瓣成形术中，以改善长期的修复结果。如前所述，缺血事件导致左心室节段性运动改变。左心室重构导致左心室结构的改变，进而导致二尖瓣结构的改变。二尖瓣是左心室的组成部分，在正常的收缩和舒张功能中起着重要的作用。左心室结构的损坏导致了二尖瓣的功能改变，出现乳头肌移位、腱索张力增加、二尖瓣叶对合不良，这是缺血性二尖瓣关闭不全的基础。因此，整合超声心动图数据（瓣环的宽度、腱索的长度、乳头肌的位置）和二尖瓣的解剖探查是重要的，以执行正确的手术程序，改善二尖瓣修复的结果。下面我们将介绍与最常见的修复性瓣环成形术相关的主要二尖瓣修复手术技术。

乳头肌复位（rPPM）：慢性继发性二尖瓣关闭不全的主要病理生理因素是乳头肌（PPM）向外移位导致瓣叶拴系。因此，乳头肌干预联合二尖瓣瓣环成形术被引入临床实践，以纠正这种位移，减少二尖瓣关闭不全的复发。Micali 等人提出，接受乳头肌干预和二尖瓣修复成形的患者，与仅接受二尖瓣修复成形的患者相比，二尖瓣关闭不全复发率较低。接受乳头肌干预和二尖瓣修复成形组比仅接受二尖瓣修复成形组左心室内径减小程度略高。然而，在两组中，左心室逆向重构率均 < 10%。在左心室逆向重构方面，未检测到乳头肌复位和乳头肌拉近之间的差异。乳头肌复位首先由 Kron 等人报道，后来我们团队广泛使用，包括在后瓣乳头肌纤维部分两次穿过 3-0 或 4-0 聚丙烯缝线或 Gore-Tex 缝线；通常后乳头肌前后头都需要复位。然后将双针缝线的每根针从相邻二尖瓣瓣环的右纤维三角区后方或靠近 P3 段的后瓣瓣环上方穿出。在某些情况下，应复位前瓣乳头肌，并将缝线穿过左纤维三角区。可以在术中用生理盐水充盈 LV 时调整乳头肌复位量（图 10.2）。

如 Jensen 等人所述，与仅缩小环成形相比，双侧乳头肌复位作为辅助手术联合缩小瓣环成形显著减少了舒张末期（-7.9% vs 3.8%，$P < 0.01$）和收缩末期（-9.7% vs 2.5%，$P = 0.02$）后乳头肌到前三角区的距离；相应地明显减少了瓣膜闭合点的外侧牵拉（$P < 0.01$）。Fattouch 等人报道了接受乳头肌复位的患者 LVEDD（左心室舒张末内径）和 LVESD（左心室收缩末内径）的逆向重构显著改善（$P < 0.05$）。手术后平均幕状区

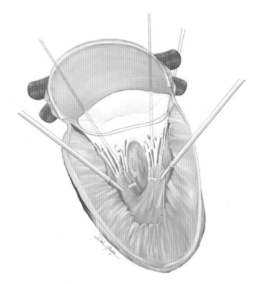

图 10.2　乳头肌复位：在放置成形环之前，辅助修复被完成，通过在后瓣乳头肌纤维部分两次穿过 3-0
　　　　或 4-0 聚丙烯缝线；通常后乳头肌的前后头都要复位。然后将双针缝线的每根针从相邻二尖
　　　　瓣瓣环的右纤维三角区后方穿出

面积为（1.1 ± 0.2）cm^2，手术后平均瓣叶对合深度为（0.5 ± 0.2）cm，较仅接受二尖瓣
修复成形的患者显著减少。随访数据显示，乳头肌复位加二尖瓣成形术后 5 年累积生存
率为 91% ± 1.3%，五年无心血管相关事件死亡率为 91.3% ± 1.6%，五年无心血管相关事
件生存率为 84% ± 2.2%，五年无 ≥ 2 级二尖瓣关闭不全复发生存率为 97.3% ± 1.1%。我
们中心使用的另一种修复技术是乳头肌拉近（aPPM）（图 10.3、图 10.4），当左心室结
构改变时，乳头肌相互离开。重要的是计算两个肌肉的正确拉近距离，以免产生新的瓣
叶拴系而可能导致瓣膜关闭不全。

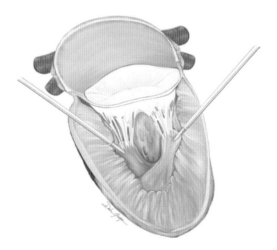

图 10.3　乳头肌拉近：可以看到左心室扩张和一致的乳头肌移位

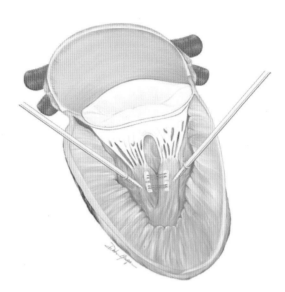

图 10.4　乳头肌拉近：两根带垫片的 4-0 聚丙烯缝线穿过前后乳头肌体部，目的是将前后乳头肌一起
　　　　　带到正确的位置

　　下面介绍另一种涉及腱索的瓣下结构手术技术：在此技术中，评估一级和次级腱索
的长度及关系非常重要。

　　腱索切断：通过切断慢性梗死后性腱索减少瓣叶拴系，后续可显著减缓左心室重构
进展，并在长期随访中持续降低二尖瓣关闭不全。这些益处具有改善临床结局的潜力。
在慢性梗死后环境中切断次级腱索不会对长期左心室重构产生不良影响，并限制左心
室容积的渐进性增加。Messas 等人的研究证实了该技术的长期安全性及其作为减轻慢
性 IMR 和左心室重构的方法的有效性。量化评估二尖瓣瓣环到乳头肌尖的距离可能有
助于正确选择该手术患者。腱索切断作为一种手术方式，由于可能破坏瓣膜和左心室连
续性并引起左心室重构而遭到了抵制。然而，这些手术技术仅针对次级腱索，保留了基
底和边缘腱索完整性，从而保持瓣膜和左心室的连续性。在一项近期研究中，缩小成形
环加切除双瓣叶次级腱索导致瓣叶活动度增加，可显著降低复发性二尖瓣关闭不全的严
重程度，重要的是观察到左心室重构逆转，左心室功能未受不良影响。该研究表明，双
瓣叶次级腱索同期切除可降低复发性二尖瓣关闭不全的严重程度，并与左心室重构逆转
相关，且对左心室功能无不良影响（图 10.5）。Messas 等人报道的腱索切除技术：切断
有限数量的基底腱索可改善瓣叶闭合并减少瓣叶拴系；消除前瓣次级腱索可使瓣叶呈现
更正常、较少紧绷的形态，使瓣膜游离缘闭合更有效。在一篇来自 MPEG-Transatlantic
Network 的论文中，作者报道了对照组二尖瓣关闭不全进展为中至重度，而成形环加腱
索切除组降至微量，仅腱索切除组为轻度至中度，仅成形环组为中度至重度（射流紧缩
口测量，对照组（5.9 ± 1.1）mm，成形环加腱索切除组（0.5 ± 0.08）mm，仅腱索切除

组（1.0±0.3）mm，仅成形环组（2.0±0.4）mm；P<0.01）。此外，对照组左心室收缩末期容积增加108%，而成形环加腱索切除组仅增加28%，少于另外两种单一干预组（P<0.01）；他们得出结论，联合成形环和瓣下结构修复可长期改善慢性IMR和左心室重构，而不会减弱整体或节段性左心室功能。

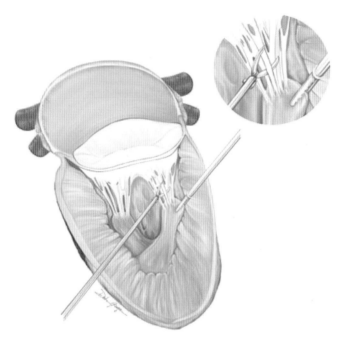

图10.5 腱索切除技术：我们可以看到腱索切除，切除有限数量的基底腱索可以减少瓣叶拴系以及改善瓣叶对合，消除前瓣的次级腱索能允许瓣叶恢复至接近正常以及减少张力，使瓣叶游离缘更有效地对合

切除转位技术：Cappabianca等人报道，从前瓣中央部分（通常在A2和A3之间）起源、附着的次级腱索直接在其与瓣叶的附着点下切断，并使用5-0聚丙烯缝线在前瓣游离缘重新植入。1年随访时，成形环组与成形环加切除转位组的二尖瓣关闭不全等级分别为2.9±0.4和0.2±0.4（P<0.0001），左心室收缩末期容积指数（mL/m²）为52.7±13.1和48.2±10.1（P=0.07），左心室收缩末期指数（mL/m²）为92.9±16.5和83.4±15.9（P<0.005），射血分数（%）为37.8±6.3和44.2±8.1（P<0.0001）。

乳头肌吊索技术：Hvass等人报道，该技术是通过钝性分离器进入后瓣乳头肌附着部位室壁较厚的支柱处，分离后瓣乳头肌基底与左心室壁，使用4 mm Gore-Tex管环绕两个乳头肌的基底，逐渐收紧直至两个乳头肌紧密接触。Gore-Tex管在心室内形成一个环，用强有力的缝线固定。一旦收紧，两个乳头肌基底之间不再有残余间隙。无缝线穿过乳头肌。Hvass等人报道了37例患者10年随访结果：31例二尖瓣关闭不全为无至微量，4例为轻度至中度；所有最初成功的双节段二尖瓣修复随访显示稳定。1年后随访显示左心室内径（56 mm ± 5 mm）、射血分数（49% ± 6%）、容积（130 mL ± 10 mL）和球形指数（0.55）改善。他们得出结论，重新拉近乳头肌对二尖瓣瓣叶活动性有直接影响，通过抑制乳头肌移位减少瓣叶拴系，这可防止二尖瓣关闭不全复发，避免进一步乳头肌移位。

乳头肌三明治技术：Ishikawa等人报道，第一步是使前后瓣瓣叶的乳头肌头拉近，以实现两瓣叶对合，在前外侧连合部分，将带Teflon垫片的3-0 Ticron缝线和双臂针穿过后瓣的乳头肌头和前瓣的乳头肌头，并用另一个Teflon垫片加固。在后内侧连合部分也做同样的拉近缝线。他们报道术后轻度二尖瓣关闭不全发生率为4%，没有中重度二尖瓣关闭不全；2年随访无二尖瓣关闭不全发生率为93%。

关键要点和陷阱

• 二尖瓣关闭不全对心脏功能的影响不仅仅是机械的，泵功能可能通过升高充盈压力而得到维持，但不可避免地导致影响功能和电生理不稳定。

• 二尖瓣关闭不全可由二尖瓣瓣叶疾病和（或）二尖瓣结构异常或左心室功能不全引起。

• 对于二尖瓣关闭不全评估，最重要的贡献来自Carpentier教授，他描述了有效的二尖瓣关闭不全分类。

• 必须始终记住功能性二尖瓣疾病是一种影响左心室和二尖瓣瓣下结构的病变，继而影响乳头肌和腱索。

• 缺血性二尖瓣关闭不全是由左心室缺血引起的二尖瓣关闭不全；但是首要病理学变化是正常左心室局部几何结构的紊乱与不利重构的结合。

复习题

1.二尖瓣关闭不全对心脏功能的影响纯粹是机械的吗？（　　　）

A.是

B.否

2.哪种Carpentier二尖瓣关闭不全类型最符合以下陈述：腱索活动增加，导致瓣叶或瓣片脱垂？（　　　）

A.Ⅰ型

B.Ⅱ型

C.Ⅲa型

3. 哪种 Carpentier 二尖瓣关闭不全类型最符合以下陈述：收缩期活动减少，此表现由心肌缺血和左心室重塑引起，导致乳头肌移位和瓣叶无法闭合？（　　　）

A. Ⅱ型

B. Ⅲ a 型

C. Ⅲ b 型

4. LVEF < 30%、可选择血运重建、有存活证据、有症状的严重二尖瓣关闭不全患者应考虑哪个等级的手术？（　　　）

A. Ⅱ级

B. Ⅱ a 级

C. Ⅱ b 级

5. 以下陈述属于什么水平的证据？解剖结构良好，LVEF 在 20% ～ 50% 之间，LVESD ≤ 70 mm 以及 PASP ≤ 70 mmHg，具有上述数据和严重症状的患者，将采取经导管二尖瓣缘对缘修复（二尖瓣夹）。（　　　）

A. LOE Ⅱ级

B. LOE Ⅱ a 级

C. LOE Ⅱ b 级

（闫　炀　李勇新）

参考文献

[1] Ishikawa M, Watanabe S, Hammoudi N, et al. Reduced longitudinal contraction is associated with ischemic mitral regurgitation after posterior[J]. Am J Physiol Heart Circ Physiol, 2018, 314（2）:H322-H329.

[2] Nkomo V T, Gardin J M, Skelton T N, et al. Burden of valvular heart diseases: a population-based study[J]. Lancet, 2006, 368（9540）:1005-1011.

[3] Enriquez-Sarano M, Avierinos J F, Messika-Zeitoun D, et al. Quantitative determinants of the outcome of asymptomatic mitral regurgitation[J]. N Engl J Med, 2005, 352（9）:875-883.

[4] Apostolidou E, Maslow A D, Poppas A. Primary mitral valve regurgitation: update and review[J]. Glob Cardiol Sci Pract, 2017, 2017（1）:e201703.

[5] Otto CM. Textbook of clinical echocardiography[M]. 4th ed. Philadelphia: Saunders, 2009.

[6]　Enriquez–Sarano M, Freeman W K, Tribouilloy C M, et al. Functional anatomy of mitral regurgitation: accuracy and outcome implications of transesophageal echocardiographic[J]. J Am Coll Cardiol, 1999, 34（4）:1129–1136.

[7]　Olson L J, Subramanian R, Ackermann D M, et al. Surgical pathology of the mitral valve: a study of 712 cases spanning 21 years[J]. Mayo Clin Proc, 1987, 62（1）:22–34.

[8]　Griffin B P. Myxomatous mitral valve disease: Valvular heart disease—a companion to Braunwald's heart disease[M]. Philadelphia: Saunders/Elsevier, 2009.

[9]　Remenyi B, ElGuindy A, et al. Valvular heart disease 3: valvular aspects of rheumatic heart disease[J]. Lancet, 2016, 387:1335–1346.

[10]　Brand M D, Abadi C A, Aurigemma G P, et al. Radiation—associated valvular heart disease in Hodgkin's disease is associated with characteristic thickening and fibrosis of the aortic–mitral curtain[J]. J Heart Valve Dis, 2001, 10（5）:681–685.

[11]　Bursi F, Enriquez-Sarano M, Nkomo V T, et al. Heart failure and death after myocardial infarction in the community: the emerging role of mitral regurgitation[J]. Circulation, 2005, 111（3）:295–301.

[12]　Birsi F, Enriquez-Sarano M, Jacobsen S J, et al. Mitral regurgitation after myocardial infarction: a review[J]. Am J Med, 2006, 119（2）:103–112.

[13]　Nappi F, Avtaar Singh S S, Padala M, et al. The choice of treatment in ischemic mitral regurgitation with reduced left ventricular function[J]. Ann Thorac Surg, 2019, 108（6）:1901–1912.

[14]　Bonow R O, Carabello B A, Chatterjee K, et al. 2008 focused update incorporated into the ACC/AHA 2006 guidelines for the management of patients with valvular heart disease: a report of the American College of Cardiology/American Heart Association task force on practice guidelines（writing committee to revise the 1998 guidelines for the management of patients with valvular heart disease）: endorsed by the society of cardiovascular anesthesiologists, society for cardiovascular angiography and interventions, and society of Thoracic surgeons[J]. Circulation, 2008, 118（15）:e523–e661.

[15]　Vahanian A, Alfieri O, Andreotti F, et al. Guidelines on the management of valvular heart disease（version 2012）. The joint task force on the Management of Valvular Heart Disease of the European Society of Cardiology（ESC）and the European Association for Cardio—Thoracic Surgery（EACTS）[J]. Eur Heart J, 2012, 33（19）:2451–2496.

[16]　Fattouch K, Guccione F, Sampognaro R, et al. POINT: Efficacy of adding mitral valve restrictive annuloplasty to CABG in patients with moderate ischemic mitral valve regurgitation: a randomised trial[J]. J Thorac Cardiovasc Surg, 2009, 138（2）:278–285.

[17] Gillinov A M, Wierup P N, Blackstone E H, et al. Is repair preferable to replacement for ischemic mitral regurgitation?[J]. J Thorac Cardiovasc Surg, 2001, 122（6）:1125-1141.

[18] Vassileva C M, Boley T, Markwell S, et al. Meta-analysis of short-term and long-term survival following repair versus replacement for ischemic mitral regurgitation[J]. Eur J Cardiothoracic Surg, 2011,39（3）:295-303.

[19] Kuwahara E, Otsuji Y, Iguro Y, et al. Mechanism of recurrent/persistent ischemic/functional mitral regurgitation in chronic phase after surgical Annuloplasty: importance of augmented posterior leaflet tethering[J]. Circulation. 2006, 114（1 Suppl）:I529-I534.

[20] Mihaljevic T, Lam B K, Rajeswaran J, et al. Impact of mitral valve annuloplasty combined with revascularization in patients with functional ischemic mitral regurgitation[J]. JACC, 2007, 49（22）:2191-2201.

[21] Kron I L, Green G R, Cope J T. Surgical relocation of the posterior papillary muscle in chronic ischemic mitral regurgitation[J]. Ann Thorac Surg, 2002, 74（2）:600-601.

[22] Wagner C E, Kron I L. Subvalvular techniques to optimize surgical repair of ischemic mitral regurgitation[J]. Curr Opin Cardiol, 2014, 29（2）:140-144.

[23] Chang B C, Youn Y N, Ha J W, et al. Long-term clinical results of mitral valvuloplasty using flexible and rigid rings: a prospective and randomized study[J]. J Thorac Cardiovasc Surg, 2007,133（4）:995-1003.

[24] Micali L R, Qadrouh M N, Parise O, et al. Papillary muscle intervention vs mitral ring annuloplasty in ichemic mitral regurgitation[J]. J Card Surg, 2020, 35（3）:645-653.

[25] Messas E, Bel A, Szymanski C, et al. Relief of mitral leaflet tethering following chronic myocar-dial infarction by chordal cutting diminishes left ventricular remodeling[J]. Circ Cardiovasc Imaging, 2010, 3（6）:679-686.

[26] Jensen H, Jensen M O, Smerup M H, et al. Impact of papillary muscle relocation as adjunct procedure to mitral ring annuloplasty in functional ischemic mitral regurgitation[J]. Circulation, 2009, 120（11 Suppl）:S92-S98.

[27] Fattouch K, Castrovinci S, Murana G, et al. Papillary muscles relocation and mitral annuloplasty in ischemic mitral valve regurgitation: midterm results[J]. J Thorac Cardiovasc Surg, 2014, 148（5）:1947-1950.

[28] Szymanski C, Bel A, Cohen I, et al. Comprehensive annular and subvalvular repair of chronic ischemic mitral regurgitation improves long-term results with the least ventricular remodeling[J]. Circulation, 2012, 126（23）:2720-2727.

[29] Messas E, Guerrero J L, Handschumacher M D, et al. Chordal cutting a new therapeutic approach for ischemic mitral regurgitation[J]. Circulation, 2001, 104（16）.1958-1963.

[30] Cappabianca G, Bichi S, Patrini D, et al. Cut-and-transfer technique for ischemic mitral regurgitation and severe tethering of mitral leaflets[J]. Ann Thorac Surg, 2013, 96（5）:1607-1613; discussion 1613.

[31] Hvass U, Tapia M, Baron F, et al. Papillary muscle sling: a new functional approach to mitral repair in patients with ischemic left ventricular dysfunction and functional mitral regurgitation[J]. Ann Thorac Surg, 2003, 75（3）:809-811.

[32] Ishikawa S, Ueda K, Kawasaki A, et al. Papillary muscle sandwich plasty for ischemic mitral regurgitation: a new simple technique[J]. J Thorac Cardiovasc Surg, 2008, 135（6）:1384-1386.

第十一章

微创二尖瓣修复和置换

缩写词

MIMVS 微创二尖瓣手术

PMR 原发性二尖瓣关闭不全

TEE 经食管超声心动图

TTE 经胸超声心动图

学习目标

- 了解微创二尖瓣手术的发展背景、当前趋势和技术的发展。

- 了解该方案的适应证。

- 通过分步描述，提供大量欧洲中心所采用技术的示例，以及进行此类手术的一些有用"诀窍"。

现有证据回顾

在过去三十年中，内窥镜手术最先发展于普外科，然后在其他外科专科发展起来。微创手术的发展，改变了患者的管理方式，使手术的发病率和死亡率降低。

在心脏手术领域，Carpentier 及其同行在 1996 年首次介绍了通过经胸小切口进行胸腔镜辅助的微创二尖瓣修复。此类手术的技术指导源于 Hugo Vanermen（比利时 – 阿尔斯特）、Freidrich Moor（德国 – 莱比锡）和 Randall Chitwood（美国 – 格林维尔）等"先驱者"的工作成果。我们科室也对用于原发性二尖瓣关闭不全（PMR）患者的此类方案进行了优化和推广。

专用手术仪器的开发和手术步骤标准化使专业中心能够对外声称择期二尖瓣手术的 30 天死亡率低于 1%。尽管外科医生的学习曲线很陡，但所有用常规方案（胸骨切开）实施的二尖瓣修复技术都可用不超过 4 cm 的切口进行，并具有至少相同的成功率。

微创二尖瓣手术（MIMVS）与肺切除、胃肠手术的腔镜方法不同，其发展相对较慢，这是由多个因素造成的。此类手术的结果很大程度上取决于外科医生通过长而陡的学习曲线获得的专门技能以及医院的病例数量。

然而，当前的大部分建议是对无症状或仅有轻微症状的 PMR 患者（如有严重反流和左心室功能恶化的年轻患者）进行早期手术，这促进了 MIMVS 的发展，因为在这种情况下，微创手术更加可取。部分疑难病例也可选择 MIMVS（如胸廓畸形、肥胖、胸壁病变、既往有放疗或心脏手术史的患者，尤其是做过通畅内乳动脉旁路移植手术的患者等）其避免了前路切口，并且二尖瓣能在手术切口较小和心脏活动下显露。

这种方案在我们中心被认为是所有二尖瓣手术的"标准"方案。我们将在本章中介绍我们采用的技术，该技术源于 Hugo Vanermen 介绍的原创技术，并通过近 15 年的实践经验和近 2000 例手术进行了完善。

技术 / 细节 / 步骤

术前评估

微创二尖瓣手术相对于常规手术来说，仅有少数禁忌证。如有特殊障碍，则必须具体检查。

心脏检查

手术适应证通常需借助经胸超声心动图（TTE）进行检查。必须详细检查主动脉反流，因其会对顺行灌注主动脉心脏停搏液造成威胁。

如果 TTE 检查结果不确定，则需要做经食管超声心动图（TEE）。TEE 需要在手术期间进行（确定插管位置，评估瓣膜修复，控制排气等），且 TEE 的禁忌证应被视为存在微创入路的二尖瓣手术的禁忌证。

如果在手术前一天进行冠状动脉造影，为保留股动脉入路，应优先采用桡动脉入路。

血管检查

MIMVS 方案需要用股动脉入路进行外周插管。血管检查主要由团队的偏好决定。一些外科医生会系统地进行全主动脉 CT 血管造影检查，有时也会与冠状动脉 CT 血管造影检查结合。

胸部检查

胸部检查取决于患者的既往史和胸部 X 线片结果。严重的胸膜粘连可能会阻碍进入左心房的最佳途径。必须评估切口部位的皮肤状况，且通常要在手术前一天标记皮肤切口的位置。

患者准备

标准化是简化整个团队（麻醉、护理、手术）协调工作的关键因素。

麻醉管理

MIMVS 的麻醉管理与"常规"瓣膜手术非常相似。其中包括：

①插入颈静脉多腔中央静脉导管。

②插入右桡动脉导管以进行有创血压监测。

③用单腔导管进行气管插管。应避免采用单肺通气的双腔导管插管，因为这需要特定的训练，且在患者活动时导管会频繁移位，在手术结束时必须将双腔导管更换为单腔导管。在我们中心，手术开始时进行外周插管，一旦胸腔开放，就启动体外循环（CPB）。因此，可以停止机械通气以避免肺损伤风险。或者可以将单腔导管配上支气管封堵器使用。

④使用经皮除颤贴片，因为心包内除颤不可能通过经胸微创切口进行。

右颈静脉入路

右心房引流质量对手术过程顺利与否至关重要。单根静脉插管配上主动引流通常可以提供充足的引流。在启动 CPB 之前，插管位置的质量由 TEE 进行评估。

在某些情况下（合并三尖瓣手术、大的房间隔缺损、引流不足、外科医生偏好），双腔静脉插管会优先加以考虑。因此，必须保留穿刺部位，将其包括在术野中。

患者体位

患者取仰卧位，躺在手术台右侧边缘，肩下垫凝胶垫。右臂放在外科手术台右侧，略屈曲。右腕部用专用包扎带保持贴近右髋。

理想的患者体位、皮肤准备和铺巾能够提供需要的外科术野（右胸，从胸骨到腋中线以及两个腹股沟），并能使内窥镜设备自由活动。胸骨必须始终保持在无菌区，必要时可紧急转为完全胸骨切开。

对于女性患者，要使用无菌黏性薄膜将右乳向左肩拉起，以露出右第四肋间隆突。这样一来，手术后乳下切口瘢痕将不可见。对于男性患者，乳晕通常位于右第四肋间前。

患者摆位的最后步骤是连接胸腔镜元件（由自动静止镜头支架（Endoboy®）支撑的 10 mm 30° 胸腔镜，CO_2 导管）以及 CPB 导管（图 11.1）。

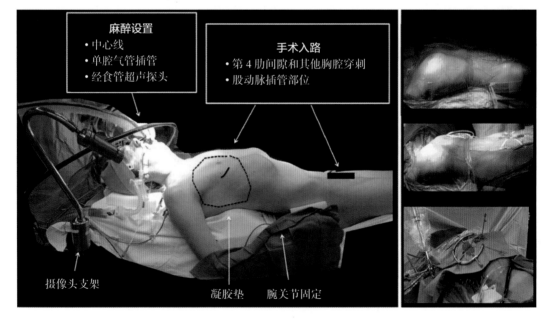

图 11.1　典型的患者安置方式和体位

手术室设置

除标准心脏手术配置外，MIMVS还需要胸腔镜系统（光源、摄像机、CO_2充气机器），其通常放置在患者左侧（主助手右侧），并配有额外显示器（主手术医生左侧）。

手术室需要专用仪器，包括长轴手术器械以及特定的牵引器和消耗材料。

手术步骤

外周插管

一般原则

在我们中心，要降低动静脉瘘的风险，需要进行经皮双侧股动静脉插管（理想情况下，左侧为动脉插管，右侧为静脉插管）。MIMVS手术并发症与外周插管质量直接相关。动脉闭合系统失效可能导致假性动脉瘤或股动脉狭窄，此时可能需要紧急手术修复。静脉插管误置情况较少见，但一旦出现可危及生命（后腹膜出血、大血管或心脏穿孔）（图11.2）。

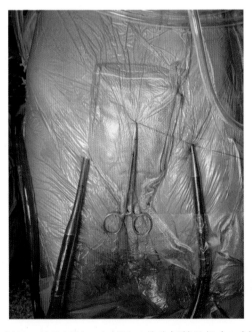

图 11.2　在患者左侧放置动脉插管，右侧放置静脉插管的经皮双侧股动静脉插管技术

以下两个基本原则必须始终严格遵守：

①导丝和插管的插入和操作必须始终在多普勒超声（血管多普勒和 TEE）的引导下进行。

②每个血管穿刺部位（动脉和静脉）必须位于腹股沟韧带下方，以避免隐匿的后腹膜出血，并为可能的外科切开入路提供便利。

动脉插管

在静脉插管之前，股动脉下穿刺应仔细瞄准股动脉前壁中部，以免在全身肝素化下动脉穿刺，并使静脉插管时血管得以快速充盈。训练有素的外科医生通常使用预闭合系统，如 Prostar XL 或 ProGlide（Abbott Vascular 公司），但也可以对动脉前壁进行手术解剖。

插管时要插入导丝，并定位到降主动脉。全身肝素化后，插入动脉插管，并安全固定在手术盖布上（根据我们的经验，17 F 动脉插管适合大多数患者）。

静脉插管

经皮静脉插管在对侧（图 11.2）进行。如前所述，静脉引流质量至关重要。此外，静脉和右心腔组织较薄，因此在插入静脉插管的全部过程中，必须用 TEE 双腔静脉视图持续监测导丝至上腔静脉的位置。如果使用单腔两阶段插管（如 23/25 Fr Estech 公司），插管尖端则需推入上腔静脉几厘米，以避免随后插入心房牵开器时尖端出现抽动。在启动主动引流（离心泵或真空）后评估静脉引流质量。

完全经皮股血管插管技术特别适合微创二尖瓣手术，其在外科医生经过较短学习曲线后成功率高，且并发症少。

微创入路

手术入路以右前外侧经胸小切口（3～5 cm）为代表。选择胸部入路至关重要，其能使显露瓣膜入路显露出来。插入心房牵开器后，"右胸切口—左心房开口—二尖瓣—心尖"轴线必须呈直线。第四肋间隙通常是首选（图 11.3）。

下列"诀窍"可以帮助外科医生识别理想的切口位置：

①"胸骨角"（或胸骨‐锁骨连接）对应于第二肋软骨的附着点，是一个有用的标志。

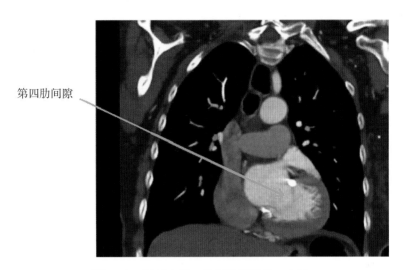

图 11.3　通过右第四肋间隙显露的二尖瓣

②第四肋间隙也位于胸廓最高点的中间。

③如果不确定，可以通过厘米级的胸部切口插入胸腔镜，以在完全切开前评估最佳高度。如果在两个肋间隙之间犹豫，应选择上方，因为左心房开口右下象限通常隐藏在心房褶的后面。

应避免使用刚性肋间扩张器，因为它会导致肋间神经压迫或肋骨骨折后的疼痛。软组织牵开器可带来优良的肋间扩张，其不会产生类似并发症。

每一个胸部切口都会产生不同的并发症（出血、感染、术后疼痛）。因此，必须谨慎选择这些切口的数量和位置。我们在日常实践中做了四个额外切口（图 11.4）。

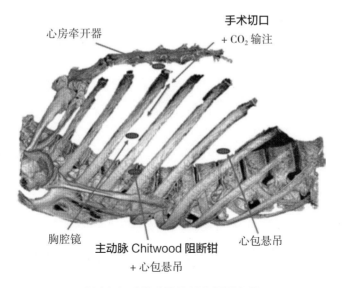

图 11.4　MIMVS 的经典胸部入路

充气用 CO_2 导管（流量约为 2 L/min，不控制胸腔压力）插入经胸切口中，并用软组织牵开器保持开放状态。

胸腔镜经专用 10 mm 切口引入到达腋中线第四肋间隙。该切口将在手术结束时用于放置胸腔引流管。

刚性经胸主动脉阻断钳（Chitwood 阻断钳）在我们科室的每项手术中都有应用（这一立场声明将在后文讨论）。该阻断钳经第五肋间腋中线 10 mm 切口插入。该切口将用于在手术结束时放置第二根胸腔引流管。

在心房开口轴线上（第四或第五肋间隙）做右旁正中微创切口，用于插入心房牵开器。该切口也可用作心外膜临时起搏导线的出口。

最后，在腋中线第六肋间隙做细小穿刺，用于心包悬吊。

启动体外循环

如前所述，CPB 要在获得满意的活化凝血酶原时间后、在胸部切开期间启动。必须仔细监测灌注压力，因为它反映着插管质量。

一旦 CPB 灌注流量达到与患者体表面积相匹配的理论流量，即可停止机械通气，肺部则进行排气以显露心包。

心脏暴露

用电刀从膈肌到主动脉长轴平行水平地开始切割心包，切口距内乳动脉蒂 2 cm（与膈神经保持安全距离）。高位的切口可显现大块心包，然后用两到三针牵引缝线拉紧，从而覆盖肺部并向上牵拉心脏。仅在必要时穿膈肌顶来缝合牵引膈肌（图 11.5）。

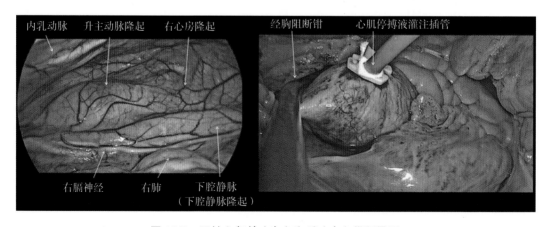

图 11.5　开放心包前（左）和后（右）纵隔暴露

解剖下腔静脉是为了便于后续向远端延长左心房切口，要在主动脉阻断钳阻断之前评估静脉引流质量。

主动脉横断钳闭术

在植入顺行心脏停搏液灌注插管前，主动脉前外侧壁会预置一个环形缝线。这是整个手术中唯一的高压动脉开口。因此，在插管拔除后，必须仔细操作，以确保妥善止血。

体内阻断与体外阻断的比较研究显示，体内主动脉球囊阻断相关的术中主动脉夹层风险明显更高。在我们机构，我们始终使用体外阻断钳，因为其操作方便、价格低廉，并有临床益处（相关并发症极少）。阻断钳必须小心插入横窦，且要持续关注阻断钳尖端，以免损伤肺动脉或左心耳。

可以使用标准冷晶体心脏停搏液。

二尖瓣显露

房间沟要在灌注心脏停搏液时切开，因为其在没有左心房引流的情况下很容易被看到。然后在此线后面打开左心房并吸引血液。心房开口的上缘要通过缝线拉向胸骨，并沿着切口下顶端向左下肺静脉方向，在下腔静脉下方水平延长切口。在心房切开术中引入左心房引流导管，并指向左下肺静脉。若卵圆孔未闭，必要时进行缝合（图11.6）。

使用二尖瓣牵开器以提供理想的瓣膜显露。

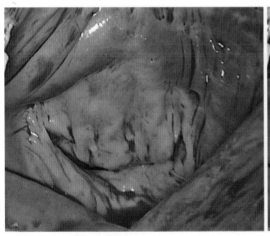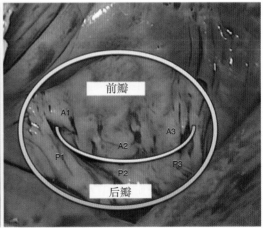

图 11.6　插入心房牵开器后显露二尖瓣

二尖瓣修复

视频辅助方法可用于所有类型的二尖瓣修复技术以及人工瓣膜置换。多种专用技术因 MIMVS 的发展而得以为人所知，它们被称为"值得尊重的技术"（例如，使用 Gore-Tex 缝线重建瓣下结构，瓣膜折叠，缘对缘缝合），与展示复杂瓣膜切除（四边切除和不典型切除）和腱索成形术的"切除技术"形成了对比。

经过几十年的争议后，最近的 meta 分析结果显示这两种技术的成功率和远期结果有相似之处。

手术结束

关闭左心房切口，排气，松开主动脉阻断钳，拔除插管

在二尖瓣手术结束时，需移除左心房牵开器，并通过两处连续缝合关闭左心房。移除主动脉阻断钳后，这些区域会难以显露，因此在关闭心房切口的两个角时需要特别小心。

如果需要暂时的心外膜临时起搏（我们科室不强制使用），则要在移除主动脉阻断钳前，右心室空虚的情况下进行临时起搏导线的缝合。

通过顺行心脏停搏液灌注插管和左心引流导管进行排气。由于切口较小，在常规手术期间进行的手动心脏辅助排气通常无法完成。然而，由于胸腔 CO_2 灌注是持续进行的，脑气体栓塞并不经常出现。

移除主动脉阻断钳后，左心房会完全关闭。

如果选择单腔气管内导管通气，则必须保持呼吸暂停状态和 100% CPB 流量，直到胸腔镜移除。TEE 可以通过充盈心室（不降低 CPB 流量）来评估手术修复 / 置换的质量。一旦证实结果良好，即可开始关闭胸腔。

需移除主动脉灌注针头，仔细评估荷包缝合的止血质量。

胸部引流和封闭。

心包需用单根缝线松散缝合，以使心包渗出液引流入右胸腔。

通过预置的胸部切口将两根胸管植入右胸腔和心包内。在移除胸腔镜前，需谨慎控制胸内止血。机械通气仅在此阶段恢复，体外循环则逐步停止。

最后，缝合以缩小肋间隙可避免进一步胸膜疝，按常规方式关闭切口浅层，在贴敷料前用长效局麻药浸润创面。

拔除插管

体外循环机撤机后，首先拔除静脉插管，并用手指按压。经过最终仔细的 TEE 成像后，在没有胸腔积液的情况下，缓慢输注鱼精蛋白。拔除动脉插管后使用预闭合系统关闭动脉切口。对两侧腹股沟区双侧血管按压 12 h。

术后护理

此类手术后的术后护理通常很简单。标准 ICU 住院时间极少超过 1 晚，患者通常在 1 周内出院。

胸内出血不常见。胸部引流管通常在 24 h 后拔除，输血率非常低。胸壁疼痛通常会快速消失，患者可以在口服镇痛药的情况下出院。肺部并发症（感染、呼吸衰竭）不常见。我们建议手术后 4 周再进行运动。

手术切口感染也不常见。出院前应进行腹股沟区检查（图 11.7）。

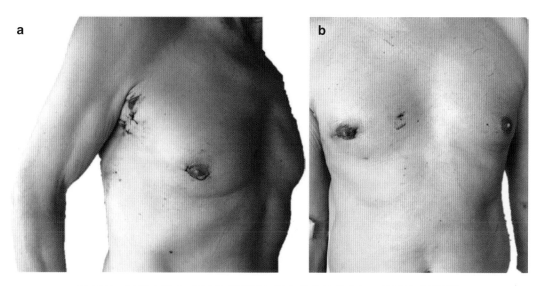

图 11.7　显示女性（a 图）和男性（b 图）患者的美容切口效果的术后照片

结果：成果和数据（1/2）

近 30 年的历史证明，与"常规"方法（胸骨切开术）相比，微创方法已证实可安全有效地治疗大多数二尖瓣病变。研究者通过几项大规模队列研究和 meta 分析对这两种技术进行了广泛比较。

无论采用 MIMVS 还是常规胸骨切开术，原发性二尖瓣关闭不全患者的修复率至少是相似的。从解剖学角度来看，右侧经胸小切口为二尖瓣提供了符合逻辑而又直接的入路，为识别和检查二尖瓣病变以及实施各种修复技术提供了良好机会。

MIMVS 传统上与较长的 CPB 持续时间和手术时间相关，但术后出血较少（因此输血率较低），且入住 ICU（机械通气时间缩短）和住院的时间更短。这些发现在很大程度上与缺少胸骨切开有关（无胸骨牵开、纵隔游离较少、无高压腔开放）。术后疼痛更轻微，胸壁感染也不常见。

细致的插管技术、系统地使用多普勒成像技术和动脉预闭合系统的正确使用可以轻松避免外周血管并发症。由于使用 CO_2 灌注和细致排气方案，卒中发生率与常规手术相当 (< 2%，30 天随访)。主动脉阻断钳阻断技术的选择由外科医生的习惯决定。

心律失常并发症，尤其是心房颤动也不常见。

虽然输血减少，但有辅助需求，故总体住院费用大致相当。

最后，30 天全因死亡率（1.4%）以及长期功能状态和死亡率也相似。

MIMVS 在很大程度上为二尖瓣机器人手术的开展奠定了基础，其最初是由上文提过的先驱者所介绍的。应用这种技术需要特定的培训和昂贵的设备。它为外科医生提供了在"标准"MIMVS 中有时会忽略的三维运动和视觉维度。

结论

尽管最初"较小切口导致暴露不良和结果不利"的定论存在质疑，但微创方法已经逐步证明了其治疗大多数二尖瓣疾病是安全而又高效的。在专业中心执行的 MIMVS 至少能提供与常规手术相当的结果。

由于陡峭的学习曲线以及外科医生开始的时间和财务投入，因此该方法难以广泛使用。如今，机器人二尖瓣手术是 MIMVS 的一个有利的替代选择。

最后，当前大规模努力开发的创新解决方案，能在心脏搏动状态下经心尖和经血管治疗心脏瓣膜病，并在未来几十年内可能会影响二尖瓣疾病患者的医疗处理。

关键要点和陷阱

• MIMVS 的成功在于适当的患者安置、外周插管和瓣膜暴露等。因此，为获得至少等同于常规手术的临床结果，相应的学习曲线必须进行。

• 方案标准化是简化不同团队的协调工作并推动长效性和优化结果的关键。拥有接受过 TEE 成像培训的麻醉医生是 MIMVS 计划成功的关键之一。

• MIMVS 手术并发症与外周插管的质量直接相关。

• 微创入路可执行与胸骨切开相同的所有修复技术，但专用修复技术已被开发出来，可简化此类入路下的瓣膜手术。

• 一般建议在此入路方面经验较少的外科医生，从大右侧胸切口开始，然后再转为减小切口长度。

• 总而言之，对患者的仔细选择、专业的设备 / 人员、精确的插管技术以及学习曲线的逐步推进是 MIMVS 成功的关键。

复习题

1. 关于微创二尖瓣手术的叙述，正确的是（　　　）。

A. MIMVS 是一种较新的技术，仍需证明其与"常规"入路相比的有效性

B. MIMVS 仅可进行"值得尊重的技术"

C. 在启动 MIMVS 计划之前，建议进行机器人手术培训

D. 在启动 MIMVS 计划之前，建议在专业中心接受专门培训

E. MIMVS 不能在既往胸骨切开心脏手术的患者中进行

2. 关于材料和配置的叙述，下列正确的是（　　　）。

A. MIMVS 必须在多用途手术室进行

B. 需要使用双腔气管内导管进行机械通气

C. 每次手术过程中都需要进行术中经食管超声心动图成像

D. 外科铺巾时必须始终将胸骨暴露在术野内

E. 强烈建议使用专用手术器械进行这些手术

3. 关于插管的叙述，下列正确的是（　　　）。

A. 在手术过程中可以顺利进行中心动脉插管

B. 严重周围动脉疾病可能是 MIMVS 的禁忌

C. 腹股沟切口插管可作为经皮插管的替代方案

D. 检查动脉和静脉插管位置时使用经食管超声心动图

E. 插管应仅在胸部切开后进行

4. 关于手术入路的叙述，下列正确的是（　　　）。

A. 严重胸膜粘连可能是 MIMVS 的相对禁忌证

B. 在 MIMVS 之前必须进行胸部 CT 检查

C. 第四肋间隙切口通常可以很好地显露二尖瓣

D. 主动脉阻断可以使用体外或体内方案进行

E. 通过经房隔膜开口显露二尖瓣

（闫　炀　周和平）

参考文献

[1]　Carpentier A, Loulmet D, Carpentier A, et al. [Open heart operation under videosurgery and minithoracotomy. First case（mitral valvuloplasty）operated with success][J]. C R Acad Sci Ⅲ, 1996, 319:219–223.

[2]　Mohr F W, Falk V, Diegeler A, et al. Minimally invasive port–access mitral valve surgery[J]. J Thorac Cardiovasc Surg, 1998, 115（3）:567–576.

[3]　Chitwood W R Jr, Wixon C L, Elbeery J R, et al. Minimally invasive cardiac operation: adapting cardioprotective strategies[J]. Ann Thorac Surg, 1999, 68（5）:1974–1977.

[4]　Ganapathy S. Anaesthesia for minimally invasive cardiac surgery[J]. Best Pract Res Clin Anaesthesiol, 2002, 16（1）:63–80.

[5]　Kowalewski M, Malvindi P G, Suwalski P, et al. Clinical safety and effectiveness of endoaortic as compared to transthoracic clamp for small thoracotomy mitral valve surgery: meta–analysis of observational studies[J]. Ann Thorac Surg, 2017, 103（2）:676–686.

[6]　Dreyfus G D, Dulguerov F, Marcacci C, et al. "Respect when you can, resect when you should": a realistic approach to posterior leaflet mitral valve repair[J]. J Thorac Cardiovasc Surg, 2018, 156（5）:1856–1866.e3.

[7]　Mazine A, Friedrich J O, Nedadur R, et al. Systematic review and meta–analysis of chordal replacement versus leaflet resection for posterior mitral leaflet prolapse[J]. J Thorac Cardiovasc Surg, 2018, 155（1）:120–128.e10.

[8]　Ding C, Jiang D M, Tao K Y, et al. Anterolateral minithoracotomy versus median sternotomy for mitral valve disease: a meta–analysis[J]. J Zhejiang Univ Sci B, 2014, 15（6）:522–532.

[9]　Cao C, Wolfenden H, Liou K, et al. A meta–analysis of robotic vs. conventional mitral valve surgery[J]. Ann Cardiothorac Surg, 2015, 4（4）:305–314.

[10]　Sündermann S H, Czerny M, Falk V. Open vs. minimally invasive mitral valve surgery: surgical technique, indications and results[J]. Cardiovasc Eng Technol, 2015, 6（2）:160–166.

[11] Grant S W, Hickey G L, Modi P, et al. Propensity-matched analysis of minimally invasive approach versus sternotomy for mitral valve surgery[J]. Heart, 2019, 105（10）:783-789.

[12] Gammie J S, Zhao Y, Peterson E D, et al. Less-invasive mitral valve operations: trends and outcomes from the Society of Thoracic Surgeons Adult Cardiac Surgery Database[J]. Ann Thorac Surg, 2010, 90（5）:1401-1408, 1410.e1; discussion 1408-1410.

[13] Pozzi M, Henaine R, Grinberg D, et al. Total percutaneous femoral vessels cannulation for minimally invasive mitral valve surgery[J]. Ann Cardiothorac Surg, 2013, 2（6）:739-743.

[14] Cao C, Gupta S, Chandrakumar D, et al. A meta-analysis of minimally invasive versus conventional mitral valve repair for patients with degenerative mitral disease[J]. Ann Cardiothorac Surg, 2013, 2（6）:693-703.

[15] Cheng D C, Martin J, Lal A, et al. Minimally invasive versus conventional open mitral valve surgery: a meta-analysis and systematic review[J]. Innovations（Phila）, 2011, 6（2）:84-103.

[16] Hawkins R B, Mehaffey J H, Kessel S M, et al. Minimally invasive mitral valve surgery is associated with excellent resource utilization, cost, and outcomes[J]. J Thorac Cardiovasc Surg, 2018, 156（2）:611-616.e3.

[17] Loulmet D F, Ranganath N K, Neuburger P J, et al. Can complex mitral valve repair be performed with robotics? An institution's experience utilizing a dedicated team approach in 500 patients†[J]. Eur J Cardiothoracic Surg, 2019, 56（3）:470-478.

[18] Hawkins R B, Mehaffey J H, Mullen M G, et al. A propensity matched analysis of robotic, minimally invasive, and conventional mitral valve surgery[J]. Heart, 2018, 104（23）:1970-1975.

第十二章

三尖瓣修复和置换

缩写词

IVC 下腔静脉

RA 右心房

SVC 上腔静脉

TR 三尖瓣关闭不全

TV 三尖瓣

TVR 三尖瓣置换

学习目标

• 了解三尖瓣主要病理学和三尖瓣关闭不全的病理生理学、三尖瓣手术的步骤和评估、三尖瓣修复和置换的决策制定以及技术。

简介

三尖瓣修复

功能性三尖瓣关闭不全（TR）是三尖瓣（TV）的最常见病变，通常由于左心瓣膜疾病引起，并导致肺动脉高压、右心室容量和压力过载，其次是右心腔和三尖瓣瓣环扩张、瓣叶栓拽，最后是瓣叶对合减少。但原发性三尖瓣病变影响三尖瓣结构也可以导致TR。在大多数情况下，TR 可以通过三尖瓣修复术成功治疗。三尖瓣手术前评估包括确定是否存在 TR 和（或）三尖瓣瓣环扩张。在二尖瓣手术期间存在显著 TR 或三尖瓣瓣环扩张是三尖瓣修复的最常见指征。

三尖瓣置换

需要三尖瓣置换（TVR）的患者主要是功能性 TR 患者，由左心衰竭和继发性肺动脉高压引起，右心室梗死或功能不全、慢性心房颤动、长期存在的肺动脉瓣膜疾病以及房间隔缺损或室间隔缺损也可导致继发性 TR。三尖瓣的原发性疾病（如三尖瓣感染性心内膜炎、风湿性疾病、Epstein 畸形中的先天性三尖瓣畸形）以及经静脉起搏器导线植入或心内膜心房颤动消融术造成的医源性三尖瓣损伤，都可能需要三尖瓣置换。三尖瓣狭窄是三尖瓣非常罕见的病理。一些需要三尖瓣置换的患者曾接受过心脏手术和（或）三尖瓣修复失败。三尖瓣手术前评估包括确定是否存在 TR 和（或）三尖瓣瓣环扩张，是否伴有三尖瓣结构——瓣叶和腱索的病理生理改变，这些改变不太可能通过三尖瓣修复获得持久的三尖瓣功能代偿。

手术步骤和入路

三尖瓣修复

应在升主动脉、上腔静脉（SVC）和下腔静脉（IVC）插管，并在 SVC 和 IVC 周围套带。在打开右心房（RA）前应扎紧这些套带。可以通过垂直或水平右心房切口接近三尖瓣。做垂直心房切口时从心耳向房间沟进行，而做水平心房切口时从心耳向 IVC 插管部位进行，留下足够的右心房壁供心房牵开器钩住，以充分显露瓣膜（图 12.1）。

三尖瓣置换

采用胸骨切开入路时，应在升主动脉、SVC 和 IVC 插管，并在 SVC 和 IVC 周围套带。在打开右心房前应扎紧这些套带。对于右前外侧胸做小切口或再次经胸骨切开的患者，可以使用股动脉或腋动脉以及股静脉的外周插管。可以通过垂直或水平右心房切口（图 12.1）接近三尖瓣。

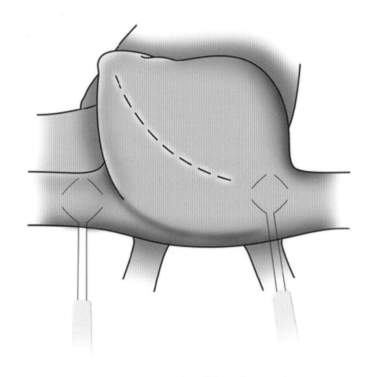

图 12.1　右心房切开术

评估三尖瓣

三尖瓣修复

进行系统的三尖瓣探查。首先检查三尖瓣（图 12.2）。注意瓣叶组织是否过多，是否有瓣叶穿孔、断裂的腱索或断裂的乳头肌。然后使用一对神经钩确认病变：依次提起三尖瓣瓣叶的每个部分，以确定是否存在脱垂或牵拉，然后测量三尖瓣瓣环直径。这通常是前隔交界与前后隔交界之间的距离（即最大扩张的方向）。如果术中测量大于 70 mm，则认为明显扩张。这与经胸超声心动图四腔切面测量的距离（从瓣环间隔中点到前环中点的距离）对应，其正常值小于 40 mm。大多数功能性 TR 与三尖瓣瓣环扩张相关，三尖瓣成形术通常足以解决此问题。

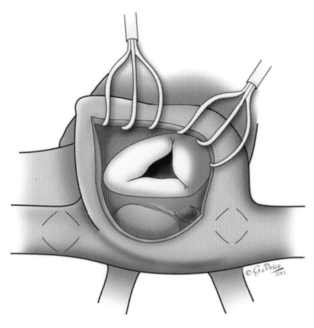

图 12.2　三尖瓣的检查

三尖瓣置换

　　进行完整、系统的三尖瓣探查。三尖瓣探查时应注意瓣叶活动是否过度或被限制，是否有瓣叶穿孔、腱索或乳头肌断裂。使用一对神经钩提起三尖瓣瓣叶的每个部分，转动并确定是否存在脱垂或牵拉，然后测量三尖瓣瓣环直径。在对三尖瓣进行全面评估后，如果认为三尖瓣病变过于严重，无法获得持久的三尖瓣修复，则需要做出三尖瓣置换的决定。

三尖瓣修复

隔－三角（Tri-P）修复术

　　完成所有其他合并手术后，通过右心房斜切口暴露三尖瓣。三尖瓣缝合成形的新技术是通过间断带垫片缝线来缩小三尖瓣瓣环尺寸（图 12.3）。从后隔交界开始，使用 2-0 Ethibond 双针缝线穿过一个垫片，将缝线缝入瓣环，经过瓣环，与第一个垫片相距 6～8 mm 出针并穿过另一个垫片，然后收紧、打结并剪断缝线。这种间断环状缝合模式沿瓣环进行，直到前隔交界前缘，确保避免损伤传导束。平均在瓣环周围缝合8根缝线，每根缝线均带有双头垫片。进行注水测试以测试瓣膜密合度，如果需要更大的密合度，可以穿过后隔交界进入隔瓣瓣环处植入更多缝线。

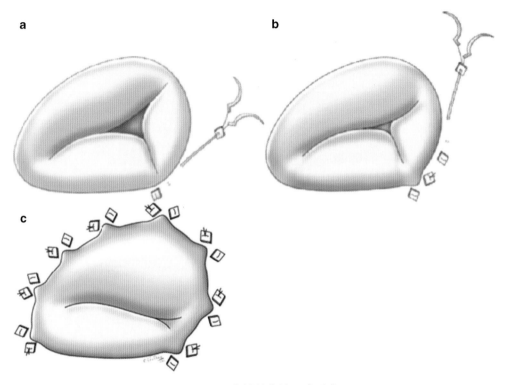

图 12.3　三尖瓣缝合瓣环成形术

瓣环成形术

如果三尖瓣瓣环扩张严重，尤其是伴有三尖瓣瓣叶拴系时，通常优先考虑瓣环成形术。大多数三尖瓣瓣环包括一个短的三段线性段，对应较短的间隔段瓣环；以及一个较长的弯曲段瓣环，对应瓣环前段和后段。隔段与前段之间在成形缝合时通常留有间隙，以免在传导系统区域缝合。可以使用不同类型的成形装置实现成形术，如柔性环、标准刚性环、刚性三维环或心包条。

选择三尖瓣成形环的型号有几种方法。瓣环隔段扩张最少，因此可以使用测瓣器测量其长度以确定需要使用成形环的型号。测瓣器的隔段有两个缺口，选择一个型号大致能与前隔交界和后隔交界对齐的测瓣器（图 12.4），与附着在前乳头肌的前后瓣叶的面积相对应（图 12.5）。三尖瓣成形环型号通常在男性为 30 ～ 34 mm，女性为 28 ～ 32 mm。

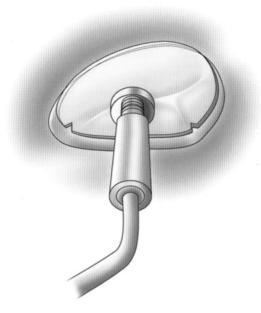

图 12.4　参照瓣环的隔段长度确定三尖瓣成形环的尺寸

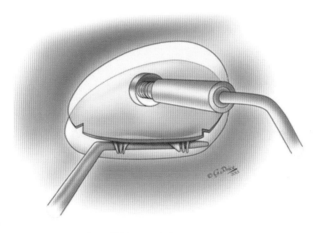

图 12.5　参照前瓣面积确定三尖瓣成形环的尺寸

在三尖瓣瓣环周围放置不带垫片的间断 2-0 Ethibond 水平锚定缝线。用镊子轻轻将三尖瓣瓣叶从环部拉开，以观察其与环部的附着细节。第一缝线置于瓣环隔段中点，绕向后隔交界结束于前隔交界。不在前隔交界前缘与瓣环隔段中点之间放置缝线，以避免损伤房室节点。在前隔交界区域要小心操作，避免损伤主动脉根部。

然后将缝线从下方穿过所选成形环的缝合带。瓣环隔段处的缝线与成形环缝合带等距穿过，而前后成形环缝合带针距应较瓣环前段和后段处缝线的针距小，以实施缩小瓣环成形术。

　　然后将成形环放置到位置上并打结（图 12.6）。用 50 mL 注射器通过三尖瓣向右心室注入生理盐水，以确认瓣膜密合度。在撤机后使用经食管超声心动图对瓣膜密合度进行最终测试。

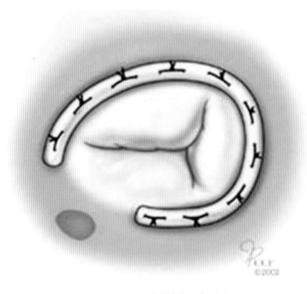

图 12.6　三尖瓣瓣环成形术

缝合瓣环成形术

　　如果瓣环扩张不严重，没有相关的三尖瓣瓣叶拴系，那么缝合瓣环成形术可以取得满意结果。我们成功使用的一种技术是缝缩后环。在瓣环后段中点的两侧各缝一个带垫片的 2-0 Ethibond 水平锚定缝线。收紧并打结此缝线，以缩小瓣环后段大小。可以在此缝线相邻处放置更多缝线，进一步减小三尖瓣瓣环大小，直到瓣膜抗反流为止。其他缝合成形术技术包括 De Vega 成形术，其包括单层或双层环状缝线绕三尖瓣瓣环，以及 Kay 成形术，该术式在交界水平进行，使三尖瓣瓣环后段消失而成为双瓣。

其他修复技术

　　二尖瓣修复中描述的大多数技术都可用于三尖瓣修复，包括瓣叶切除和人工新腱索植入。此外，在某些情况下修复邻近三尖瓣时，也可以使用缘对缘"Clover 或 Alfieri 修复"技术缝合瓣叶自由边缘的中间部分（图 12.7）。另外，对于存在严重拴系的瓣叶，也推荐使用自体心包行三尖瓣瓣叶增厚术（图 12.8）。

使用自体心包修补物增大三尖瓣前瓣，增加其面积，从而增加瓣叶间的共面面积，在右心室内减轻张力的情况下产生更大程度的瓣叶闭合。

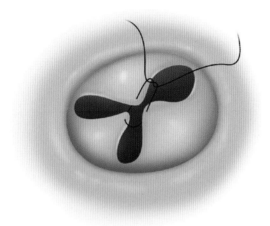

图 12.7　缘对缘 "Clover 或 Alfieri 修复" 技术

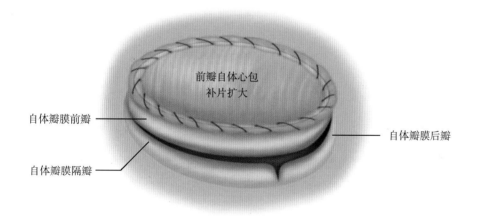

前瓣自体心包
补片扩大

自体瓣膜前瓣

自体瓣膜隔瓣

自体瓣膜后瓣

图 12.8　使用自体心包行三尖瓣瓣叶增厚术

经导管三尖瓣治疗

最近开发了几种经导管替代方法来治疗功能性 TR，目前可将原发性三尖瓣疾病的治疗方法分为三大类：异位经导管腔静脉瓣植入、瓣环成形术和吻合术。此外，也可以为三尖瓣手术患者进行经导管瓣中瓣和环中瓣置换术。标准三尖瓣手术通常在右心室不可逆扩张和功能失调时进行，不可避免地具有较高的死亡风险；因此，临床上需要经导管治疗以降低手术风险。

在主动脉、肺动脉或二尖瓣疾病经导管介入治疗成功后，近年来出现了许多三尖瓣经导管技术。当前三尖瓣经导管治疗 TR 有三个不同目标：在腔静脉植入经导管心脏瓣膜（THV）以减少回流、经导管植入成形装置以缩短环尺寸、经导管植入改善瓣叶对合面和减小反流口的装置。

三尖瓣关闭不全的经导管治疗

与主动脉瓣和二尖瓣疾病不同，目前还没有特定的经导管三尖瓣技术；但是，在过去几年中出现了几项经导管三尖瓣技术的进展，都是具体针对功能性 TR 的治疗。一些用于二尖瓣或主动脉瓣疾病的装置，如 MitraClip 或 Edwards SAPIEN 瓣膜，已被成功改造并用于治疗 TR。许多研究已经评估了这些装置的可行性、安全性和有效性。此外，有报告表明，对于既往三尖瓣修复或生物瓣膜或瓣环成形术失败的三尖瓣患者，使用经导管主动脉瓣或肺动脉瓣是一种有前景的新方法。

异位经导管腔静脉瓣植入

这种干预的理论依据是减少进入腔静脉的反流量和压力，从而减轻右心衰竭的症状。严重 TR 可导致肝脏、腹部和外周充血。

腔静脉瓣植入是通过特制装置完成的，如自扩式 TricValve 和球囊扩张型 SAPIEN 经导管主动脉瓣。TricValve 由设置在镍钛记忆合金支架上的心包瓣膜组成，可以植入下腔静脉，也可以与特制上腔静脉 TricValve 组合植入，植入患者体内后血流动力学和临床症状立即改善。手术前必须测量下腔静脉和上腔静脉的尺寸，如果存在瓣膜栓塞的潜在风险，则不能使用这种技术。该装置的下腔静脉尺寸为 43 mm，上腔静脉尺寸为 38 mm。在最终植入瓣膜之前，需要安装外周支架以创建着落区。腔静脉瓣植入的主要缺点是没有减少 TR，只是减少了其不良后果。右心室扩张和持续严重 TR 将引起右心房和右心室持续过载，从而导致右心房心室化，对于此类结果的安全性目前缺乏长期数据。

必须考虑腔静脉瓣植入中的三个挑战：肝静脉靠近膈肌下方、腔静脉的顺应性和扩张程度以及上腔静脉的重要解剖变异。这些使双腔静脉瓣植入成为一项具有挑战性的技术。

环成形装置

功能性 TR 的病理生理学涉及三尖瓣瓣环的扩张。三尖瓣瓣环在其前后方向逐渐扩大，导致瓣叶无法闭合。三尖瓣成形术是当前功能性 TR 外科治疗的基础，近年来开发了几种经导管环成形装置。这些技术保留了三尖瓣的解剖结构，可用于经导管瓣叶边缘吻合修复或经导管瓣膜治疗等（如果有必要）。

存在各种用于治疗功能性 TR 的技术和装置。

Trialign

该装置基于 Kay 外科双瓣化过程（将无效的三尖瓣转换为有效的二叶瓣）。Trialign 装置（Mitralign 公司）通过经颈静脉入路实施经导管三尖瓣修复。

TriCinch

TriCinch（4Tech Cardio 公司）是一种经导管装置，通过缩小瓣环尺寸和恢复瓣叶闭合来减少功能性 TR。它由一颗螺钉、一条涤纶带和一个自扩张型镍钛记忆合金支架组成，有 4 种尺寸（27 ～ 43 mm）。该手术通常在全身麻醉下及在 X 线透视、经食管超声心动图和心腔内超声引导下进行。不过，最近报道了一个在清醒镇痛下，仅在 X 线和心腔内超声引导下完成的成功手术。

Cardioband

用于治疗功能性 TR 的 Cardioband 系统（Valtech Cardio 公司）是一种基于 CE 的批准用于二尖瓣关闭不全的由 Cardioband 装置开发的经导管成形环。这种可调整的涤纶带以与外科成形相似的方式固定在瓣上环位置，允许双向调节（避免过度缝合和手术后瓣膜跨瓣压差），可达到 28 mm 外科环的大小。三尖瓣 Cardioband 输送系统需要 25 Fr

经股动脉输送鞘。为定位和安全起见，在右冠状动脉内放置导丝。该手术在 X 线和三维经食管超声引导下进行。Cardioband 系统由 17 个长度为 6 mm 的不锈钢锚固定在环上，从三尖瓣前环到后环。一旦锚固定，则缝合该装置，可显著减小三尖瓣瓣环尺寸。其主要优点包括可逆性和能适应三尖瓣瓣环的解剖结构，通过成形环环缩整个瓣环，从而减少锚定部位的应力。

Millipede

Millipede（Millipede 公司）成形装置由半刚性、可调节的完整环组成，可通过外科手术或经股动脉入路植入。其优点是可调整位置和在释放前可回收，并提供稳定瓣环缩减。它具有房室结部位缺口，以减少房室传导阻滞的风险。

瓣叶对合装置

FORMA

FORMA 装置（Edwards Lifesciences 公司）通过占据反流口和为原生瓣叶提供对合平台来减少功能性 TR。它由衬垫和导轨组成。导轨将衬垫引导到位，并在三尖瓣面水平垂直于右心室尖锚定。衬垫是泡沫填充的球囊，在 X 线和三维经食管超声引导下植入反流口。有 12 mm 和 15 mm 两种衬垫可用，分别需要 20 Fr 和 24 Fr 引入鞘，对应左腋静脉或左锁骨下静脉。最终衬垫的大小通过衬垫轴上的八个孔的被动扩张而确定。一旦衬垫定位到足以减少功能性 TR 的最佳位置，则使用与标准起搏器植入相似的技术将器械近端锁定，并将多余的导轨放置在皮下囊袋内。

二尖瓣夹治疗三尖瓣

使用 MitraClip 系统（Abbott Vascular 公司）进行经导管三尖瓣边缘吻合修复是严重 TR 患者的一种可行替代方案。MitraClip 系统在三尖瓣位置模拟外科边缘吻合"三叶修复"技术，该技术已被验证可用于治疗复杂 TR，且在长期随访中显示出令人满意的结果。MitraClip 系统由宽 4 mm 的钴铬合金聚酯覆膜植入体组成，具有两臂，可以打开和关闭以抓住瓣叶。可以通过经颈静脉或经股动脉入路进行三尖瓣边缘吻合修复。

右心房关闭

从切口任一端开始，用4-0聚丙烯缝线单层或双层连续缝合以关闭RA。

三尖瓣置换

一旦决定置换三尖瓣，就要选择合适的瓣膜类型。成人中最常用的是生物瓣膜，因为它们平均可用15～20年。三尖瓣置换用机械瓣膜不常见，主要用于非常年轻的患者，但机械瓣膜需要终生高强度抗凝。将来也无法植入经静脉右心室起搏线；因此，考虑植入临时心外膜起搏线很重要。

三尖瓣置换通常从移除所有异物或感染组织开始，但应尽可能保留三尖瓣下结构，以防止右心室扩张。将保留的三尖瓣瓣叶连同腱索缝合入瓣环缝线中，不应影响人工瓣膜。

三尖瓣置换尺寸的选择与二尖瓣置换相似，即将测瓣器放入三尖瓣瓣环并找到最佳匹配三尖瓣瓣环的尺寸。三尖瓣置换通常需要大尺寸的人工瓣膜。

瓣环缝线通常采用间断带垫片的2-0 Ethibond缝线，先从三尖瓣瓣环后方开始，穿过保留的瓣叶边缘，垫片留在右心房侧。将这些缝线置于瓣环上各处，但不置于瓣环隔段。瓣环隔段应位于瓣叶与环连接处的边缘，以免损伤传导系统。环上放置所有缝线后，则从下向上穿过所选人工瓣膜缝环，这样打结时，线结位于右心房侧。

三尖瓣置换期间应移除任何经静脉起搏线，更换为永久心外膜起搏线。如果手术中出现新的心脏传导阻滞，应考虑植入永久心外膜起搏线。

关闭右心房

三尖瓣置换完成后，从切口任一端开始，用4-0聚丙烯缝线连续单层缝合以关闭RA。

适应证

对于继发性TR患者，应积极治疗肺动脉高压或心肌疾病。只有少数TR患者在左心瓣膜手术期间接受针对严重TR（C期和D期）的外科治疗并以此防止TR进展（B期）

为严重 TR。

应考虑为孤立性 TR 患者（原发性 TR 或继发性 TR 归因于无肺动脉高压或扩张型心肌病的环扩张）进行手术。严重的孤立性 TR 具有 8% ~ 20% 的高死亡率，但大多数这些干预是在终末器官损伤后进行的。医学治疗严重原发性 TR 的结局不佳。对于右心衰竭严重孤立性 TR 患者，在严重右心室功能不全或终末器官损伤（肝脏或肾脏功能损害）之前进行手术可以改善症状，这引起了人们的兴趣。这种兴趣归因于以下几个方面：①越来越多的仅由孤立性 TR 引起右心衰竭的患者；② 更先进的外科技术；③更好的选择手术方式，导致手术风险降低，并有改善症状的文献记录（图 12.9）。

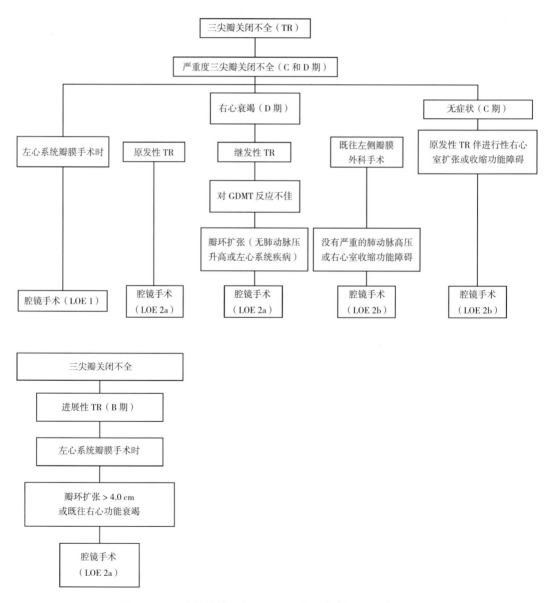

图 12.9　三尖瓣关闭不全 GDMT，指导性管理和治疗高血压

开发针对这些严重的孤立性 TR 患者的经导管治疗方案越来越受关注。

无症状和轻微症状患者的最佳手术时机尚未确立。来自有限病例的数据表明，对 RV 的大小和功能的持续评估提示需严格选择患者进行修复手术，这些患者有严重进展性的原发性 TR，且手术风险（Ia 级）可接受。对于无合并症的健康患者，在没有右心室功能不全或肺动脉高压的情况下，三尖瓣手术相关的外科风险较低（< 1% ~ 2% 的手术死亡率）。

通常情况下，当患者有右心衰竭体征时才对孤立性严重 TR 实施外科治疗。与孤立性主动脉瓣或二尖瓣手术相比，孤立性三尖瓣手术的死亡率更高，这在左心瓣膜手术后再次进行三尖瓣手术时更加明显。这些死亡率可能与再次手术时遇到的右心室功能衰竭的晚期性质、残余的肺动脉高压、左心室功能不全和其他瓣膜异常有关。再次手术的风险影响了在左心瓣膜手术期间对功能性 TR 进行初次修复（以防止左心瓣膜手术后 TR 的进展）的决策。但是，如果没有显著的肺动脉高压或严重的右心室收缩功能不全，在左心瓣膜手术数年后，对具有严重症状的孤立性 TR 患者进行手术，可以在发生严重右心室功能障碍或终末器官损伤前改善右心衰竭症状。

三尖瓣修复的关键要点和陷阱

最近越来越强调临床实践中解决继发性 TR 的重要性，因此三尖瓣手术的数量也在增加。了解继发性 TR 的病理生理学及现有的三尖瓣修复技术很重要。在大多数功能性三尖瓣关闭不全中，可以通过缩小三尖瓣瓣环的扩张来修复三尖瓣。这可以通过各种技术（包括三尖瓣瓣叶"P"修复、三尖瓣成形术和（或）其他技术）来实现。掌握三尖瓣瓣环附近的解剖结构非常重要，以避免任何并发症。

复习题

1. 三尖瓣最常见的病理是（　　）。
A. 三尖瓣感染性心内膜炎
B. 三尖瓣狭窄
C. 功能性三尖瓣关闭不全
D. Epstein 畸形中的先天性三尖瓣畸形
2. 哪个三尖瓣瓣环直径在经胸超声心动图四腔切面视图中被认为显著扩张?（　　）
A. > 30 mm
B. > 40 mm
C. > 60 mm

D. ＞ 70 mm

3. 下列三尖瓣成形环体积的选择方法，不正确的是（　　）。

A. 测量三尖瓣瓣环隔段的长度

B. 测量三尖瓣前瓣叶的表面积

C. 测量三尖瓣前后瓣叶的表面积

4. 为避免传导束损伤，不推荐在（　　）缝合？

A. 前隔交界和瓣环前段中点之间

B. 前隔交界和瓣环隔段中点之间

C. 后隔交界和瓣环隔段中点之间

D. 瓣环后段

5. 哪种三尖瓣修复技术最常用于功能性三尖瓣关闭不全？(　　)

A. 新腱索植入

B. 瓣叶切除

C. 瓣环成形术

D. 三尖瓣置换

三尖瓣置换的关键要点和陷阱

仅在无法进行三尖瓣修复时才进行三尖瓣置换。考虑到右心循环的流量和压力特点，三尖瓣置换首选的瓣膜是生物瓣膜。认识到三尖瓣置换后可能需要永久性心脏起搏很重要，因为传导系统与三尖瓣瓣环邻近。

复习题

1. 最常需要三尖瓣置换的三尖瓣病变是（　　）。

A. 功能性三尖瓣关闭不全

B. 三尖瓣感染性心内膜炎

C. 医源性三尖瓣损伤

D. 三尖瓣狭窄

2. 三尖瓣置换中最常用的瓣膜是（　　）。

A. 机械主动脉瓣

B. 生物主动脉瓣

C. 机械二尖瓣

D. 生物二尖瓣

3. 三尖瓣位置生物瓣膜的平均可用时间是（　　　）。

A. 高达 5 年

B. 5 ～ 10 年

C. 10 ～ 15 年

D. 15 ～ 20 年

4. 三尖瓣置换中最常用的尺寸是（　　　）。（选择两项）

A. 19 ～ 21 mm

B. 23 ～ 25 mm

C. 27 ～ 29 mm

D. 31 ～ 33 mm

5. 在以下哪种情况下，应在三尖瓣置换中植入永久性体外起搏导线？（　　　）

A. 术前存在经静脉起搏导线，手术中将其移除

B. 手术中出现新发心脏传导阻滞

C. 以上两种情况都是

（闫　炀　郑幸龙）

参考文献

[1] McCarthy P M, Bhudia S K, Rajeswaran J, et al. Tricuspid valve repair: durability and risk factors for failure[J]. J Thorac Cardiovasc Surg, 2004, 127（3）:674 - 685.

[2] Dalrymple-Hay M J, Leung Y, Ohri S K, et al. Tricuspid valve replacement: bioprostheses are preferable[J]. J Heart Valve Dis, 1999, 8（6）:644 - 648.

[3] Tang G H, David T E, Singh S K, et al. Tricuspid valve repair with an annuloplasty ring results in improved long-term outcomes[J]. Circulation, 2006, 114（1 Suppl）:I577 - I581.

[4] Chang B C, Song S W, Lee S, et al. Eight-year outcomes of tricuspid annuloplasty using autologous pericardial strip for functional tricuspid regurgitation[J]. Ann Thorc Surg, 2008, 86（5）:1485 - 1492.

[5] Parolari A, Barili F, Pilozzi A, et al. Ring or suture annuloplasty for tricuspid regurgitation? A meta-analysis review[J]. Ann Thorac Surg, 2014, 98（6）:2255 - 2263.

[6] Shinn S H, Dayan V, Schaff H V, et al. Outcomes of ring versus suture annuloplasty for tricuspid valve repair in patients undergoing mitral valve surgery[J]. J Thorac Cardiovasc

Surg, 2016, 152（2）:406 - 415.

[7]　Burri M, Vogt M O, Hörer J, et al. Durability of bioprostheses for the tricuspid valve in patients with congenital heart disease[J]. Eur J Cardiothorac Surg, 2016, 50(5):988 - 993.

[8]　Dhoble A, Zhao Y L, Vejpongsa P, et al. National 10-year trends and outcomes of isolated and concomitant tricuspid valve surgery[J]. J Cardiovasc Surg, 2019, 60（1）:119 - 127.

[9]　Alkhouli M, Berzingi C, Kowatli A, et al. Comparative early outcomes of tricuspid valve repair versus replacement for secondary tricuspid regurgitation[J]. Open Heart, 2018, 5（2）:e000878.

[10] Otto C M, Nishimura R A, Bonow R O, et al. 2020 ACC/AHA guideline for the management of patients with valvular heart disease: a report of the American College of Cardiology/ American Heart Association Joint Committee on Clinical Practice Guidelines[J]. Circulation, 2021, 143（15）:e72 - e227.

第十三章

主动脉根部手术的插管策略

学习目标

- 了解主动脉根部手术中插管的一般原则。
- 了解不同插管策略的原则。
- 了解如何为每个进行根部手术的患者选择最佳插管方法。
- 了解每种插管策略的优缺点。
- 了解在决策过程中应考虑患者的哪些特征。

在涉及近端主动脉弓的主动脉手术中，最佳动脉插管策略在大的主动脉手术中心之间仍存在争议。常用的插管部位包括股动脉、腋动脉、无名动脉、颈总动脉以及升主动脉本身。每个插管部位都有其优势和劣势。尽管在一定程度上插管部位的选择取决于患者主动脉疾病的类型和位置，但应以便于手术进行并尽量减少并发症为目标。

插管策略

主动脉插管

在体外循环过程中，直接中央远端主动脉插管是常规做法，用于建立动脉入路。对于有（无）远段主动脉动脉瘤性疾病和夹层的患者，表面主动脉扫描和术中经食管超声心动图有助于在没有动脉粥样硬化斑块的主动脉壁区域内插管至真腔（直接插管或通过针穿刺）。在确定插管部位后，在该区域进行荷包缝合。

特别是在升主动脉夹层病变的情况下，中央升主动脉插管历来不受青睐，因为存在插管至假腔的风险。然而，最近有几份报告称在急性 A 型（或 I 型或 II 型）主动脉夹层患者中成功使用了中央主动脉插管，并获得了良好的结果。在急性 I 型主动脉夹层病例中，经食管超声心动图对于指导导丝放置和真腔插管非常有帮助。

在只涉及主动脉根部的情况下，中央主动脉插管是标准的操作方式。在涉及近端或全部主动脉弓以及主动脉根部的主动脉疾病的情况下，中央主动脉插管仍具有一定的优势。首先，中央主动脉插管在技术上简单快捷，尤其是在血流动力学不稳定的情况下。其次，中央主动脉插管可以潜在地加快冷却过程，理论上可以减少体外循环时间。最后，中央主动脉插管避免了与股动脉插管相关的逆行血栓栓塞的风险。一个潜在的缺点是在停止循环时可能需要较低的低温，因为在开始停止循环时取出插管导致纯循环停止期，此时并没有顺行脑灌注（ACP），ACP 在主动脉升部切断后才开始。接下来介绍的其他插管部位和技术主要用于在除主动脉根部外，必须重建近端或全弓的情况。

股动脉插管

股动脉是近端主动脉手术中常用的传统插管部位，对于涉及近端主动脉弓的手术，其结果非常出色。股动脉插管的主要优势在于相对容易实现，避免直接操纵患有疾病的升主动脉，且并发症发生率较低。在严重肥胖患者中，插管相对容易，并可通过 Seldinger 技术或甚至通过 8 mm 的移植物端 – 端吻合到股动脉，以免腿部缺血时间过长。

在腹股沟部位直接位于股动脉搏动处，或在解剖标志物如耻骨结节内侧缘和髂前上棘（中点）做垂直或斜行切口。暴露股总动脉在分为股浅和股深动脉之前的部位。在获得近端和远端控制后，在预定的插管部位将股动脉进行荷包缝合。注射肝素后，切开股动脉，插入适当尺寸的插管，并同时收紧荷包缝线。股动脉也可以经皮插管：在超声引导下，将针头插入动脉，通过导丝和扩张器插入插管。

虽然罕见，但肢体缺血、神经损伤和局部创口问题是股动脉插管的潜在并发症。它们主要由患者的风险因素和技术问题共同引起。未能认识到外周血管疾病的程度、插管在股动脉分叉下方进行、插管与血管大小不匹配以及股动脉封闭不当都可能导致肢体缺血。将 8 mm 的移植物端 – 端吻合到股动脉，可以防止当大口径插管直接插入股动脉时腿部缺血时间过长。神经损伤和切口并发症可能是由手术解剖或淋巴管破坏引起的，这些并发症很少需要手术干预。

尽管股动脉插管相对容易操作且并发症率较低，但它也有一些缺点，导致临床对其的依赖逐渐降低。例如，在夹层病变的情况下，股动脉插管可能导致虚假腔的灌注，从而导致器官灌注不良和逆行夹层。在这些情况下，这些并发症可能是由于腔内压力或夹层本身所致，因此很难确定它们是由疾病过程还是股动脉插管的后遗症引起的。有人认为在动脉瘤性疾病患者中，股动脉插管可能导致动脉粥样硬化斑块的直接脱落，导致动脉栓塞。在存在广泛的髂动脉闭塞或动脉瘤性疾病或广泛的外周血管疾病的患者中，股动脉插管有时被禁用。

股动脉插管的其他缺点包括在需要重建主动脉弓或者主动脉远端吻合时，需要较低的低温和纯循环停止期，以及缺乏 ACP。ACP 是为了减少神经并发症而开发的，并且有一些证据显示它能改善神经系统结局。这些并发症以及股动脉插管无法提供直接 ACP，导致人们开始寻找替代的插管部位。

腋动脉插管

约 10 年前，腋动脉插管曾是我们首选的技术，现在我们首选的是无名动脉插管，特别是在需要近端弓置换并且置换主动脉根部的情况下。腋动脉插管相比股动脉插管有两个主要优势。首先，对于严重周围血管病变导致股动脉插管困难或不可能的患者，腋动脉提供了一个安全的替代部位。其次，更重要的是，腋动脉插管使 ACP 成为可能。然而，腋动脉插管也有一定的缺点，首先在肥胖患者中，暴露腋动脉可能耗时较长。其次，在一些患者的腋动脉较小，限制了可直接插入动脉的导管尺寸。最后，腋动脉插管可能损伤臂神经丛，影响术后康复。

在锁骨下约一指宽的位置做横行切口，从锁骨中段延伸到外侧 1/3，容易暴露腋动脉（图 13.1a），然后分离胸大肌纤维，通过钝性解剖辨认腋动脉并将其与臂神经丛和腋静脉分开（图 13.1a）。可以通过穿刺后用荷包缝合（或 Seldinger 技术）直接插管腋动脉，也可以用连续的 5-0 或 6-0 聚丙烯缝线通过端 – 端吻合 8 mm 或 10 mm 的血管移植物来间接进行腋动脉插管（图 13.1b）。然后将动脉插管牢固固定在移植物上并连接。手术结束时，移植物用结实的丝线和大夹子夹闭，然后修剪。

与股动脉插管相比，直接腋动脉插管似乎有更高的并发症发生率。然而，比较直接和间接（通过旁路移植物）腋动脉插管的结果显示，间接插管的局部并发症较少，但二者在神经系统并发症结果方面没有差异。

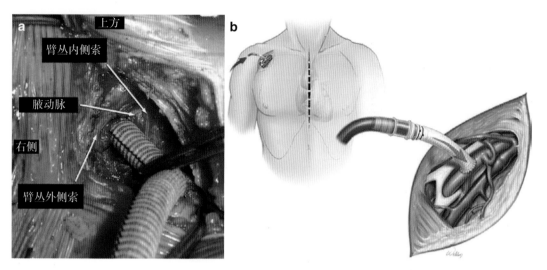

图 13.1　a. 带有涤纶移植物的腋窝插管及其周围解剖结构；b. 涤纶移植物可作为体外循环的动脉
　　　　　流入道

无名动脉插管

在我们机构，对于患有近端主动脉疾病并进行择期甚至紧急手术的患者，无名动脉插管已成为标准方法。虽然对无名动脉插管的报道较少，但它相对于股动脉和腋动脉插管有几个优势。第一，无名动脉插管通过传统的胸骨中线切口进行，无须额外的切口，可减少手术时间。第二，对于肥胖患者，插管更容易。第三，无名动脉插管避免了腋动脉插管所伴随的臂丛损伤、上肢缺血和上肢跛行的风险。第四，使用 ACP 避免了股动脉插管所伴随的逆行脑动脉斑块和器官灌注不良的风险。第五，无名动脉插管避免了股动脉插管所需的腹股沟切口，有助于术后物理治疗和早期活动。

正中胸骨切开后，将头臂干静脉环绕并向下牵引，然后暴露锁骨下动脉，并在必要时将其解剖到其分叉处。注射肝素 1 mg/kg，仔细监测近红外光谱，维持全身血压≥90 mmHg，在侧壁使用阻断钳部分阻断无名动脉，然后将 8 mm 或 10 mm 的血管移植物端 – 侧吻合，用 5-0 或 6-0 聚丙烯缝线连续缝合（图 13.2a、b）。必要时加固缝线，然后排气并连接动脉管道。

插管后，给予全量肝素（3 ～ 4 mg/kg）用于达到目标激活全血凝血时间（480 s 或更长）。然后将患者置于体外循环下，降温至 23 ～ 24 ℃。此时，麻醉医生在患者头部周围放置冰块，并给予甘露醇和氢化可的松预防脑水肿。在降温过程中，进行任何需要的近端夹层处理。一旦达到目标温度，降低流量，拉紧 Rummel 止血带（或血管夹），并以 10 ～ 15 mL/（kg·min）的目标流量进行选择性 ACP。暴露近端弓部位，将 9 F 的 Pruitt 导管插入左颈总动脉进行左侧灌注。左锁骨下动脉保持向空气开放，如果有明显的回血，可以插入气囊尖端导管以阻止出血。完成远端吻合后，解除无名动脉的阻断夹，恢复全流量，并将血管移植物排气并夹住。在此期间，持续监测近红外光谱仪（用于脑氧饱和度监测），如果与基线相比有超过 10% 的变化，提示我们增加流量（至 > 13 ～ 15 mL/（kg·min）），同时保持通过右桡动脉线测得的动脉压在 50 ～ 70 mmHg。我们还使用 pH-stat 血气管理来增加动脉 CO_2 分压，以维持脑血管扩张。我们不常规使用经颅多普勒成像或颈静脉血氧饱和度辅助监测神经系统。

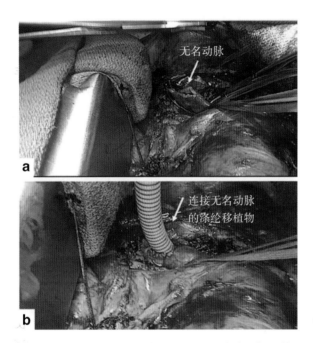

图 13.2　a. 动脉切开术前对无名动脉进行部分阻断钳夹；b. 涤纶移植物附着于无名动脉端侧，作为体外循环的动脉流入道

　　无名动脉插管与股动脉插管和腋动脉插管相比，也可能有风险。不完全解剖可能导致动脉后壁或附近结构如气管的损伤。此外，根据患者的解剖情况，游离无名动脉可能会损伤膈神经或交感神经链。然而，在我们的研究中，没有遇到任何此类损伤或出血并发症；因此，我们认为无名动脉插管一般是安全的，并且是我们首选的插管方法。在主动脉靠近胸骨的主动脉切口的情况下，我们的第二选择是通过旁路移植物插管右锁骨下动脉。在病情危急的患者中，如果患者的体形合适，优先考虑股动脉插管。

　　无名动脉插管最早由 Cosgrove 于 2000 年提出，我们开始在 2011 年的近端主动脉修复手术中使用无名动脉插管。最近，我们回顾了 263 例患者的诊疗经验，这些患者的近端主动脉修复手术涉及主动脉根部、升主动脉和主动脉弓，术中同时进行瓣膜修复或置换、CABG和在胸降主动脉部位植入支架。约有10%的患者有急性或亚急性A型主动脉夹层病变，17%有胸骨切开史（手术死亡率为4.9%，有9例患者（3.4%）发生术后卒中）。我们认为通过旁路移植物间接插管无名动脉避免了插管尖端湍流流动对动脉粥样硬化主动脉的"吹沙"效应。其他团队也通过使用无名动脉插管取得了良好的结果；最近的一项涉及1366例近端主动脉置换手术的meta分析中，无名动脉插管的卒中率为4%。

股动脉、腋动脉、无名动脉、中央主动脉插管的比较

对于近端主动脉手术最佳动脉插管策略的争议集中在单独ACP或与RCP合并深低温循环停止与纯深低温循环停止（无ACP或RCP）的神经保护效益之间。股动脉与腋动脉插管的比较结果显示，腋动脉插管的神经系统事件明显减少，然而，由于研究设计和人群的异质性以及大多数证据来自观察性队列研究，因此无法对这些研究进行详细的meta分析。在需要深低温循环停止的主动脉弓手术中，历来一直使用股动脉插管。考虑到A型主动脉夹层的严重性和复杂性，近端主动脉、主动脉弓、头部血管和脏器的受累程度不同，不同患者的血流动力学稳定性以及中心偏好和经验的差异，插管策略的效果差异很大。

我们最近回顾了在2006—2016年间进行的938例患者的选择性半弓或全弓手术中使用的深低温循环停止。我们进行了多变量分析和偏倚分析，比较右锁骨下动脉和无名动脉插管，发现这两种插管策略在合并不良事件率、手术死亡率和总体卒中率方面相当，表明这些策略可以相互替代。在不涉及弓部、升主动脉未发生夹层的情况下，中央主动脉插管在需要修复弓部或急性A型主动脉夹层时备受青睐。

总体而言，四种插管策略都是可行的，在选择时必须考虑患者的特点和主动脉疾病，因此应根据每个患者独特的临床情况量身定制，以确保最佳结果。

关键要点和陷阱

• 涉及近端主动脉弓的近端主动脉手术的理想的动脉插管策略在大的主动脉手术中心之间仍然有争议。

• 升主动脉夹层由于存在插管进入假腔的风险，历史上并不首选中央升主动脉插管，尽管最近的一些报道指出这种方法有好的结果。

• 如果病变仅仅涉及主动脉根部，标准的考虑是中央主动脉插管，如果动脉疾病

累及近端或全部主动脉弓并累及主动脉根部，中央主动脉插管仍有一定的优势。

· 尽管无名动脉插管报道比较少，但与股动脉插管和腋动脉插管相比，其有不少优势。

· 四种插管策略都有报道，要根据患者自身情况和主动脉疾病的特点选择合适的策略。

复习题

1.腋动脉插管的并发症包括（　　）。

A. 膈神经损伤

B. 交感神经链破坏

C. 下肢缺血

D. 臂丛损伤

2.与股动脉和腋动脉插管相比，无名动脉插管的优势包括（　　）。

A. 不需要额外的切口

B. 是唯一可以进行顺行脑灌注的方法

C. 可能导致灌注不良和逆行夹层

D. 可能导致肱神经丛损伤

（魏　翔　王白云　刘怿敏）

参考文献

[1] Frederick J R, Yang E, Trubelja A, et al. Ascending aortic cannulation in acute type A dissection repair[J]. Ann Thorac Surg，2013，95（5）:1808‑1811.

[2] Inoue Y, Ueda T, Taguchi S, et al. Ascending aorta cannulation in acute type A aortic dissection[J]. Eur J Cardiothorac Surg，2007，31（6）:976‑979；discussion 979‑981.

[3] Harky A, Oo S, Gupta S, et al. Proximal arterial cannulation in thoracic aortic surgery—literature review[J]. J Card Surg，2019，34（7）:598‑604.

[4] Di Eusanio M, Schepens M A, Morshuis W J, et al. Brain protection using antegrade selective cerebral perfusion: a multicenter study[J]. Ann Thorac Surg，2003，76（4）:1181‑1188. discussion 1188‑1189.

[5] Tsiouris A, Elkinany S, Ziganshin B A, et al. Open Seldinger-guided femoral artery cannulation technique for thoracic aortic surgery[J]. Ann Thorac Surg，2016，101（6）:2231 - 2235.

[6] Benedetto U, Mohamed H, Vitulli P, et al. Axillary versus femoral arterial cannulation in type A acute aortic dissection: evidence from a meta-analysis of comparative studies and adjusted risk estimates[J]. Eur J Cardiothorac Surg，2015，48（16）:953 - 959.

[7] Sabik J F, Nemeh H, Lytle B W, et al. Cannulation of the axillary artery with a side graft reduces morbidity[J]. Ann Thorac Surg，2004，77（14）:1315 - 1320.

[8] Preventza O, Bakaeen F G, Stephens E H, et al. Innominate artery cannulation: an alternative to femoral or axillary cannulation for arterial inflow in proximal aortic surgery[J]. J Thorac Cardiovasc Surg，2013，145（3 Suppl）:S191 - S196.

[9] Preventza O, Price M D, Spiliotopoulos K, et al. In elective arch surgery with circulatory arrest, does the arterial cannulation site really matter? A propensity score analysis of right axillary and innominate artery cannulation[J]. J Thorac Cardiovasc Surg，2018，155（5）:1953 - 1960.e4.

[10] Banbury M K, Cosgrove D M 3rd. Arterial cannulation of the innominate artery[J]. Ann Thorac Surg，2000，69（3）:957.

[11] Preventza O, Garcia A, Tuluca A, et al. Innominate artery cannulation for proximal aortic surgery: outcomes and neurological events in 263 patients[J]. Eur J Cardiothorac Surg，2015，48（6）:937 - 942. discussion 942.

[12] Svensson L G, Blackstone E H, Rajeswaran J, et al. Does the arterial cannulation site for circulatory arrest influence stroke risk?[J]. Ann Thorac Surg，2004，78（4）:1274 - 1284. discussion1274 - 1284.

[13] Gulbins H, Pritisanac A, Ennker J. Axillary versus femoral cannulation for aortic surgery: enough evidence for a general recommendation?[J]. Ann Thorac Surg，2007，83（3）:1219 - 1224.

第十四章

升主动脉瘤的外科治疗

学习目标

- 了解胸主动脉瘤的原理。
- 了解接受升主动脉瘤修复手术停止循环时的脑保护策略。
- 了解升主动脉瘤手术管理的指南。
- 了解替换升主动脉瘤的手术方式及演变。
- 了解术前评估和准备过程以及手术程序。

介绍

胸主动脉瘤（TAA）罕见，发病率为每年 10/100000，最常见于窦管交界和无名动脉之间的升主动脉，主动脉瘤的自然病史随着时间可表现为直径或者压力持续增大，最终导致夹层或者破裂，这两者的发病率和死亡率都很高。然而大多数动脉瘤是无症状的，并在偶然时被发现。

患者临床表现和筛选

由于升主动脉瘤的性质隐匿，通常是在瓣膜手术或在非心脏胸外科手术中进行造影时而意外发现动脉瘤。对于因动脉瘤而接受手术的患者，主动脉的大小和形态非常重要。囊性或大的症状性动脉瘤通常更令人担忧。

当前的指南建议在没有危险因素的孤立性 TAA 大于 55 mm 时进行预防性手术。在没有个人或家族风险因素的情况下，建议对动脉瘤进行影像监测，以测量生长率和动脉瘤的绝对大小，间隔时间为 6 个月或更长。如果生长率达到每年 5 mm，或者在进行主要心脏手术时动脉瘤的大小为 45 mm，则提示修复 TAA。虽然这个阈值有一定作用，但它未考虑到 TAA 患者的个体差异。这可能由遗传因素决定，近 20% 的 TAA 病例有某种动脉瘤的家族史，包括二叶主动脉瓣（BAV）家族史。使患者易于发生 TAA 的结缔组织疾病的遗传疾病有马方综合征、勒斯·迪茨综合征和埃 – 当氏综合征。结缔组织疾病患者可能在 TAA 直径较小时发生夹层或破裂，应将这些患者的 TAA 直径的阈值降低至 40 ~ 45 mm。每种疾病都会影响细胞膜和脉管系统的组成部分，有效地削弱其机械强度。与非遗传性 TAA 相比，遗传性 TAA 的发病年龄较小，出现并发症时 TAA 也较小。根据这些发现，家族性主动脉疾病的手术适应证为勒斯·迪茨综合征和马方综合征患者的 TAA 分别在 40 mm 或 45 mm 以上。

手术计划

手术前影像检查

与所有进行心脏手术的患者一样，升主动脉瘤患者术前需进行冠状动脉造影、超声心动图和 CT 主动脉造影。前两种方法是为了评估其他心脏病变，可以在动脉瘤修复期间对这些病变进行外科干预。CT 扫描有助于手术顺利进行，其可提示动脉瘤的位置。在再次手术的患者中，动脉瘤可能非常接近胸骨，禁止标准的再次切开胸骨操作。在这种罕见的情况下，可以在再次施行胸骨切开术之前进行深低温停止循环外周灌注。

插管策略

插管策略取决于动脉瘤的性质和位置，以及是否同时进行其他手术。对于非主动脉手术，灌注较小主动脉弓曲线部位的左颈总动脉远端，可减少脑栓塞风险。然而，在需要切除升主动脉并在停止循环下进行远端吻合的动脉瘤病变中，灌注远端升主动脉，以确保在远端吻合之前可以切除插管部位。替代的灌注部位包括腋动脉和股动脉，不过我们很少使用这两种方法。

停止循环和脑保护

常见动脉瘤会终止在无名动脉近端，这可能允许在阻断钳保留情况下进行远端吻合。这在二叶主动脉瓣患者中更常见。然而为了消除所有的动脉瘤组织，通常利用停止循环。为了达到这个目的，采取系统性低温辅助，如逆行或顺行脑灌注（RCP 或 ACP）。RCP 用于半弓置换，而 ACP 用于全弓置换，以便在心搏停止的较长时间内充分灌注大脑。虽然 RCP 不一定"灌注"大脑，但它可以使大脑均匀降温，同时冲洗碎片，这对防止脑栓塞是非常有价值的。ACP 具有灌注大脑的明显优势，但可能增加栓塞风险。术中脑电图允许客观地测量脑静默，一旦脑电图无反应，膀胱温度达到 20 ℃或更低时，就开始确保脑静默、全身低温和心搏停止。一些研究小组也使用了中低温，但没有确凿的数据支持其优于深低温。

术中手术方式的变化

如前所述，胸主动脉瘤可伴有其他主动脉病变，如环状或 Valsalva 窦扩张和（或）主动脉瓣病变。主动脉根部和瓣膜手术虽然不是本章的重点，但是简短讨论是必要的。在没有瓣叶钙化的情况下，主动脉瓣通常可以通过成形或再植技术来保存。对于大多数患者，我们更倾向于采用后者。切除窦段，在纤维环水平留下 3～5 mm 的组织。两个冠状动脉都被设计成纽扣状，并利用成形缝线来固定 Valsalva 移植物。接着进行止血的第二层缝合。冠状动脉随后以正位的方式重新被植入人工血管。如果瓣叶病变不适于修复，则进行改良 Bentall 手术。

手术步骤

准备工作和灌注

大多数升主动脉手术是通过全胸骨切开进行的，为了美容而采用有限的皮肤切口。由于在这类患者中很可能需要进行主动脉根部手术或其他心脏手术，因此全胸骨切开是首选。使用标准的胸骨牵开器，悬吊心包以充分暴露心脏。由于动脉瘤较大，心脏移位进入左胸也很常见。大多数在升主动脉反折上方的主动脉中部进行中心灌注。我们根据无名动脉的起始调整灌注部位，同时考虑患者是否需要同时进行复杂的主动脉弓手术。主动脉的小弯是插管部位，因为这可以使导管尖端远离左心室流出道，并且直接影响最小，潜在减少了医源性主动脉夹层的风险。在全身肝素化之前，在主动脉放置套线。这对于二叶主动脉瓣和结缔组织疾病的患者尤其重要，因为他们的主动脉壁往往很薄，如果套线不是非全层缝置，很容易在给予肝素后造成明显血肿。主动脉插管后，在不损伤右肺动脉的情况下，在上腔静脉后面创建一个平面。通过一条牵引带，放置一个 rummel 套管并保持松弛状态。用直角插管（26 ～ 28 F）进行上腔静脉插管，在停止循环期间用于 RCP（图 14.1）。右心房用两级 / 三级插管进行插管。这些插管与一个"Y"形连接器连接到静脉回路用于引流。该"Y"形连接器上有一个三通旋塞，与心脏停搏液管道连接，这是用于逆行脑灌注的管道（图 14.2）。所有这些病例均使用逆行冠状静脉窦导管。然后开始体外循环，通过右上肺静脉放置左心室引流管。

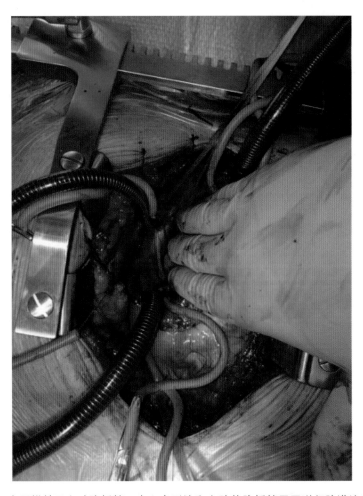

图 14.1　示意图描绘了主动脉插管、右心房引流和上腔静脉插管用于逆行脑灌注的灌注策略

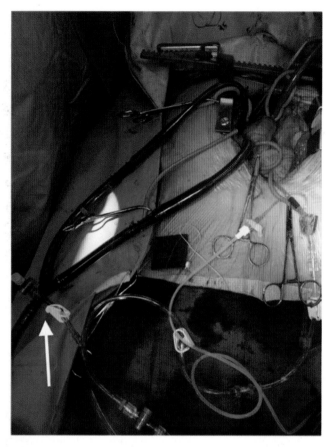

图 14.2　放大的静脉灌注图示，与心脏停搏液管道相连的"Y"形连接器，其中三通旋塞（白箭头）
　　　　连接心脏停搏液管道

　　我们很少用腋动脉插管进行择期动脉瘤手术。但是，如果需要，我们会做右腋动脉
切口，并在保护神经和锁骨下静脉后，给患者注射 5000 IU 的肝素，夹住动脉的近远端，
然后将一根 8 ~ 10 mm 的移植物缝合到锁骨下动脉，用作动脉流入导管。在这种情况下，
重要的是有双侧桡动脉测压系统，因为在松开腋动脉后，右桡动脉的波形和压力应该恢
复正常，并与左桡动脉相关联。此外，在 CPB 过程中，右桡动脉不太可靠，因为它的
压力很可能比系统压力高。

心肌保护和停止循环

　　大多数远端吻合操作是在停止循环下进行的。在有可能安全地切除所有动脉瘤性主
动脉，并将其缝合到移植物上的情况下，可在阻断钳阻断状态下行远端吻合术。
　　一旦患者进行体外循环转机，就放置左心室引流管，切开主动脉肺窗，并将患者全身降温至低温。如果存在严重的主动脉瓣反流（AR），则在主动脉阻断前，降温直到动脉流入温度为 28 ℃，在没有 AR 的情况下阻断主动脉，通过主动脉根部注入高钾基础血液心脏停搏液来使心脏停搏，或者在显著 AR 的情况下通过冠状静脉窦注入。手术期间不断给予间歇性的逆行和顺行心脏停搏液。患者核心体温降至 18 ～ 20 ℃。使用温度探针测量心肌温度，并在手术过程中保持在 13 ℃以下。

显露和近端主动脉手术

手术床调整到"back up"位置，以充分探查主动脉瓣。将右心房引流管固定在皮肤上，并在紧邻主动脉前壁的右心室前壁上放置两针，以将右心室从近端主动脉牵拉开。

在窦管交界上方 2 ～ 3 cm 处切开主动脉，接近阻断钳位置，这可以在决定"确定性手术"之前检查整个主动脉根部。横行切开主动脉周长，将近端主动脉与肺动脉、右心室和右心房分离。在仔细探查冠状动脉异常的同时完成此操作。这对于冠状动脉起搏异常发生率较高的二叶主动脉瓣患者尤为重要。然后探查主动脉瓣，如果可能的话，进行修复或者用生物或机械瓣膜置换。一旦决定置换，使用瓣环内测瓣器测量最佳移植物尺寸，将瓣膜放置在术野，在移植物上标出三条等距的线来模拟三个交界。然后用 4-0 聚丙烯缝线将人工瓣膜缝到近端主动脉。一旦吻合完成，将血管导管放入移植物内，并用心脏停搏液对移植物进行测试。这实现了测试止血以及瓣膜功能两个目标。如果有必要，可将所有修复缝线缝合在近端缝合线中。

如果动脉瘤性疾病患者需要切除主动脉窦，则使用保留瓣膜的主动脉根部人工血管，其中包括主动脉窦壁移植物或组合式根部。两者的细节在本章的前面已简要地述及，但是手术方法超出了本章的范围。

远端吻合术

在停止循环下进行远端吻合术。当核心体温降至 18 ℃且脑电图呈等电位时，进行近端主动脉手术以保持手术的高效进行。一旦达到目标核心体温并观察到脑活动停止时，我们的注意力将转向主动脉弓。将心脏停搏液管道冲洗到"Y"形连接器 /SVC 导管中以除去气泡，然后将手术床调整到深度 Trendelenburg 体位，以避免任何显著的气栓，这也有助于暴露主动脉弓。团队准备就绪后，关闭泵，夹住动脉、右心房插管和静脉插管，移除阻断钳。束紧 SVC 周围的牵引带，然后通过心脏停搏液管道经由 SVC 开始 RCP。移除动脉插管，切除动脉插管位置至健康组织。仔细探查主动脉弓，并将主动脉弓切除至锁骨下动脉的基底部，以确保所有动脉瘤组织被切除。此时从主动脉弓中可看到血液回流（图 14.3）。在保留外膜的同时，环周性解剖主动脉很重要。这样可以得到无张力的缝合，并在必要时方便修补缝合，然后用合适大小的心脏瓣膜测瓣器测量主动脉直径。如有需要，做人工血管斜行切口以与主动脉弓的弯曲相匹配和适应，然后用连续的 4-0 聚丙烯缝线将人工血管缝合到主动脉。将人工血管折入主动脉中（图 14.4）。这样做是为了确保吻合处止血，因为血压的增加都会影响主动脉弓上的人工血管。通常吻合处不使用毛毡或封闭胶。吻合完成后将人工血管分支重新插入动脉灌注管并除去主动脉弓的气体，开始 CPB 并将患者复温至正常体温。此时检查远端吻合处是否出血，并在必要时修补止血。

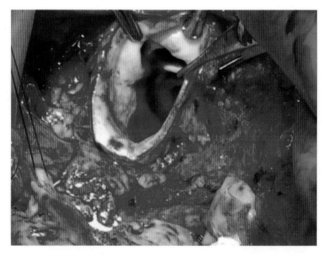

图 14.3 升主动脉和主动脉弓视图，可见从 RCP 回路通过头臂动脉的逆行血流

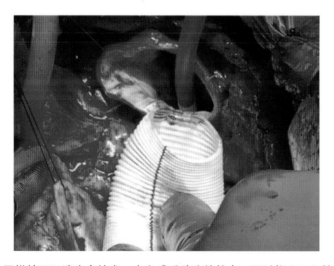

图 14.4 示意图描绘了远端吻合技术，先完成后壁连续缝合，同时将人工血管折入主动脉内

人工血管之间的吻合

与使用单个人工血管进行手术对比，人工血管之间的吻合有助于确保新主动脉的正常曲线。因此这些手术涉及人工血管和人工血管之间的吻合。当然，如果需要对主动脉根部或主动脉弓进行修复，这种吻合必须确保主动脉根部或主动脉弓没有张力。充分修剪人工血管的两端，以确保在移除阻断钳后人工血管不会弯曲。需要注意的是，一旦心脏充盈，主动脉根部在胸腔中会比在松弛的心脏中的位置高得多。人工血管之间的吻合使用 2-0 或 3-0 聚丙烯缝线进行（图 14.5）。然后采取常规排气措施，移除阻断钳。重新灌注心脏并移除插管，逐渐撤离体外循环。

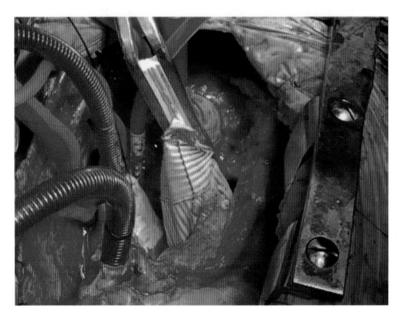

图 14.5　人工血管之间的吻合，以确保新主动脉的正常曲线

结语

自 DeBakey 和 Cooley 1956 年首次使用人工血管置换升主动脉治疗动脉瘤以来，手术方法和结果有了显著改善。如果动脉瘤发生夹层或破裂，结合患者当时状况，手术死亡率可高达 25% ～ 40%。然而随着对该疾病过程以及外科干预阈值的更深理解，及时给予选择性外科干预已是常规做法。近年来随着影像学检查率增加，升主动脉动脉瘤的

确诊率有所提高。随着时间的推移，升主动脉动脉瘤患者的存活率有显著改善，反映了升主动脉瘤外科技术和围手术期管理方面的进步。

关键要点和陷阱

- 由于升主动脉瘤的隐匿性质，通常是在其他需要造影的手术中意外发现动脉瘤。
- 当前指南建议无危险因素的孤立性升主动脉瘤大于 55 mm 时进行预防性手术。
- 在需要切除升主动脉并在停止循环下进行远端吻合的动脉瘤病变中，灌注远端升主动脉，以确保在执行远端吻合之前切除灌注部位。
- 对于半弓置换，使用逆行脑灌注，而对于全弓置换，使用顺行脑灌注，在延长的停止循环期间充分灌注大脑。
- 由于这类患者很可能需要进行主动脉根部手术或其他心脏手术，因此全胸骨切开是首选。

（魏 翔 姚泓屹 郭方香）

参考文献

[1] Kuzmik G A，Sang A X，Elefteriades J A. Natural history of thoracic aortic aneurysms[J]. J Vasc Surg，2012，56（2）:565 - 571.

[2] Mathur A，Mohan V, Ameta D, et al. Aortic aneurysm[J]. J Transl Int Med，2016，4（1）: 35 - 41.

[3] Oladokun D，Patterson B O，Sobocinski J，et al. Systematic review of the growth rates and influencing factors in thoracic aortic aneurysms[J]. Eur J Vasc Endovasc Surg，2016，51（5）:674 - 681.

[4] Cheung K，Boodhwani M，Chan K L, et al. Thoracic aortic aneurysm growth: role of sex and aneurysm etiology[J]. J Am Heart Assoc，2017，6（2）:e003792.

[5] Isselbacher E M. Thoracic and abdominal aortic aneurysms[J]. Circulation，2005，111（6）:816 - 828.

[6] Hiratzka L F, Bakris G L, Beckman J A, et al. 2010 ACCF/AHA/AATS/ACR/ASA/SCA/SCAI/SIR/STS/SVM guidelines for the diagnosis and management of patients with thoracic aortic disease: executive summary: a report of the American college of cardiology foundation/American heart association task force on practice guidelines, American

association for thoracic surgery, American College of Radiology, American Stroke Association, Society of Cardiovascular Anesthesiologists, Society for Cardiovascular Angiography and Interventions, Society of Interventional Radiology, Society of Thoracic Surgeons, and Society for Vascular Medicine[J]. Anesth Analg, 2010, 111（2）:279 – 315.

[7]   Chaikof E L, Brewster D C, Dalman R L, et al. SVS practice guidelines for the care of patients with an abdominal aortic aneurysm: executive summary[J]. J Vasc Surg, 2009, 50（4）:880 – 896.

[8]   Saliba E, Sia Y. The ascending aortic aneurysm: when to intervene?[J]. IJC Hear Vasc, 2015, 6: 91 – 100.

[9]   Pape L A, Tsai T T, Isselbacher E M, et al. Aortic diameter > or = 5.5 cm is not a good predictor of type A aortic dissection: observations from the International Registry of Acute Aortic Dissection（IRAD）[J]. Circulation, 2007, 116（10）:1120 – 1127.

[10] El Oumeiri B, Louagie Y, Buche M. Reoperation for ascending aorta false aneurysm using deep hypothermia and circulatory arrest[J]. Interact Cardiovasc Thorac Surg, 2011, 12（4）:605 – 608.

[11] Leshnower B G, Rangaraju S, Allen J W, et al. Deep hypothermia with retrograde cerebral perfusion versus moderate hypothermia with antegrade cerebral perfusion for arch surgery[J]. Ann Thorac Surg, 2019, 107（4）:1104 – 1110.

[12] Arnaoutakis G J, Vallabhajosyula P, Bavaria J E, et al. The impact of deep versus moderate hypothermia on postoperative kidney function after elective aortic hemiarch repair[J]. Ann Thorac Surg, 2016, 102（4）:1313 – 1321.

[13] Sultan I, Komlo C M, Bavaria J E. How I teach a valve−sparing root replacement[J]. Ann Thorac Surg, 2016, 101（2）:422 – 425.

[14] Sultan I, Bianco V, Yazji I, et al. Hemiarch reconstruction versus clamped aortic anastomosis for concomitant ascending aortic aneurysm[J]. Ann Thorac Surg, 2018, 106（3）:750 – 756.

[15] Kilic A, Kilic A, Sultan I. Anomalous origin of the left main coronary artery from the right coronary artery[J]. Circ Cardiovasc Imag, 2018, 11（12）:e008452.

[16] Cooley D A. A brief history of aortic aneurysm surgery[J]. Aorta, 2013, 1（1）:1 – 3.

[17] Sultan I, Habertheuer A, Wallen T, et al. The role of extracorporeal membrane oxygenator therapy in the setting of Type A aortic dissection[J]. J Card Surg, 2017, 32（12）:822 – 825.

[18] Vallabhajosyula P, Gottret J P, Menon R, et al. Central repair with antegrade TEVAR for malperfusion syndromes in acute DeBakey I aortic dissection[J]. Ann Thorac Surg, 2017, 103（3）:748 – 755.

[19] Sultan I, Szeto W Y. Decision making in acute DeBakey I aortic dissection: balancing extensive arch reconstruction versus mortality[J]. J Thorac Cardiovasc Surg, 2016, 151（2）:349 - 350.

[20] Olsson C, Thelin S, Ståhle E, et al. Thoracic aortic aneurysm and dissection: increasing prevalence and improved outcomes reported in a nationwide population-based study of more than 14,000 cases from 1987 to 2002[J]. Circulation, 2006, 114（24）:2611 - 2618.

[21] Sultan I, Bavaria J E, Szeto W. Hybrid techniques for aortic arch aneurysm repair[J]. Semin Cardiothorac Vasc Anesth, 2016, 20（4）:327 - 332.

[22] Kilic A, Arnaoutakis G J, Bavaria J E, et al. Outcomes of elective aortic hemiarch reconstruction for aneurysmal disease in the elderly[J]. Ann Thorac Surg, 2017, 104（5）:1522 - 1530.

第十五章

升主动脉夹层的外科治疗

急性 A 型主动脉夹层

急性 A 型主动脉夹层是一种真正的外科急症：有报道称即使在最好和最有经验的中心，围手术期死亡率也达到 17% ～ 26%。北美中心报道的手术死亡率为 5% ～ 17%。根据夹层的位置和范围，患者可能出现心包填塞、卒中、心肌梗死、急性主动脉关闭不全、脏器缺血、下肢缺血或脑缺血。升主动脉夹层手术管理的关键原则是切除内膜破口，并恢复真腔血流。在决定进行急性 A 型主动脉夹层手术时，必须考虑几个指导原则。需重点关注患者血流动力学状态、破口位置、缺血的存在及位置、升主动脉大小、主动脉弓大小、是否存在遗传性组织疾病、是否存在主动脉关闭不全以及其他合并疾病。

由于可能的并发症，急性 A 型主动脉夹层可能致命，起病后死亡率约为每小时 1%。通常，及时的外科干预对患者的存活至关重要，但在显著脑缺血情况下，例如广泛卒中和脏器缺血则需要血管重建后再纠正代谢紊乱，这种情况下暂缓升主动脉夹层手术可能是明智的。与脊髓受损导致的截瘫不同，大脑半球受损时需推迟或重新考虑手术。出于这些原因，某些急性 A 型主动脉夹层患者需接受药物治疗并延迟手术。来自斯坦福大学的 Chiu 和 Miller 称，在他们的机构，脑损伤并未被常规作为手术干预的排除标准。此外，他们提到症状出现后 5 ～ 8 h 内接受手术的患者预后较好，较那些症状持续时间更长的患者症状有更大程度的缓解。对于存在破坏性神经损伤的患者，尚未发现手术干预的益处。

血流动力学不稳定的患者通常因心包填塞、卒中、心肌梗死或急性主动脉关闭不全而处于危急状态。通过动脉测压和建立中心静脉通路进行静脉输液对这些患者来说是必不可少的。在这种情况下，一些人建议在手术室通过 Seldinger 技术或开放切开技术对股动脉进行插管。如果患者情况不危急，我们更倾向于对右腋动脉或无名动脉进行插管（如果无名动脉未出现夹层），使用 Dacron 人工血管作为动脉输入。来自动脉插管的"Y"形分支可以在主动脉重建后提供备用动脉输入（图 15.1）；同样，来自静脉插管的"Y"形分支可以（如果需要）为心脏提供额外的引流，并有助于降温。在急性 A 型主动脉夹层中，直接升主动脉插管也是一种选择，并获得了良好的结果。

在主动脉破裂的情况下，心包出现填塞。在这种情况下，最好立即启动体外循环以缓解心包填塞，避免之后的高血压危象进展，并开始降温。必须将左心室引流管插入右上肺静脉，同时插入冠状静脉窦导管以逆行心肌保护。如果存在大量的主动脉瓣反流并且心脏扩张，则阻断主动脉，插入左心室引流管以减压心脏。一般不建议阻断主动脉，因为这会增加假腔压力，从而增加夹层程度并导致缺血。然而，如果出现严重的主动脉关闭不全导致心脏扩张，则必须阻断升主动脉；如果主动脉瓣无关闭不全，心脏也无扩张，此时并不需要阻断升主动脉。在这两种情况下，达到适合目标温度（24 ℃；在股动脉或直接主动脉灌注的病例中倾向于较低温度）后，停止泵并停止循环。然后切开升主动脉前壁，向上切开至无名动脉。额外的灌注导管（9F Pruitt 导管）可以用于通过左颈总动脉提供顺行脑灌注（图 15.1）。在这种情况下，我们更喜欢使用双侧脑灌注（通过无名动脉或右腋动脉以及左颈总动脉中的 9F Pruitt 导管），特别是当重建预计时间超过 30 min 时。

检查主动脉腔，寻找内膜破口，并切除主动脉近端和远端。可用间断的 6-0 聚丙烯缝线逐层缝合内外膜以闭塞主动脉假腔。有时使用 BioGlue 黏合主动脉壁内外膜，然后建立远端吻合，通常使用 24 ～ 28 mm 的 Dacron 人工血管和双针 3-0 或 4-0 聚丙烯缝线，其次使用间断带垫片缝线或连续 3-0 或 4-0 聚丙烯缝线做第二层缝合以加固吻合。一些中心常规使用一层毛毡加固吻合。如果最初的插管部位是股动脉，则将用于远端重建的人工血管的分支连接到来自股动脉灌注导管的动脉"Y"形分支，对人工血管进行排气，并通过该人工血管恢复流量，建立正向血流和完全体外循环。

远端吻合完成后，将注意力转向主动脉瓣和主动脉根部，并夹闭升主动脉人工血管。此时开始复温。如果不需要瓣膜修复且人工血管缝合已完成，则开始复温至 36.5 ℃。如果主动脉瓣或主动脉根部需要更多处理，则开始部分复温至 28 ℃。在瓣叶健康且无任何结缔组织疾病患者中，主动脉瓣通常可以通过瓣叶重新悬吊或交界处成形而保留。

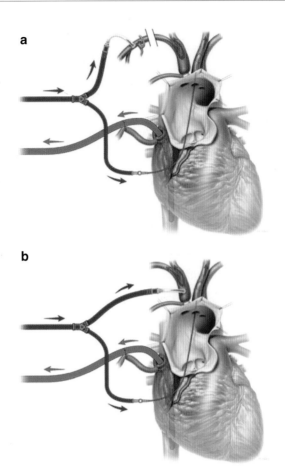

图 15.1　一条来自动脉灌注的"Y"形分支连接到从腋动脉（a 图）或锁骨下动脉（b 图）分支出的涤
　　　　纶移植物，可以在体外循环期间提供替代动脉输入。此外，它还可以用于在循环停止期间提
　　　　供双侧的顺行脑灌注

　　是否置换主动脉根部通常取决于是否存在遗传性组织疾病、是否有动脉瘤参与、夹
层的程度以及冠状动脉是否受累等。对于马方综合征或勒斯·迪茨综合征等结缔组织疾
病患者，我们置换主动脉根部。机械瓣膜与生物瓣膜的选择取决于患者的年龄以及抗凝
的适应证或禁忌证。瓣膜保留手术也已被实施。在我们的实践中，通常避免在急性病例
如 I 型或 A 型主动脉夹层中进行瓣膜置换。如果没有主动脉根部动脉瘤，仅主动脉瓣叶
严重病变，存在一定程度的主动脉关闭不全，则置换主动脉瓣并使用人工血管置换冠状
动脉开口之上的升主动脉，无须置换主动脉根部。如果没有主动脉根部动脉瘤，主动脉
瓣瓣叶未受损，存在一定程度的主动脉关闭不全，则可以保留主动脉瓣并进行交界处成
形。最后，如果有局部室壁运动异常的证据、无法撤离体外循环或主要冠状动脉开口广
泛受累，我们对这些患者进行冠状动脉旁路移植术。

总体而言，我们应尽可能进行最小范围的手术以保证患者的存活及持久的修复。如果主动脉弓需要的不仅仅是半弓置换，则构建远端主动脉吻合，无论是否采用"象鼻手术"。可以通过岛状技术或使用"Y"形人工血管的变体重新植入头部血管。

许多作者介绍了 A 型主动脉夹层的修复技术，该技术的主要目的是恢复真腔血流，防止主动脉破裂、主动脉关闭不全和冠状动脉缺血。然而，根据国际急性主动脉夹层注册研究（IRAD）的数据，修复急性 A 型主动脉夹层手术的死亡率仍然是 17% ～ 26%。目前的观点是，采用半弓置换治疗 A 型主动脉夹层比主动脉全弓置换的手术风险要低。前者不一定需要后续的主动脉干预，并且未来的手术风险会降低。如果以后需要重新干预，可以将其转介到有低发病率和死亡率的经验丰富的主动脉中心进行修复和置换。相反，在紧急情况下进行主动脉全弓置换会使早期发病率和死亡率增高，因为需要更长的体外循环时间和手术时间，以及具有更高的卒中风险。Fleischman 等人最近分析了他们在 10 年期间对 195 例急性 A 型主动脉夹层患者进行选择性主动脉弓和根部置换的经验。他们仅在撕裂扩展到这些区域时才置换主动脉弓或根部。他们发现升主动脉和半弓置换患者的生存率与接受主动脉全弓置换的患者相似，其再干预率仅为 8%。Omura 等人也比较了急性 A 型主动脉夹层患者的主动脉全弓置换和非主动脉全弓置换，结果显示非主动脉全弓置换的住院死亡率仅为 12.5%，神经系统缺陷发生率仅为 7%。他们还发现两种手术方法的生存率或再干预需求没有显著差异。

然而，关于主动脉全弓置换仍有一些未解决的问题，如哪些患者应接受此手术并需要冒险接受额外的主动脉手术？是否存在生存获益？ Malantis 小组试图通过先进行去分支主动脉全弓修复，然后进行胸腹主动脉内支架植入和球囊扩张以撑破隔膜来回答其中一些问题。第二次手术可以在患者从重症监护室出来后的同一次住院期间进行，或者在出院后不久再次入院时进行。这种方法的指征包括缺血、扩大的假腔或坍塌的真腔。该小组的结果非常出色，患者没有早期死亡，神经系统并发症发生率也很低。

引入固定支架"象鼻手术"技术是为了促进降主动脉和胸腹主动脉的重塑，并尽量减少这些主动脉段（降主动脉和胸腔主动脉）的远期干预，为假腔减压，扩张真腔。如果这些患者需要远期干预，固定支架可以为进一步的血管内治疗提供一个很好的平台。当主动脉弓增大至 40 ～ 45 mm 甚至以上，且主动脉弓中有无法以其他方式修复的撕裂时，建议使用固定支架"象鼻手术"。与标准技术相比，在修复急性 A 型主动脉夹层时使用固定支架"象鼻手术"的整体不良事件发生率更高。

另一种不断发展的方法是在直接视野下在胸降主动脉植入正向支架，以尽量减少胸腹主动脉的后续手术，并最终促进胸腔主动脉重建。这种方法的步骤通常与固定支架"象鼻手术"的步骤混淆或被称为支架象鼻手术，后者不涉及对头臂动脉的操作和主动脉全弓手术。当我们进行半弓置换和正向支架植入时，我们留下很少的原位主动脉组织（图15.2）。我们最近发表了使用这种技术的结果。我们发现，短期内正向支架植入的患者手术死亡率较低；中期内植入支架的患者出现假腔的重塑，总体中期生存率优于进行传统半弓置换的患者。

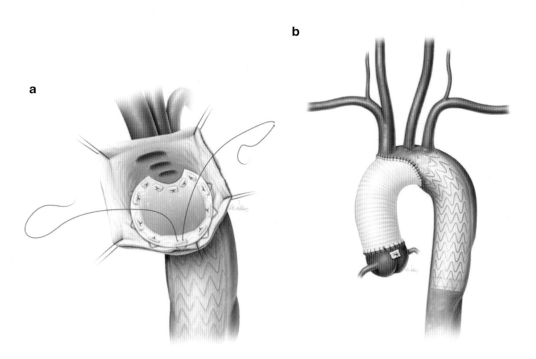

图 15.2　a. 支架被植入左锁骨下动脉以下，主动脉弓的血管保持完好；b. 在一名患有 I 型主动脉夹层的患者中进行升主动脉和近端主动脉弓置换，采用正向支架输送

　　几点技术细节值得一提。由于组织受损且脆弱，因此目标是实现安全和止血的吻合。我们常规用间断的 6-0 聚丙烯缝线逐层缝合近端主动脉，有时用 BioGlue 加固。在无冠状窦区域，使用小块毛毡闭塞假腔和真腔之间的空隙。同样，我们逐层缝合远端主动脉，有时使用 BioGlue。如前所述，远端吻合是在停止循环下进行的，这样可以避免在吻合完成之前对吻合部位造成张力。应避免在停止循环前钳闭夹层主动脉。

慢性升主动脉夹层

　　首先用抗高血压药物治疗慢性升主动脉夹层。当慢性升主动脉夹层发展成动脉瘤或出现症状时需进行手术。慢性升主动脉夹层性动脉瘤病变的手术，步骤与升主动脉瘤手术类似。慢性升主动脉夹层性动脉瘤性主动脉弓通常见于之前接受过孤立性升主动脉夹层修复的患者。

复习题

1. 急性 A 型主动脉夹层手术管理的关键原则是（　　）。

A. 对所有病例置换主动脉根部

B. 确保血流进入真腔，并置换升主动脉和近端主动脉弓

C. 先修复降主动脉

D. 在所有病例中置换主动脉弓

2. 如果夹层涉及主动脉根部，并且根部有动脉瘤病变，除了升主动脉和半弓置换外，最佳处理措施是（　　）。

A. 根部修复 / 置换

B. 用超冠状动脉移植体置换主动脉瓣

C. 升主动脉和半弓置换与主动脉瓣重新悬吊

D. 主动脉全弓置换与主动脉瓣置换

（刘永春　张　毅）

参考文献

[1] Berretta P, Patel H J, Gleason T G, et al. IRAD experience on surgical type A acute dissection patients: results and predictors of mortality[J]. Ann Cardiothorac Surg，2016，5（14）:346 - 351.

[2] Preventza O, Coselli J S. Differential aspects of ascending thoracic aortic dissection and its treatment: the North American experience[J]. Ann Cardiothorac Surg，2016，5（4）:352 - 359.

[3] Chiu P, Miller D C. Evolution of surgical therapy for Stanford acute type A aortic dissection [J]. Ann Cardiothorac Surg，2016，5（4）:275 - 295.

[4] Kamiya H, Kallenbach K, Halmer D, et al. Comparison of ascending aorta versus femoral artery cannulation for acute aortic dissection type A[J]. Circulation，2009，120（11 Suppl）:S282 - S286.

[5] Preventza O, Simpson K H, Cooley D A, et al. Unilateral versus bilateral cerebral perfusion for acute type A aortic dissection[J]. Ann Thorac Surg，2015，99（1）:80 - 87.

[6] David T E. Surgery for acute type A aortic dissection[J]. J Thorac Cardiovasc Surg，2015，150（2）.279 283.

[7] Cohen R G, Hackmann A E, Fleischman F, et al. Type A aortic dissection repair: how I teach it[J]. Ann Thorac Surg，2017，103（1）:14‑17.

[8] Hussain S T, Svensson L G. Surgical techniques in type A dissection[J]. Ann Cardiothorac Surg，2016，5（3）:233‑235.

[9] Fleischman F, Elsayed R S, Cohen R G, et al. Selective aortic arch and root replacement in repair of acute type A aortic dissection[J]. Ann Thorac Surg，2018，105（2）:505‑512.

[10] Omura A, Miyahara S, Yamanaka K, et al. Early and late outcomes of repaired acute DeBakey type I aortic dissection after graft replacement[J]. J Thorac Cardiovasc Surg，2016，151（2）:341‑348.

[11] Matalanis G, Ip S. A new paradigm in the management of acute type A aortic dissection: total aortic repair[J]. J Thorac Cardiovasc Surg，2019，157（1）:3‑11.

[12] Preventza O, Coselli J S, Mayor J, et al. The stent is not to blame: lessons learned with a simplified US version of the frozen elephant trunk[J]. Ann Thorac Surg,2017,104（5）:1456‑1463.

[13] Preventza O, Liao J L, Olive J K, et al. Neurologic complications after the frozen elephant trunk procedure: a meta‑analysis of more than 3000 patients[J]. J Thorac Cardiovasc Surg，2020，160（1）:20‑33.e4.

[14] Preventza O, Olive J K, Liao J L, et al. Acute type I aortic dissection with or without antegrade stent delivery: mid‑term outcomes[J]. J Thorac Cardiovasc Surg，2019，158（5）:1273‑1281.

[15] Preventza O, Price M D, Simpson K H, et al. Hemiarch and total arch surgery in patients with previous repair of acute type I aortic dissection[J]. Ann Thorac Surg,2015,100（3）:833‑838.

第十六章

保留瓣膜的主动脉根部置换术：Yacoub 手术

缩写词

CPB 体外循环

LVOT 左心室流出道

RSPV 右上肺静脉

RVOT 右心室流出道

STJ 窦管交界

TEE 经食管超声心动图

VSRR 保留瓣膜的主动脉根部置换术

学习目标

- 描述主动脉根部的形态学和生理特性。
- 描述保留瓣膜的主动脉根部置换术的指征和需求。
- 描述进行 Yacoub 手术保留瓣膜的主动脉根部置换术所需的超声心动图测量。
- 描述重建技术的操作步骤。
- 了解重建技术相对于再植技术的优势。

主动脉根部的形态学和生理学

主动脉根部不仅输送血液，还支撑主动脉瓣瓣叶。从解剖学上看，主动脉根部由主动脉瓣瓣叶、Valsalva 窦、瓣间三角、窦管交界和主动脉瓣瓣环组成。

尽管"环"一词意味着一个环形结构，但没有组织学或解剖学结构直接符合其描述，而环常被认为是由主动脉瓣瓣叶附着的最低点或心室 – 主动脉交界形成的一个圆"环"。

Valsalva 窦的形态对于在主动脉瓣上方区域形成合适的流体至关重要，并且对于启动和协调主动脉瓣关闭以及提供冠状动脉血流也非常重要（图 16.1）。根部的形态允许血液以层流模式喷出，对主动脉瓣瓣叶和主动脉壁的应力很小。

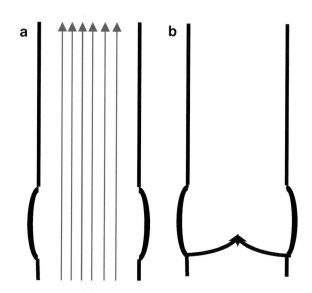

图 16.1　a. 主动脉瓣开放期层流通过主动脉瓣；b. 舒张期内 Valsalva 窦形成的涡流，有助于启动主动脉瓣关闭并帮助冠状动脉血流

手术适应证

主动脉根部置换术用于治疗主动脉根部病变，包括主动脉瘤、主动脉夹层、结缔组织疾病以及某些情况下的主动脉瓣感染性心内膜炎。当主动脉瓣瓣叶正常且主动脉瓣瓣环未扩大时，保留瓣膜的主动脉根部置换术（VSRR）可用于主动脉瘤。主动脉瓣瓣环直径大于 28 mm 时，由于瓣环逐渐扩大，后期主动脉瓣关闭不全的风险较高，因此完

整的主动脉根部置换术可能是首选方案，这取决于患者的合并症。主动脉根部手术具有较高的风险和并发症发病率。鉴于已经描述的主动脉根部组件之间的相互作用，VSRR Yacoub 手术的主要目标是恢复和维持主动脉根部的形态和功能完整性。我们详细描述了用于主动脉根部动脉瘤的首选技术，即 VSRR（图 16.2）。

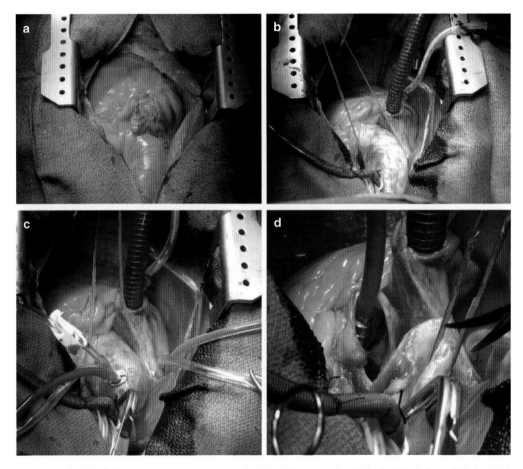

图 16.2　主动脉根动脉瘤（a 图）右心房至远端升主动脉 CPB 以及从主肺动脉分离主动脉（b 图）。加以钳夹，顺行灌注冷心脏停搏液以及插入右上肺静脉引流管（c 图）。主动脉远高于窦管交界切开（d 图）

手术中经食管超声心动图测量

仔细评估主动脉瓣关闭不全是由于瓣叶脱垂还是瓣环扩大，并记录测量结果，如

图 16.3 所示。这些测量是在食管中部主动脉瓣长轴视图中进行的：① LVOT 直径，在瓣叶附着点下方；②瓣叶附着点水平的直径；③窦的直径；④窦管交界（STJ）的直径；⑤ STJ 上方主动脉瘤的直径；⑥交界高度，测量值作为②和④之间的想象平面高度。

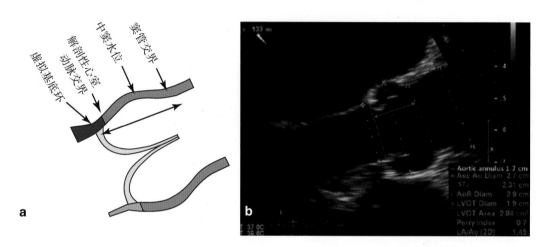

图 16.3　计划 VSRR 手术所需的各水平主动脉根测量。双向箭头给出瓣尖高度

手术技术

插管策略

纵向正中胸骨切开后，如果需要同时进行主动脉弓手术或最大限度地切除升主动脉，则通过中央（远端升主动脉或主动脉弓近端）或外周（股动脉或腋动脉）插管建立 35 ℃的体外循环（CPB）。静脉血回流通常通过右心房（或双腔）插管实现，这取决于是否需要进行同期手术（图 16.2b）。给予顺行冷心脏停搏液保护心肌，并对心肌进行局部降温。通过右上肺静脉（RSPV）插入左心引流导管（图 16.2c）。随后通过冠状动脉口继续进行维持性心肌保护。尽可能在升主动脉远端阻断主动脉，以确保主动脉的整个宽度安全地置于钳内。在此之前，为了便于在升主动脉扩张时钳住整个主动脉，将主动脉与主肺动脉电切分离，并在主动脉周围环绕牵引带。

评估瓣膜

在给予心肌保护后，横向切开升主动脉。注意在窦管交界和瓣膜交界以上切开主动脉（图 16.2d）。

探查主动脉瓣的完整性，以确定是否可以修复（图 16.4a）。这涉及系统地评估主动脉瓣瓣叶和主动脉根部的形态，即瓣叶、冠状动脉口、主动脉瓣瓣环和心室 – 主动脉交界。检查瓣叶是否对称，是否有瓣膜穿孔、瓣叶融合或脱垂。如果存在瓣叶脱垂，则

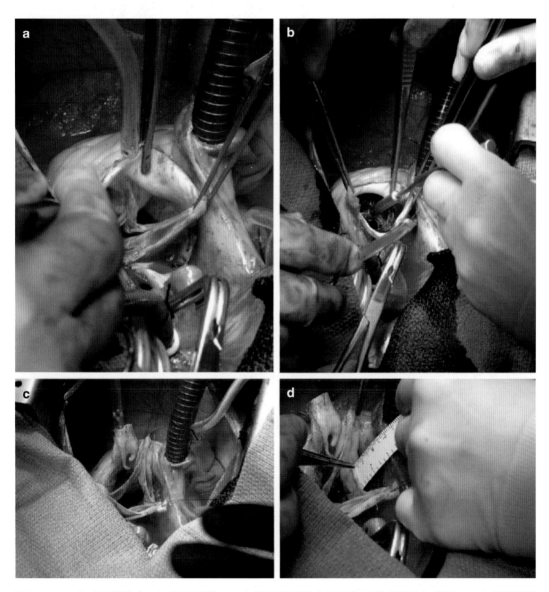

图 16.4　a. 主动脉瓣检查；b. 瓣环测量；c. 切除根部动脉瘤及分离冠状动脉纽扣状开口；d. 测量瓣叶
　　　交界高度

进行瓣叶折叠。测量每个主动脉窦的深度和瓣叶交界高度（图 16.4d）。主动脉瓣瓣叶应正常，主动脉瓣瓣环不应扩大，瓣叶不会出现拉伸和闭合程度较小。注意冠状动脉口的位置及其与瓣叶交界的距离，相关窦部和瓣叶附着的最低点，以及壁内冠脉的行程。如果存在单一冠状动脉口，必须非常小心地制作冠状动脉纽扣状开口。在重建过程中，必须注意每个窦的深度不同，这会影响人工血管移植物的剪裁方式。如果不存在瓣叶脱垂，轻度主动脉瓣关闭不全通常是由于主动脉动脉瘤导致 STJ 水平的瓣膜交界间隙分离引起的，可以通过重新悬吊瓣膜交界进行纠正。

主动脉根部准备

如果瓣膜探查结果提示适合行 VSRR，则使用主动脉瓣测瓣器测量瓣环大小。保留主动脉瓣瓣环上方 3 ～ 5 mm 的组织和冠状动脉纽扣状开口边缘，切开部分冠状动脉纽扣状开口（图 16.4c），必须注意保留足够的残余主动脉窦壁以缝合人工血管。冠状动脉纽扣状开口的切开程度取决于动脉瘤的大小以及在不扭曲冠状动脉的情况下吻合到人工血管时所需的自由度。如果冠状动脉进入内膜走行，必须小心分离以保持冠状动脉开口的完整性和位置，而不干扰瓣叶交界。此时使用低功率烧灼来确保冠状动脉纽扣状开口和右心室流出道肌肉周围的止血。

修整人工血管

选择比测量的瓣环直径大 3 mm 的人工血管，可避免主动脉瓣狭窄或瓣叶脱垂。在每个瓣叶交界上缝置带垫片衬托的 4-0 聚丙烯缝线，并向上牵拉，直到实现瓣叶的最佳闭合，垫片放在瓣叶交界外侧。测量此位置处瓣叶交界之间的距离（大约是所需人工血管圆周的三分之一）。根据主动脉瓣瓣叶交界之间的距离，在移植物上剪开三个点，切开成形以匹配三个交界和主动脉 Valsalva 窦的深度和宽度（图 16.5a ～ d）。切口通常延伸至人工血管褶皱至少九个环，或至少为瓣叶交界高度的一倍。之后可以根据需要进行进一步修剪。使用 4-0 聚丙烯缝线将三个瓣叶交界缝合到人工血管对应的切口尖端，缝线从人工血管内侧向外侧穿过。注意确保方向与人工血管的长轴对齐，没有扭曲，保证对称性（图 16.5e）。然后将人工血管放置到位，打结缝线，结扎在外侧。此时可以修剪主动脉窦外多余的人工血管（图 16.5f）。

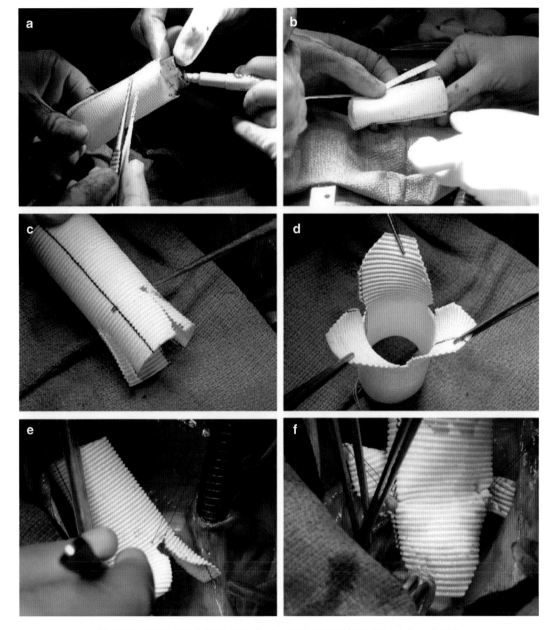

图 16.5　调整人工血管的步骤（a～d 图）及固定瓣叶交界（e, f 图）

在固定残余窦部的根部中间后，使用 4-0 聚丙烯缝线将移植物连续缝合到剩余的主动脉窦组织上（图 16.6a）。此步骤需确保瓣叶交界和窦的对称性，这是 VSRR 重建技术的一个关键目标。在达到瓣叶交界时，将针穿过人工血管外侧，并将该缝线与之前固定瓣叶交界的缝线打结。缝合必须防渗漏，因此，必须注意人工血管和瓣环之间有良好的相对位置，没有任何不平整。以 90° 缝入组织的针可减少针孔大小，从

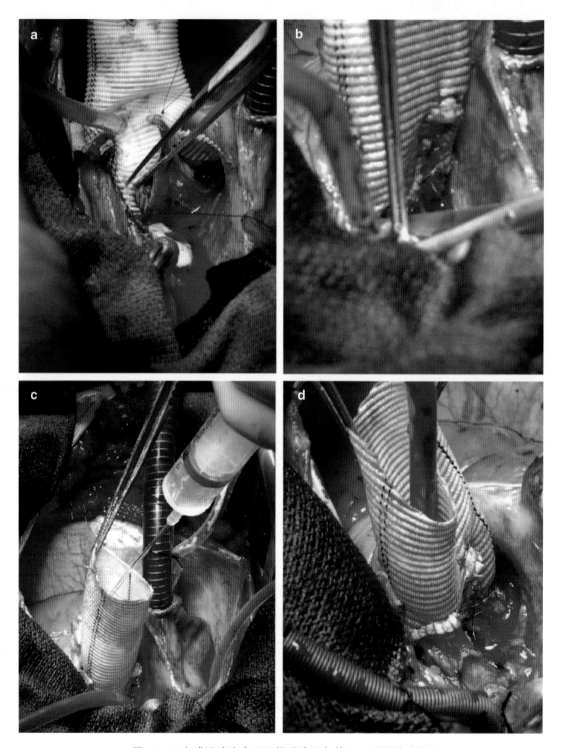

图 16.6　完成近端吻合及冠状动脉纽扣状开口再植的步骤

而改善止血。对每个新的主动脉窦重复此过程。完成所有新的主动脉窦缝合后，如有必要，可使用间断缝合修补任何潜在的渗漏区，因为这些在开放主动脉阻断钳后将无法触及（图 16.6b）。用生理盐水填充人工血管，并检查主动脉瓣的抗反流功能（图 16.6c）。然后完全游离左冠状动脉开口，并在人工血管对应处用电灼器热烧灼开口。使用 5-0 聚丙烯缝线连续缝合，将其吻合到人工血管的开口（图 16.6d）。对右冠状动脉开口重复此过程。我们不使用 Teflon 条或环来确保冠状动脉吻合的进一步止血，这可能会使程序复杂化，而且这通过精确的缝合是可以避免的。此外，如果以后需要再次手术，Teflon 条或环可能会导致严重粘连，从而使再次手术变得复杂。然后根据所需长度远端修剪人工血管，并使用 4-0 聚丙烯缝线连续缝合，将其与远端升主动脉吻合（图 16.7a）。如果剩余升主动脉远端直径大于人工血管但不需要置换，则可以以更倾斜的角度切割修剪人工血管以匹配升主动脉的直径。然后在经食管超声心动图引导下进行彻底的排气后开放主动脉阻断钳。在适当的后负荷下评估主动脉瓣的功能，并注意主动脉瓣瓣叶的闭合高度（理想情况下为 7 ～ 9 mm）。在可能的情况下，通过彩色多普勒成像确认两条冠状动脉的血流。在确认瓣膜功能满意后撤离体外循环，并彻底止血（图 16.7b）。

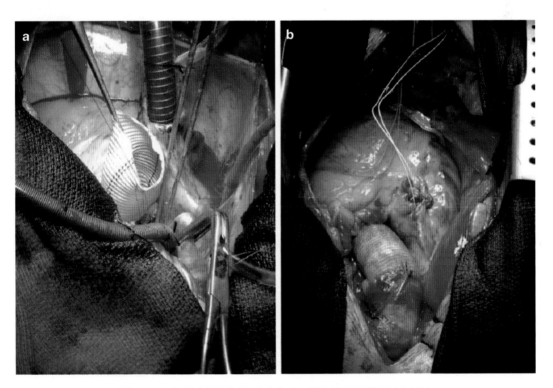

图 16.7　完成"关闭"远端吻合（a 图）及最终结果（b 图）

重塑与再植

多年来，对于 VSRR 的两种方法有广泛的争论。曾有这样的说法，即最初描述的重建技术没有稳定主动脉瓣瓣环，因此主动脉瓣瓣环可能会随时间而继续扩大，导致主动脉瓣关闭不全，尤其是在马方综合征患者中。

重塑和再植技术的许多改进已经被报道。2006 年，Lansac 等人描述了在重塑技术中添加瓣下人工成形环修复手术，并报道称，与进行标准技术的患者相比，使用瓣下人工成形环修复手术的患者再手术率更低（13% 与 4.2%）。

此外，Aicher 等人强调，测量瓣叶有效高度和修正瓣叶脱垂，有助于获得良好的中长期疗效。在他们的 274 例病例中，有显著主动脉瓣关闭不全的 173 例患者接受了瓣叶修复。10 年后无 2 级或以上主动脉瓣关闭不全的二叶和三叶主动脉瓣者分别为 91% 和 87%。5 和 10 年的无再次手术率均为 96%，5 和 10 年的无再次瓣膜置换手术率均为 98%。David 的再植研究显示 5 和 10 年无中至重度主动脉瓣关闭不全率略有改善，分别为 98.3% 和 92.9%。总体无再手术率为 94.8%，374 例患者中有 296 例进行了再植手术，其余进行了重建。但与再植手术相比，主动脉根部重建与更高的再手术风险（危险比 = 3.37；CI：0.88 ~ 12.82；$P = 0.07$）相关。

对最初报道的再植手术的批评是对主动脉根部的非生理性重建，以及在直管移植物内植入主动脉瓣对天然瓣叶的影响。Schäfers 及其同事比较了重建和再植技术在猪模型中对瓣叶运动的影响。他们发现，再植技术中的瓣叶打开明显更快，收缩期瓣叶与主动脉壁接触更频繁，而重建技术可见到更平滑的瓣叶活动性，这是由于存在新的 Valsalva 窦。这可能是由再植后主动脉根部生理可扩张性减小所致。研究者已经注意到瓣膜开启模式在重建技术中可能影响瓣叶的耐用性。Yacoub 等人已经证明重建技术也可以维持和保留主动脉根部的正常几何形态以及动态功能。De Paulis 等人在 2000 年报道的一种对原始再植技术的改进是利用具有"内置"新生窦部的人工血管。该组的长期结果显示，5 年和 10 年以及 13 年无中至重度主动脉瓣关闭不全发生率分别为 94%、87% 和 87%。有 6 名患者需要再手术（1 例因心内膜炎，5 例因严重主动脉瓣关闭不全）。

鉴于没有具体建议使用哪种技术，最近的系统评价和 meta 分析旨在提供应使用哪种技术的共识。该研究调查了 1988—2012 年间的 4777 名患者。平均年龄为 51 岁，男性占 71%，46% 的患者有严重主动脉瓣关闭不全（纳入研究者占 6.4% ~ 100%），平均随访时间为 4.4 年。分析显示根据所用的手术技术（再植或重塑，或这些技术的改进）在生存率或再手术率方面没有差异。严重的术前主动脉瓣关闭不全是增加再手术风险的唯一因素。作者得出结论：为了改善瓣膜保留根部置换手术的结果，维持主动脉瓣瓣叶有效高度和使用技术来减小扩大的主动脉瓣瓣环大小将有助于恢复瓣叶对合及维持瓣膜功能。

　　鉴于这项综述的结果，瓣膜保留手术的选择应考虑是否需要瓣环缩减来恢复和维持瓣膜功能，患者是否适合进行瓣膜保留手术应基于团队的技术专长以及患者的术前特征。

关键点和陷阱

- 对于瓣环未扩大且没有明显主动脉瓣关闭不全的患者，考虑使用重建技术进行 VSRR。
- 在根部修复前，仔细检查主动脉瓣瓣叶及处理任何瓣叶脱垂。
- 确保在修复过程中保持根部的对称性。
- 避免在分离过程中过度游离冠状动脉组扣状开口。

复习题

1. 已经显示主动脉瓣环大于（　　　）会增加 VSRR 术后再手术风险？

A. 24 mm

B. 26 mm

C. 28 mm

D. 30 mm

2. 在进行重建 VSRR 时应选择（　　　）的人工血管？

A. 瓣环直径 + 5 mm

B. 瓣环直径 + 1 mm

C. 瓣环直径

D. 瓣环直径 + 3 mm

3. 将血管移植物的窦缝合至剩余窦组织时，应从何处开始缝合？（　　　）

A. 从瓣叶交界向窦底缝合

B. 从瓣叶交界顶端和窦底之间的中点开始缝合

C. 从窦底开始缝合

D. 可以从窦的任意位置开始缝合

4. 再植与重建技术中的瓣膜运动已被证明是相同的。（　　　）

A. 正确

B. 错误

（周　宏　周沂林）

参考文献

[1] Charitos E I, Sievers H H. Anatomy of the aortic root: implications for valve-sparing surgery[J]. Ann Cardiothorac Surg, 2013, 2（1）:53－56.

[2] Moscarelli M, De Paulis R. The golden perfection of the aortic valve[J]. Int J Cardiol, 2016, 205:165－166.

[3] Erasmi A W, Sievers H H, Bechtel J F, et al. Remodeling or reimplantation for valve-sparing aortic root surgery?[J]. Ann Thorac Surg, 2007, 83（2）:S752－S756; discussion S785－S790.

[4] Patel N D, Weiss E S, Alejo D E, et al. Aortic root operations for Marfan syndrome: a comparison of the Bentall and valve-sparing procedures[J]. Ann Thorac Surg, 2008, 85（6）:2003－2010.

[5] Stamou S C, Williams M L, Gunn T M, et al. Aortic root surgery in the United States: a report from the society of thoracic surgeons database[J]. J Thorac Cardiovasc Surg, 2015, 149（1）:116－122.

[6] Lansac E, Di Centa I, Bonnet N, et al. Aortic prosthetic ring annuloplasty: a useful adjunct to a standardized aortic valve-sparing procedure?[J]. Eur J Cardiothorac Surg, 2006, 29（4）: 537－544.

[7] Aicher D, Langer F, Lausberg H, et al. Aortic root remodeling: ten-year experience with 274 patients[J]. J Thorac Cardiovasc Surg, 2007, 134（4）:909－915.

[8] David T E. Current readings: aortic valve-sparing operations[J]. Semin Thorac Cardiovasc Surg, 2014, 26（3）:231－238.

[9] Fries R, Graeter T, Aicher D, et al. In vitro comparison of aortic valve movement after valve-preserving aortic replacement[J]. J Thorac Cardiovasc Surg, 2006, 132（1）:32－37.

[10] Yacoub M H, Aguib H, Gamrah M A, et al. Aortic root dynamism, geometry, and function after the remodeling operation: clinical relevance[J]. J Thorac Cardiovasc Surg, 2018, 156（3）:951－962.e2.

[11] De Paulis R, Chirichilli I, Scaffa R, et al. Long-term results of the valve reimplantation technique using a graft with sinuses[J]. J Thorac Cardiovasc Surg, 2016, 151（1）:112－119.

[12] Arabkhani B, Mookhoek A, Di Centa I, et al. Reported outcome after valve-sparing aortic root replacement for aortic root aneurysm: a system-atic review and meta-analysis[J]. Ann Thorac Surg, 2015, 100（3）:1126－1131.

第十七章

利用再植技术进行的保留瓣膜的主动脉根部手术

缩写词

AD 主动脉夹层

AI 主动脉瓣关闭不全

AS 主动脉瓣狭窄

AV 主动脉瓣

AVS 保留主动脉瓣

BAV 二叶主动脉瓣

Bio-CVG 组合生物瓣膜移植管道

CI 置信区间

CVG 组合瓣膜移植管道

HR 风险比

HTAD 遗传性胸主动脉疾病

IRR 事件发生率比

LV 左心室

LVOT 左心室流出道

M-CVG 机械瓣膜组合移植管道

OR 比值比

RCT 随机对照试验

STJ 窦管交界

TAAD 胸主动脉动脉瘤疾病

TAV 三叶主动脉瓣

TEE 经食管超声心动图

TTE 经胸超声心动图

学习目标

- 回顾现有证据，概述利用再植技术进行的保留主动脉瓣的理论依据。

- 描述患者选择，并在病理学背景下确定再植手术的理想候选患者。

- 描述详细步骤（包括术中评估）的操作技术以评估候选患者资格和修复质量。

- 强调围手术期管理的原则，以促进再植保留主动脉瓣手术的成功。

- 讨论采用再植技术进行的保留主动脉瓣的结果，包括：

  ①与组合瓣膜移植管道手术的比较。

  ②特殊人群的结果：二叶主动脉瓣、马方综合征、主动脉夹层。

  ③针对保留主动脉瓣术后患者血流动力学研究的最新见解。

引言

在大多数主动脉根部病变患者中，主动脉瓣瓣叶的形态是正常的。因此，开发了保留主动脉瓣（AVS）手术来治疗主动脉根部动脉瘤，同时保留本来的主动脉瓣。AVS手术已成为具有良好瓣膜形态的患者的组合瓣膜移植管道（CVG）手术的替代方案。尽管 AVS 手术已经沿用 30 多年，但在美国进行根部置换的手术中，AVS 手术的比例一直保持在 15% 左右，并没有上升趋势。与传统 Bentall 手术相比，人们不愿意进行 AVS手术的可能原因是担心这些手术的持久性，以及 AVS 手术长期的安全性和有效性数据有限。

尽管 AVS 手术在技术上进行了几次改进，但都是为了达到一个共同目标，即避免与机械瓣膜相关的全身血栓栓塞及与生物瓣膜相关的结构性瓣膜退化。与 CVG 手术相比，在特定的患者群体中，采用再植技术的 AVS 手术已取代 CVG 手术而成为标准方案。本章重点介绍 David 再植技术。

病理学背景下的手术选择

再植手术的理想患者

理想的 AVS 手术候选者是三叶主动脉瓣瓣叶形态和功能正常的主动脉根部动脉瘤患者。已证明这种情况下的 AVS 手术具有持久性，并且与 CVG 手术相比，瓣膜相关死亡率降低。多年来，AVS 手术已经扩展到用于主动脉瓣关闭不全（AI）、瓣叶脱垂、二叶主动脉瓣（BAV）和急性主动脉夹层（AD）的患者。即使存在上述情况，如果瓣叶薄而柔软，高度适当，也是 AVS 手术的良好候选者。

主动脉病变及 AI 的机制

通过经胸或经食管超声心动图（TTE 或 TEE）评估 AI 的机制，是决定再植或其他 AVS 手术的关键步骤。AI 与广泛的瓣叶病变相关，从无或轻微（如窦管交界（STJ）孤立扩大）到严重且无法修复（如严重钙化或狭窄的瓣叶）。重要的超声心动图形态特征包括主动脉根部每个部分的几何形态和大小：主动脉瓣瓣环，Valsalva 窦，瓣间三角，瓣叶数目、厚度和活动性，及由此产生的血流动力学改变（图 17.1）。这些已被 El Khoury 等分类（图 17.2）。不建议修复活动受限制或钙化或狭窄的瓣叶，这些情况通常不采用 AVS 手术治疗，儿童可能是唯一的例外。

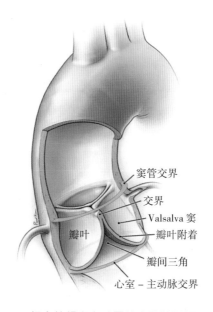

图 17.1　经食管超声心动图的主动脉根部形态特征

分级	1级 正常瓣尖运动伴瓣环扩张或瓣尖穿孔				2级 瓣尖脱垂	3级 瓣尖活动受限
	1a	1b	1c	1d		
机制	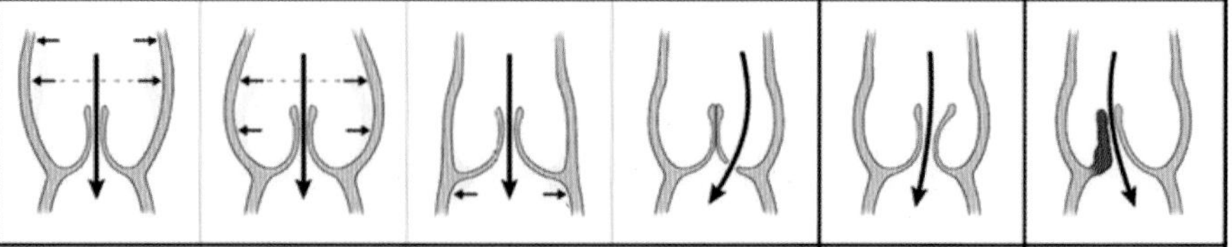					
修复技术 初级	STJ重建 升主动脉置换	保留主动脉瓣 升主动脉置换	SCA	补片修复 自体或牛心包	脱垂修复 游离缘折叠 三角形切除 游离缘悬吊	瓣叶修复 削薄 去钙化补片
中级	SCA		STJ 瓣环成形术	SCA	SCA	SCA

图 17.2　根据疾病机制和修复技术对主动脉瓣关闭不全（AI）进行以修复为导向的功能分类

也可以在仔细选择的 BAV 患者中进行再植手术。这类患者的主动脉根部扩张理论上是由遗传性主动脉病所致和（或）继发于瓣膜功能障碍。与 BAV 相关的 AI 机制可能包括各种病理变化：限制性或钙化的融合瓣叶、瓣叶脱垂或瓣膜穿孔、严重扩大的瓣环或以上几种的组合。通常融合瓣叶和中嵴大且脱垂。喷射常呈偏心性，根部可能呈不对称扩张，特别是后（无）主动脉窦呈最大程度的扩张。值得注意的是，如果仅是后窦动脉瘤，则可能不需要完全根部置换。BAV 修复策略必须用类似的技术解决根部的每一个病理变化，以恢复根部的功能和几何形态，并可能包括游离缘折叠成形术、游离缘重新悬吊、切除或修整中嵴以及各种瓣环缩小技术。

除瓣叶形态外，基础疾病病理也可以帮助决定是否进行 AVS 手术及选择合适的 AVS 技术。例如退行性升主动脉瘤的患者由于 STJ 扩张导致中央 AI，修复需要 STJ 重建。没有主动脉瓣瓣环扩张的老年患者以及高血压根部动脉瘤患者适合进行 AVS 重建手术。马方综合征、勒斯－迪茨综合征和家族性胸主动脉动脉瘤等遗传性胸主动脉疾病（HTAD）患者通常存在主动脉瓣瓣环及根部扩张，这些情况使患者面临更高的长期瓣环扩张风险，但通常瓣叶正常。这类患者通常最好采用稳定主动脉瓣瓣环的 AVS 技术，因此，与重建手术相比，再植手术是这类患者的首选手术。重建手术的支持者提出，加上瓣环成形术的重建手术也可能是一个可行的选择，但是缺乏这类患者的长期耐久数据。不太常见的是，HTAD 患者可能存在黏液性瓣叶导致的瓣叶脱垂及偏心 AI，这些患者仍可接受 AVS 结合瓣叶修复技术。

对于急型 A 型主动脉夹层的最佳根部处理策略仍然存在争议。尽管在择期患者中具有已知的优势，但对更复杂的手术的即刻安全性和晚期继发性 AI 风险的担忧导致急性 AD 患者（＜ 10%）对 AVS 手术的应用有限。尽管主动脉瓣重建的技术细节没有差异，但是处理广泛血肿和组织解剖分离需要额外的时间及挑战，这种方法应该由熟练掌握技术的外科医生在选择性病例中进行。因此，必须考虑根部的病变程度、患者的状况和外科医生完成 AVS 的经验等多种因素，以确保成功应对这种具有挑战性的临床情况。此外，长期的多中心性随访是必要的，以确认已经报道的在初步单中心研究中精心挑选的患者的良好的长期结果。

最终，动脉瘤大小或主动脉病变的时间长短也会影响患者的手术候选资格。动脉瘤较大（＞ 6 cm）或 AI 存在时间较长的患者，瓣叶组织往往已受损（交界部位因压力穿孔或卷曲、出现活动受限的瓣叶游离缘）。动脉瘤越大，瓣叶受到慢性 AI 损伤的可能性就越大，不适合进行持久修复手术。

瓣叶修复技术详见第七章。尽管术前评估对决定进行 AVS 手术至关重要，但术中瓣叶评估对确认是否进行再植手术也是必不可少的。本章后面的"操作技术"详细阐述了术中决策。

操作技术

技术概述和原则

多年来，AVS 手术在技术上进行了几次改进。本章描述了最初的 David 再植手术，该手术将主动脉瓣再植入管状人工血管。主动脉瓣的再植将人工血管牢固地锚定在瓣环下方左心室流出道平面附近。主动脉根部的所有组成部分均悬吊在管状人工血管内，从而固定主动脉瓣瓣环和 STJ 的直径和形状（图 17.3）。因此，与重建手术相比，再植手术减小了主动脉瓣瓣环的直径并防止了主动脉瓣瓣环的后期扩大。我们认为，用多根带垫片缝线间断缝合左心室流出道平面对于减小和稳定瓣环直径（尤其是在结缔组织疾病患者中）至关重要。尽管人工血管内的根部的生理性血流动力学改善不如重建手术，但这些差异并未导致较差的长期耐久性。

该技术的几种改良方式临床上已经广泛使用，包括创建新主动脉窦或使用带 Valsalva 窦的人工血管，但是很难量化这几种改良方式的效果。我们已修改了再植手术的原始描述，在再植人工血管移植物进行实践。

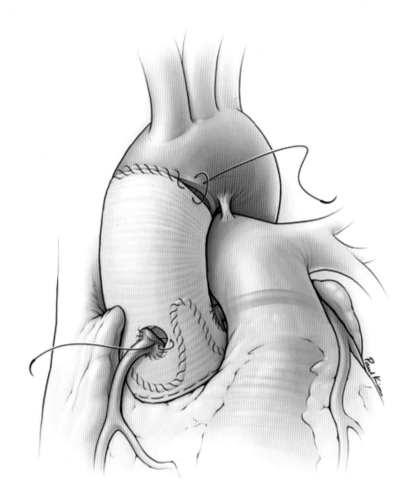

图 17.3　将主动脉瓣再植入。在主动脉瓣瓣环下沿左心室流出道纤维部分，将缝线穿过一个水平面，
　　　　在肌性室间隔部分沿着蚌壳状的主动脉瓣瓣环间断水平缝合多根缝合线。这些缝线从人
　　　　工血管内侧穿到外侧。瓣叶交界和主动脉瓣瓣环被缝在人工血管内，将冠状动脉开口再
　　　　植入

插管和心肌保护

在远端升主动脉或主动脉弓进行动脉插管，并对右心耳进行单房静脉插管。采用直
视冠状动脉插管进行顺行心肌保护。为了在整个手术过程中不间断地提供心肌保护，使
用 4-0 聚丙烯缝线将冠状动脉插管固定在冠状动脉开口。仔细回顾术前冠状动脉造影非
常重要，以发现由 BAV 或其他先天性主动脉疾病引起的冠状动脉开口异常。

术前评估

根据 TEE 评估和直视探查自体主动脉瓣最终决定是否行再植入。通过术前评估机制和瓣叶探查确认 AI 原因，使外科医生确认 AVS 手术的可行性，并计划所需的其他重建手术方式。

评估瓣叶数量。对于 BAV 患者，Sievers 0 型瓣是理想的，如果瓣叶相对对称，Sievers Ⅰ型也并非禁忌证。如果存在不对称的瓣环扩大（这在 BAV 患者中很常见，但并非仅见于 BAV），则再植时必须调整交界位置以保证对称。这不仅可确保近期瓣膜功能良好，而且使张力均匀分布以防止晚期瓣膜功能失败。

瓣叶组织质量是 AVS 手术成功的主要决定因素。瓣叶必须柔软（非硬化）、无多发大穿孔、无钙化。此外，充分的瓣叶高度是必不可少的，因为增高瓣叶的手术效果并不持久。术中经食管超声显示任何严重程度的偏心射流对瓣叶脱垂的敏感性为92%，特异性为 96%。此外，纤维带的存在（无论是 TEE 还是直视探查）有助于定位脱垂瓣叶。脱垂按发生频率递减的顺序，影响右冠状动脉窦瓣叶、无冠状动脉窦瓣叶和左冠状动脉窦瓣叶。把瓣叶约束在人工血管内可能在修复过程中诱发脱垂，每个瓣叶的位置和高度在再植后必须重新评估。瓣膜应在窦体内（而不是在瓣环下方）对合，任何残余的脱垂都应通过中央瓣叶折叠成形术或 Gore-Tex 缝线缝合加强游离缘进行纠正。最低有效瓣叶高度为 8 mm 才能成功进行再植手术，一些作者建议在瓣膜再植后直接测量有效瓣叶高度。与 AVS 手术结合使用的瓣修复技术在第七章已进行了概述。我们在再植时经常使用辅助性瓣叶修复技术来纠正瓣叶脱垂，特别是对于 BAV 患者或瓣叶不对称的患者。

组织分离

一旦确定瓣叶具有较好的质量和足够的数量可保留，并进行了必要的修复，则将冠状动脉纽扣状开口从主动脉根部分离，开口周围保留 4 ～ 6 mm 主动脉壁。靠近或侵入主动脉瓣瓣环的冠状动脉开口应保留近端附着。可以在输注心脏停搏液的同时完成此步骤。切除主动脉窦壁，只在主动脉瓣瓣环处留几毫米的少量组织。

接下来，首先通过分离主动脉 – 肺动脉窗来准备心室 – 主动脉交界。主动脉壁外分离至少在心室 – 主动脉交界 1 cm 以下。主动脉根部外侧广泛游离必须延伸到解剖学限度，必须仔细操作，避免误切开周围心腔。不充分的外壁游离是必须避免的常见陷阱，以确保移植物能深入地嵌入 LVOT 环周（图 17.4）。

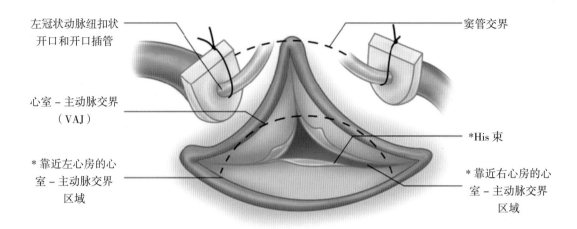

图 17.4　准备心室 – 主动脉交界的外科游离危险区域（＊），带原位冠状动脉灌注插管的冠状动脉纽
　　　　扣状开口

人工血管选择和直径

基于 STJ 的理想直径、瓣叶高度或瓣叶交界高度，来确定人工血管的合适直径，以利于瓣叶对合。瓣叶交界高度加 10% ～ 20%，或瓣叶高度的两倍再缩小 10% ～ 20% 可得到具有合适瓣叶闭合的人工血管直径。几何瓣环测瓣器也可用于评估人工血管直径和主动脉瓣瓣环开口。我们目前使用的人工血管直径为 26 ～ 34 mm，大多数患者使用了 28 mm 或 30 mm 直径的人工血管。人工血管直径过小可能导致瓣叶脱垂，过大则会导致瓣叶对合不充分，这两种情况都会导致 AI 以及修复失败。

主动脉瓣瓣环成形术（LVOT 缝线）

在此阶段，在人工血管与 LVOT 外周环绕缝合（使用多根缝线间断水平褥式缝合）。此操作的目的是缩小主动脉瓣瓣环以及促进瓣叶充分对合。对于主动脉瓣瓣环扩张的患者而言，此缝线对于减小瓣环大小以及预防未来的瓣环扩张和瓣叶关闭不全至关重要。将稍大的人工血管折叠有助于形成新的主动脉窦。

对于结缔组织疾病患者，我们经常在 LVOT 内使用毛毡垫片。人工血管上的缝合位置应与瓣环位置匹配。在膜性间隔与肌性间隔相邻的瓣环位置留 2 ～ 4 mm 间隙，避免损伤希氏束。膜性间隔处缝线应略高一些，接近瓣叶交界部位（人工血管上对应位置也应较高）。

一旦缝线环绕穿过人工血管，人工血管就会下降到其解剖学极限，远低于主动脉瓣瓣叶水平。然后通过在人工血管内悬吊三个瓣叶交界进行主动脉瓣再植，并将主动脉窦壁残余组织缝合到人工血管壁上（图 17.5）。瓣叶交界的定位对实现适当的瓣叶对合高度至关重要。Pethig 等人确定，瓣叶对合低点高于人工血管下缘 2 mm 以上，这与修复的长期稳定性相关。可通过直视下探查评估瓣叶；此外，还有人建议使用卡尺测量瓣叶高度。

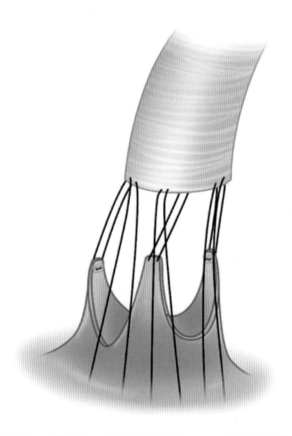

图 17.5　主动脉瓣瓣环成形术。在落座人工血管之前进行 10 ～ 12 针水平褥式缝合以缩小主动脉瓣瓣环

主动脉瓣瓣环成形术（防止渗血缝合路线）

此层连续水平褥式缝合的目标是通过按照瓣环的蚌壳形状进行缝合来止血。一针靠近主动脉瓣瓣环，另一针穿过主动脉窦壁残余组织。为了最大限度地精准缝合，可单独从人工血管内外穿针以确保缝线位置（图 17.6）。

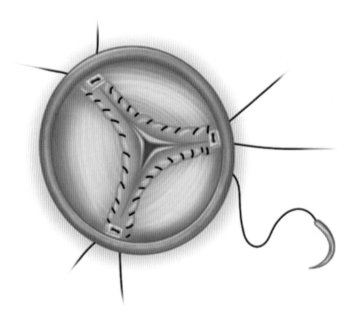

图 17.6　防止渗血的缝合路线

冠状动脉纽扣状开口再植

在此阶段，冠状动脉纽扣状开口重新植入各自新的主动脉窦。大多数情况下冠状动脉可植入新主动脉窦部中央，尽管右冠状动脉纽扣状开口常靠近右无瓣叶交界。充分游离主动脉壁和外侧根部组织通常可提供充分的冠状动脉活动性。与任何根部置换手术一样，正确定位冠状动脉纽扣状开口对避免扭曲、扭转或其他错位所致心肌缺血至关重要。异常冠状动脉的治疗具有挑战性，超出本章的讨论范围。

重新评估和次级瓣叶修复

冠状动脉再植后，再次仔细检查瓣叶，观察是否存在任何脱垂、瓣叶的对称性以及对合高度和深度。如有必要，可进行第七章中详细介绍的瓣叶修复，以确保所有瓣叶在同一水平对合且远高于主动脉瓣瓣环。在我们的实践中，约 50% 的病例需要通过瓣叶游离缘折叠成形术进行瓣叶修复。我们使用聚丙烯缝线缝合折叠 Arantius 小结，每次 3 mm，消除折叠形成的凹陷，并不断重新评估瓣叶的对称性。或通过 Gore-tex 缝线缝合来折叠瓣叶游离缘。

术后评估

在开放主动脉阻断钳前，可以通过向新主动脉根部内灌注心脏停搏液来粗略地测试瓣膜功能。不过，在撤离体外循环后进行的术中 TEE 可以提供有关修复质量的最详细和明确的术中指导。AVS 再植手术后轻度 AI 并不少见，这不一定表示修复不充分，但仅在没有残余脱垂证据且闭合高度或长度充足的情况下才可以接受。有证据表明，轻度 AI 术后保持稳定或长时间稳定不能预测远期加重，尽管这项研究调查的是出院前 TTE 而不是术中 TEE。相反，以下特征是预测长期 AV 修复失败的最强预测因素：瓣叶相对于瓣环的闭合水平、残余中度以上 AI、瓣叶对合长度 < 4 mm。根据我们的经验，有效高度定义为基本环与瓣叶闭合顶端之间的距离，应大于或等于 10 mm，对合高度定义为瓣叶对合长度，应大于或等于 6 mm。

应评估主动脉瓣跨瓣压差，以排除狭窄（峰值压差 < 30 mmHg 和平均压差 < 15 mmHg）。同时进行瓣叶修复的 BAV 患者最容易出现术后 AS。

再植的结果

再植与 CVG 的比较

AVS 手术的理论优势包括避免了机械瓣膜相关的并发症，特别是系统血栓栓塞及终身抗凝的风险，以及与生物瓣膜相关的结构性瓣膜退化风险。在没有随机对照试验的情况下，比较长期生存率和无瓣膜相关并发症可评估 AVS 手术相对于传统 CVG 手术的长期安全性和有效性。

我们报道了一项 616 例年龄 < 70 岁无主动脉瓣狭窄患者的 STEMI 匹配分析，这些患者接受了选择性主动脉根部置换手术（AVS 手术，N=253；使用生物瓣膜的 CVG 手术（bio-CVG），N=180；使用机械瓣膜的 CVG 手术（m-CVG），N=183）。在调整临床协变量后，与接受 AVS 手术的患者相比，bio-CVG 和 m-CVG 均与长期主要不良瓣膜相关事件增加相关（HR 3.4，P=0.005；HR 5.2，P< 0.001），还与心脏死亡风险增加相关（HR 7.0，P=0.001；HR 6.4，P=0.003）。如预期的那样，与 AVS 手术相比，bio-CVG 与再次手术风险增加相关（HR 6.9，P=0.003），m-CVG 与抗凝相关出血风险增加相关（HR 5.6，P=0.008）。

Gaudino 等人还报道了 890 例连续主动脉根部置换患者的匹配分析，总体手术死亡率为 0.2%。将分析限制在进行 AVS 再植手术的思者时，AVS 手术与 m-CVG 之间的后期再次手术的差异变得不显著（*P*=0.63）。

我们还报道了迄今为止最大规模的风险校正的系统评价和对 6218 例患者的 meta 分析，比较了一般人群中的 AVS 手术（主要为再植）与 CVG 手术，平均随访时间为 5.8 年。与 CVG 手术相比，AVS 手术患者有更高的晚期生存率（IRR 0.68，95% CI 0.54 ～ 0.87）、后期无出血情况（IRR 0.21，95% CI 0.11 ～ 0.42，*P*< 0.01），且血栓栓塞并发症（IRR 0.36，95% CI 0.22 ～ 0.60，*P*< 0.01）。仅考虑倾向性匹配或调整后的数据时，生存和出血结果差异仍然显著。AVS 手术与 CVG 手术在后期免于再次介入方面相当。围手术期结果（包括死亡、心肌梗死、出血再次探查或卒中发生率）在 AVS 手术与 CVG 手术之间相当。此外，在整体（尽管不是仅调整）比较中，AVS 手术比 CVG 手术有明显更低的后期血栓栓塞 / 卒中的风险。在 6.1 年的平均随访期间，后期再介入率相当。此外，AVS 手术在围手术期似乎是安全的：在经历调整比较中，围手术期死亡、心肌梗死、出血再探查或卒中发生率的比较结果没有差异。

与 CVG 手术相比，接受 AVS 再植手术的患者的生活质量可能也优于 CVG 手术。Franke 等人研究显示，AVS 再植手术组患者的身体机能（78 与 63，*P*=0.041）和总体健康（69 与 53，*P*=0.004）等生活质量领域的评分明显更好。

尽管随机对照试验可能永远不会完成，但对于主动脉根部动脉瘤且主动脉瓣瓣叶正常或接近正常的患者，与 CVG 手术相比，AVS 手术的瓣膜相关并发症的发病率较低，而不会损害围手术期安全性或无后期再次介入率。鉴于手术量与结局之间存在强烈的相关性，我们建议将潜在的符合 AVS 适应证的患者转诊至高手术量的主动脉疾病中心，以确保理想的早期和远期结果。

马方综合征中的再植手术

最近对 23 项研究的系统评价和 meta 分析报道了 2976 例接受主动脉根部手术的马方综合征患者的结果（CVG 手术，*N*=1624 与 AVS 手术，*N*=1352）。与 CVG 手术相比，AVS 手术血栓栓塞的风险较小（OR=0.32，95% CI 0.16 ～ 0.62，*P* = 0.0008），后期出血并发症（OR = 0.18，95% CI 0.07 ～ 0.45，*P* = 0.0003）和感染（OR = 0.27，95% CI 0.10 ～ 0.68，*P* = 0.006）发生率较低。重要的是，AVS 手术和 CVG 手术之间的再次手术率没有显著差异（OR = 0.89，95% CI 0.35 ～ 2.24，*P* = 0.80）。

主动脉夹层中的再植手术

绝大多数急性主动脉夹层涉及主动脉根部，通常需要根部置换。根部置换可提供更精确的治疗方案，减少后期再手术的风险，尽管对此证据仍然有限。此外，在这种急性危重情况下更重要的是，在考虑长期利益之前，应优先考虑尽量降低早期发病率和死亡率。

尽管在择期患者中已经知道其优势，但在合适的急性 A 型主动脉夹层患者中进行瓣膜保留手术的安全性仍有争议。几个有丰富经验中心的群体表明，在适当的患者中，可以通过再植技术安全地进行瓣膜保留手术。最近的系统评价和对 3058 例急性 A 型主动脉夹层患者的 meta 分析报道了根部置换技术的当前证据。AVS 手术总体住院死亡率优于 CVG 手术：AVS 手术 2% 与 CVG 手术 8%。中期生存率也高于 CVG 手术：AVS 手术 98.8%（95% CI 91.7% ～ 100%）与 CVG 手术 81.3%（95% CI 78.5% ～ 83.9%）。最近，Sievers 等人报道了他们中心 20 年来对急性 A 型主动脉夹层修复期间进行 AVS 手术的经验。30 天死亡率为 14%，在进行再植、重建或仅瓣叶交界悬吊的保留根部手术的患者之间没有差异。15 年生存率和再次手术率也在三组之间没有差异。Rosenblum 等人还报道了他们的单中心经验，将在急性 A 型主动脉夹层修复中进行的 AVS 手术（再植技术）与 CVG 手术比较，共 136 例。AVS 手术组 30 天死亡率较低（2/59，3.4% 与 11/77，14.3%，$P < 0.01$）。9 年时，AVS 手术组的生存率更高（92% 与 59%，$P < 0.01$）。两组之间再次瓣膜介入的发生率较低，没有差异。

对于这一具有挑战性的患者群体，根部病变的程度、患者的病情以及外科医生的 AVS 手术经验是成功应对这一具有挑战性的临床情况的关键。需要更长期的多中心随访来确认在初步单中心研究中精心挑选的患者的良好的长期结果。

BAV 中的再植手术

AVS 再植手术在 BAV 人群中应用越来越广泛，效果良好。Bavaria 等人报道 BAV 和三叶瓣患者的 5 年无再次手术率没有显著差异（BAV 97%，三叶主动脉瓣 100%，$P = 0.6$）。值得注意的是，在这一系列中，所有 BAV 患者同时进行了瓣叶修复，这表明这些技术不会影响长期结果。类似地，我们的配对分析显示，BAV 和三叶主动脉瓣晚期再手术率无显著差异。10 年无再手术率在三叶主动脉瓣中为 98.6%，在 BAV 中为 95.8%（$P = 0.42$）。79% 的 BAV 患者接受了瓣叶修复。

再植手术的血流动力学

AVS 手术的一个理论优势是改善了术后血流动力学。Svensson 等人报道，与 CVG 手术相比，AVS 手术的 3 年后左心室质量指数较低（接近正常范围）。这一发现的一个前提是进行 AVS 手术的患者术前左心室质量指数也较低。

使用 MRI 4D 流量研究也提供了主动脉根部 AVS 再植手术后偏心流改善的证据，并且 AVS 再植手术后的血流动力学优于带瓣管道。此外，AVS 再植手术患者与年龄匹配的健康志愿者在术后血流动力学非常相似。为了减少改变后的壁面切变应力，人们对带 Valsalva 窦人工血管和其他新主动脉窦重建方法进行了探索。一例研究表明，圆柱状移植物可能会导致冠状动脉开口周围呈 90° 错位的螺旋血流，但临床意义不明。此外，其他研究未能显示使用圆柱状移植物与 Stanford 改良再植之间存在任何显著差异。对带 Valsalva 窦人工血管的一个重大批评是，其球形窦不像生理主动脉瓣环体现在圆柱状人工血管内。因此，我们在实践中继续使用圆柱状人工血管。由于与新主动脉窦重建技术变化相关的涡流存在矛盾，一些人认为，与窦形态相比，跨瓣压差在涡流中可能发挥更大作用。

关于 AVS 手术的血流动力学 4D 流量研究仍处于初步阶段，需要进一步研究来确定临床意义并优化外科技术。

关键要点和陷阱

- 最低有效瓣叶高度为 8 mm。
- 太靠近或侵入主动脉瓣瓣环的冠状动脉应保留近端附着。
- 不充分的外侧游离是常见陷阱，必须避免以确保移植物深入地嵌入 LVOT 周围。
- 瓣叶交界高度增加 10% ～ 20%，或瓣叶高度的两倍再缩小 10% ～ 20% 可得到具有适当瓣叶对合的人工血管直径。
- 对于结缔组织疾病患者，我们经常在 LVOT 内使用垫片缝合。
- 在膜性间隔与肌性间隔相接的瓣环位置留 2 ～ 4 mm 间隙，以避免损伤希氏束。
- 确保所有瓣叶在同一水平对合且远高于主动脉瓣瓣环。
- 约 50% 的病例需要通过游离瓣缘折叠成形术进行瓣叶修复。我们使用聚丙烯缝线缝合折叠 Arantius 小结，每次 3 mm，消除折叠形成的凹陷，并不断重新评估对合对称性。
- AVS 再植手术后轻度 AI 并不少见，这不一定表示修复不充分，但仅在没有残余脱垂证据且闭合高度 / 长度充足的情况下才可以接受。
- 根据我们的经验，有效高度定义为瓣环与瓣叶闭合顶端之间的距离，应 ≥ 10 mm，对合高度定义为瓣叶对合长度，应 ≥ 6 mm。

复习题

1. 以下关于 BAV 时 AVS 再植手术的说法，正确的是（   ）。

A. Sievers 0 型瓣通常不是 AVS 手术的好选择

B. 心脏停搏期间直视下可最好识别瓣叶脱垂

C. Sievers I 型并非禁忌

D. 接受 AVS 手术的 BAV 患者 5 年无再介入率 > 90% 但仍明显低于三叶主动脉瓣

2. 以下体外循环停机后超声心动图的哪项特征可能提示 AVS 再植手术需要调整？
（　　　）

A. 轻度主动脉瓣关闭不全

B. 瓣叶在瓣环水平对合

C. 对合高度为 7 mm

D. 主动脉瓣平均跨瓣压差为 10 mmHg

3. 以下患者中哪些可能更多地从再植相对于重建 AVS 手术中受益？（　　　）

A. 67 岁男性，双叶主动脉瓣，出现急性 A 型主动脉夹层

B. 60 岁女性，Loeys-Dietz 综合征，严重三叶主动脉瓣 AI，轻度瓣叶脱垂

C. 37 岁男性，无已知结缔组织疾病，择期根部置换，发现主动脉薄且脆弱，AI 机制为单纯瓣环扩大

D. 以上全部

（周　榕　冯耀光）

参考文献

[1] David T E，Feindel C M. An aortic-valve sparing operation for patients with aortic incompetence and aneurysm of the ascending aorta[J]. J Thorac Cardiovasc Surg, 1992, 103（4）:617-622.

[2] Sarsam M A，Yacoub M. Remodeling of the aortic valve anulus[J]. J Thorac Cardiovasc Surg，1993，105（3）:435-438.

[3] Stamou S C，Williams M L，Gunn T M，et al. Aortic root surgery in the United States: a report from the Society of Thoracic Surgeons database[J]. J Thorac Cardiovasc Surg，2015，149（1）:116-122.e4.

[4] David T E，David C M，Manlhiot C，et al. Outcomes of aortic valve-sparing operations in marfan syndrome[J]. J Am Coll Cardiol，2015，66（13）:1445-1453.

[5] David T E，Feindel C M，David C M，et al. A quarter of a century of experience with aortic valve-sparing operations[J]. J Thorac Cardiovasc Surg，2014，148（3）:872-879;

discussion879–880.

[6] Ouzounian M，Rao V，Manlhiot C，et al. Valve–sparing root replacement compared with composite valve graft procedures in patients with aortic root dilation[J]. J Am Coll Cardiol，2016，68（17）:1838–1847.

[7] Gaudino M，Lau C，Munjal M，et al. Contemporary outcomes of surgery for aortic root aneurysms: a propensity–matched comparison of valve–sparing and composite valve graft replacement[J]. J Thorac Cardiovasc Surg，2015，150（5）:1120–1129.

[8] Flynn C D，Tian D H，Wilson–Smith A，et al. Systematic review and meta–analysis of surgical outcomes in Marfan patients undergoing aortic root surgery by composite–valve graft or valve sparing root replacement[J]. Ann Cardiothorac Surg，2017，6（6）:570–581.

[9] Boodhwani M，de Kerchove L，Glineur D，et al. Repair–oriented classification of aortic insufficiency: impact on surgical techniques and clinical outcomes[J]. J Thorac Cardiovasc Surg，2009，137（2）:286–294.

[10] David T E，Maganti M，Armstrong S. Aortic root aneurysm: principles of repair and long–term follow–up[J]. J Thorac Cardiovasc Surg，2010，140（6 Suppl）:S14–S19. discussion S45–S51.

[11] de Kerchove L，Mosala Nezhad Z，Boodhwani M，et al. How to perform valve sparing reimplantation in a tricuspid aortic valve[J]. Ann Cardiothorac Surg，2013，2（1）:105–112.

[12] De Paulis R，Chirichilli I，Scaffa R，et al. Long–term results of the valve reimplantation technique using a graft with sinuses[J]. J Thorac Cardiovasc Surg，2016，151（1）:112–119.

[13] Boodhwani M，de Kerchove L，Watremez C，et al. Assessment and repair of aortic valve cusp prolapse: implications for valve–sparing procedures[J]. J Thorac Cardiovasc Surg，2011，141（4）:917–925.

[14] Boodhwani M，de Kerchove L，Glineur D，et al. A simple method for the quantification and correction of aortic cusp prolapse by means of free margin plication[J]. J Thorac Cardiovasc Surg，2010，139（4）:1075–1077.

[15] Schäfers H J，Bierbach B，Aicher D. A new approach to the assessment of aortic cusp geometry[J]. J Thorac Cardiovasc Surg，2006，132（2）:436–438.

[16] Schäfers H J，Schmied W，Marom G，et al. Cusp height in aortic valves[J]. J Thorac Cardiovasc Surg，2013，146（2）:269–274.

[17] Pethig K，Milz A，Hagl C，et al. Aortic valve reimplantation in ascending aortic aneurysm: risk factors for early valve failure[J]. Ann Thorac Surg，2002，73（1）:29–33.

[18] Stephens E H，Liang D H，Kvitting J P，et al. Incidence and progression of mild aortic regurgitation after Tirone David reimplantation valve–sparing aortic root replacement[J]. J

Thorac Cardiovasc Surg，2014，147（1）:169–177，178.e1–178.e3.

[19] le Polain de Waroux J B，Pouleur A C，Robert A，et al. Mechanisms of recurrent aortic regurgitation after aortic valve repair. Predictive value of intraoperative transesophageal echocardiography[J]. JACC Cardiovasc Imaging，2009，2（8）:931–939.

[20] Underwood M J，El Khoury G，Deronck D，et al. The aortic root: structure，function，and surgical reconstruction[J]. Heart，2000，83（4）:376–380.

[21] Franke U F，Isecke A，Nagib R，et al. Quality of life after aortic root surgery: reimplantation technique versus composite replacement[J]. Ann Thorac Surg，2010，90（6）:1869–1875.

[22] Hughes G C，Zhao Y，Rankin J S，et al. Effects of institutional volumes on operative outcomes for aortic root replacement in North America[J]. J Thorac Cardiovasc Surg，2013，145（1）:166–170.

[23] Mosbahi S，Stak D，Gravestock I，et al. A systemic review and meta–analysis: Bentall versus David procedure in acute type A aortic dissection[J]. Eur J Cardiothorac Surg，2019，55（2）:201–209.

[24] Sievers H H，Richardt D，Diwoky M，et al. Survival and reoperation after valve–sparing root replacement and root repair in acute type A dissection[J]. J Thorac Cardiovasc Surg，2018，156（6）:2076–2082.e2.

[25] Subramanian S，Leontyev S，Borger M A，et al. Valve–sparing root reconstruction does not compromise survival in acute type A aortic dissection[J]. Ann Thorac Surg，2012，94（4）:1230–1234.

[26] Fila P，Ondrášek J，Bedáňová H，et al. Aortic valve sparing operations versus composite graft implantation in acute aortic dissections[J]. Coret Vasa，2012，54（3）:e137–e142.

[27] Mastrobuoni S，De Kerchove L，Navarra E，et al. Valve sparing–aortic root replacement with the reimplantation technique in acute type A aortic dissection[J]. Ann Cardiothorac Surg，2016，5（4）:397–400.

[28] Rosenblum J M，Leshnower B G，Moon R C，et al. Durability and safety of David V valve–sparing root replacement in acute type A aortic dissection[J]. J Thorac Cardiovasc Surg，2019，157（1）:14–23.e1.

[29] Bavaria J E，Desai N，Szeto W Y，et al. Valve–sparing root reimplantation and leaflet repair in a bicuspid aortic valve: comparison with the 3–cusp David procedure[J]. J Thorac Cardiovasc Surg，2015，149（2 Suppl）:S22–S28.

[30] Ouzounian M，Feindel C M，Manlhiot C，et al. Valve–sparing root replacement in patients with bicuspid versus tricuspid aortic valves[J]. J Thorac Cardiovasc Surg，2019，

158（1）:1-9.

[31] Svensson L G, Pillai S T, Rajeswaran J, et al. Long-term survival, valve durability, and reoperation for 4 aortic root procedures combined with ascending aorta replacement[J]. J Thorac Cardiovasc Surg, 2016, 151（3）:764-774.e4.

[32] Semaan E, Markl M, Malaisrie S C, et al. Haemodynamic outcome at four-dimensional flow magnetic resonance imaging following valve-sparing aortic root replacement with tricuspid and bicuspid valve morphology[J]. Eur J Cardiothorac Surg, 2014, 45(5):818-825.

[33] Collins J D, Semaan E, Barker A, et al. Comparison of hemodynam ics after aortic root replacement using valve-sparing or bioprosthetic valved conduit[J]. Ann Thorac Surg, 2015, 100（5）:1556-1562.

[34] Oechtering T H, Hons C F, Sieren M, et al. Time-resolved 3-dimensional magnetic resonance phase contrast imaging（4D Flow MRI）analysis of hemodynamics in valve-sparing aortic root repair with an anatomically shaped sinus prosthesis[J]. J Thorac Cardiovasc Surg, 2016, 152（2）:418-427.e1.

[35] Markl M, Draney M T, Miller D C, et al. Time-resolved three-dimensional magnetic resonance velocity mapping of aortic flow in healthy volunteers and patients after valve-sparing aortic root replacement[J]. J Thorac Cardiovasc Surg, 2005, 130（2）: 456-463.

[36] Oechtering T H, Frydrychowicz A, Sievers H H. Malrotated sinus vortices in straight graft valve-sparing aortic root treatment: a matter of concern?[J]. J Thorac Cardiovasc Surg, 2017, 154（3）:794-797.

[37] David T E. On sinuses and vortices[J]. J Thorac Cardiovasc Surg, 2017, 154(3):791-793.

第十八章

冠状动脉旁路移植术与经皮介入治疗的对比

引言

本章回顾了支持经皮冠状动脉介入（PCI）和冠状动脉旁路移植术（CABG）用于冠状动脉再血管化的当前证据。本章的第一部分回顾了决定再血管化策略时需要考虑的重要标准。第二部分回顾了当前根据解剖病变（如左主干、左前降支近端以及多支血管病变）支持再血管化策略的证据。阅读本章后，读者将能够识别和理解用于指导再血管化策略的重要标准，对主要的 PCI 和 CABG 再血管化试验的结果有基本的了解，以及了解这些结果如何影响当前欧洲心脏病学会（ESC）和欧洲心胸外科学会（EACTS）关于再血管化的指南。

决策标准

决定再血管化策略时应考虑的三个主要标准：①预测的手术死亡率；②冠状动脉疾病的解剖复杂性；③完全再血管化。

PCI 与 CABG 的选择应取决于治疗的风险效果比，通过评估手术并发症的风险与生活质量改善的关系，及长期无死亡、心肌梗死的发生率或重复再血管化的程度。以下建议基于《2018 ESC/EACTS 心肌血运重建指南》。

预测手术死亡率

欧洲心脏手术风险评估系统（EuroSCORE Ⅱ）和美国胸外科医师学会（STS）评分都是用来估计围手术期住院或 30 天死亡风险的，这些评分很有用。然而，并没有一个风险模型能提供完美的风险评估。这些评分受到下列因素的局限：①所使用的定义或应用的方法；②缺乏重要变量（如虚弱）；③评分计算的实用性；④未能反映所有相关的死亡和发病率终点；⑤ 外部验证有限。因此，这些评分应作为心脏团队内进行讨论的依据。

冠状动脉病变的解剖复杂性

SYNTAX 评分是被前瞻性地在 SYNTAX 试验中开发的，用于对左主干或三支血管病变患者的冠状动脉病变进行解剖复杂性分级。在 SYNTAX 试验及该评分的外部验证研究中，研究者发现 SYNTAX 评分是 PCI 但不是 CABG 患者的长期主要不良心血管事件（MACCE）和死亡的一个独立预测因素。在 SYNTAX 研究中，低或中等评分的患者 PCI 或 CABG 的结局相似，高 SYNTAX 评分的 CABG 患者结局更好。但是在后续的随机对照试验中，SYNTAX 评分与随机化治疗效应的交互作用不太明显，并且未达到统计学意义。尽管如此，在汇总分析了 11518 例患者的随机对照试验个体患者数据的合作研究中，有序的 SYNTAX 评分三分位组（低、中、高）的趋势检验是阳性（$P = 0.0011$）。因此，SYNTAX 评分应被视为一个效应修饰因素。

完全再血管化

心肌再血管化的目的是尽量减少残余缺血。COURAGE 试验的子研究证明，通过将应激诱发的残余缺血区域从大于 10% 的心肌减少至 5% 或更少，可降低死亡和心肌梗死的风险。在 SYNTAX 试验中，解剖完全再血管化被定义为 PCI 或搭桥至所有直径 ≥ 1.5 mm 的主要血管，且至少在一个角度视图下狭窄 ≥ 50%。SYNTAX 试验的一项事后分析中发现，不完全的再血管化与 CABG 和 PCI 后较差的长期结果相关。PCI 后残余 SYNTAX 评分 > 8 与 5 年更高的死亡风险及死亡、心肌梗死和卒中的复合风险相关。事实上，任何残余 SYNTAX 评分 > 0 均与再次介入的风险相关。一项随机对照试验和观察性研究中对 89883 例患者的 meta 分析显示，与不完全再血管化相比，完全再血管化与更低的长期死亡率（RR 0.71，95% CI 0.65 ～ 0.77）、心肌梗死率（RR 0.78，95% CI 0.68 ～ 0.90）和重复再血管化率（RR 0.74，95% CI 0.65 ～ 0.83）相关。在汇总分析了 SYNTAX 试验、BEST 试验（治疗多血管病变患者 CABG 和药膜支架植入的随机对照试验）

和 PRECOMBAT 试验（冠心病左主干患者进行外科搭桥和药膜支架形成术的随机对照试验）的 3212 例患者的数据后也得到一致的结果。在进行倾向性匹配的分析中，PCI 患者完全再血管化组比不完全再血管化组的死亡风险和死亡、心肌梗死与卒中的复合风险显著更低。

功能完全再血管化是指所有导致静息和应激诱发缺血的病变均被再血管化，可通过血管造影期间的血流储备分数（FFR）或瞬时无比波（iwFR）识别这些病变。FAME 研究证明，相比解剖指导的 PCI，功能指导的 PCI 具有更好的长期结果。相反，FAME 2 研究证明，对于明显的功能病变，若不治疗，再次血管介入的概率增高。基于 FAME 和 FAME 2 的结果，达到功能定义的完全再血管化是 PCI 的首选策略。FFR 在 CABG 中的作用还不太清楚。CABG 的一个潜在好处是防止近端病变进展；如果外科医生仅搭桥功能相关的病变，近端保护的好处就会减少。如果自然血管的血流流量比较高，这需要与竞争性血流导致的旁路关闭的风险进行权衡。因此，对于肉眼判断不确定的病变，功能测试可能有助于指导外科再血管化策略，针对性使用桥血管或者搭桥。

每种冠状动脉血管病变的结果

多种试验评估了根据解剖病变进行 PCI 和 CABG 后的结果。下面讨论三个主要的解剖病变（孤立的 LAD 近端、左主干冠状动脉病变以及多支血管冠状动脉疾病）以及每种病变再血管化方法的主要试验结果。

孤立的 LAD 近端冠状动脉病变

当前的证据表明，在死亡、心肌梗死和卒中方面，CABG 和 PCI 患者具有相似的结果。尽管如此，PCI 具有更高的重复再血管化风险。

左主干冠状动脉病变

可获得的比较 CABG 与使用 DES 的 PCI 随机对照试验和 meta 分析证据表明，在左主干冠状动脉病变患者中，关于死亡、心肌梗死和卒中的安全性复合终点，CABG 和 PCI 在长达 5 年的随访中有相似的结果。存在与时间的重要交互作用：PCI 提供了早期的心肌梗死和围手术期卒中的获益，这在长期随访中被更高的心肌梗死风险所抵消。与 CABG 相比，PCI 的重复再血管化率更高。EXCEL 试验比较了 CABG 与使用新一代 DES（依维莫司洗脱支架）的 PCI，纳入了 1905 例明显左主干病变的患者。在 3 年随访中，CABG 组和 PCI 组的主要终点（死亡、卒中或心肌梗死）的发生率相似（14.7% 与 15.4%；HR 1.00，95% CI 0.79 ～ 1.26，$P = 0.98$）。从 30 天到 3 年的预先计划的界标分析显示，关于主要终点，CABG 组患者具有显著益处（7.9% 与 11.5%，$P = 0.02$）。两组的 5 年主要终点也相似（CABG 19.2% 与 PCI 22.0%，$P = 0.13$）。然而，死亡、卒中、心肌梗死或缺血驱动的再血管化的复合终点在 PCI 组更高（31.1% 与 24.9%，95% CI 2.4 ～ 10.6）。两组之间主要终点显示无差异。事实上，来自韩国中心的一项观察性队列研究纳入了 7600 多例接受过 PCI 或 CABG 的患者，采用了连续 CK–MB 测量，结果显示，所用心肌梗死定义不同，心肌梗死发生率大相径庭。它们的范围从 PCI 19% 与 CABG 3%（使用围手术期广义再次心肌梗死定义），到 PCI 5.5% 与 CABG 18.3%（使用心血管造影和介入学会定义）。EXCEL 试验使用的是 SCAI 定义，这一点至关重要，因为 EXCEL 试验 CABG 组围手术期心肌梗死率更高（37%），可能推动了相关事件的发生率。EXCEL 试验中的 Kaplan–Meier 曲线显示，随着试验的进行，心肌梗死发生率在 PCI 组更高。与 PCI 组相比，CABG 组在最初 30 天多发生 22 例的心肌梗死，但 30 天后少发生 29 例。值得注意的是，5 年全因死亡率在 PCI 组为 13.0%，CABG 组为 9.9%，仅有 3.1 个百分点的差异，但是优势比为 1.38（95% CI 1.03 ～ 1.85）。这些结果与 NOBLE（左主干再血管化）试验略有不同。

NOBLE 试验比较了 CABG 与使用新一代 DES（优美莫司洗脱支架）的 PCI，纳入了 1201 例明显左主干病变患者（平均 SYNTAX 评分为 23）。在中位随访 3.1 年时，PCI 组的主要终点（死亡、心肌梗死、卒中和重复再血管化）发生率更高（29% 与 19%；HR 1.48，95% CI 1.11 ～ 1.96，$P = 0.007$）。PCI 患者的 5 年主要终点发生率为 28%，而 CABG 患者为 19%（HR 1.58；95% CI 1.24 ～ 2.01，$P = 0.0002$）。5 年全因死亡率在 PCI 组为 9%，CABG 组为 9%（HR 1.08，0.74 ～ 1.59，$P = 0.68$）。PCI 患者有更高的非手术心肌梗死发生率（8% 与 3%；HR 2.99，95% CI 1.66 ～ 5.39，$P = 0.0002$）和重复再血管化率（17% 与 10%；HR 1.73，95% CI 1.25 ～ 2.40，$P = 0.0009$）。

最近一项对 11518 例患者进行随机试验的个体患者汇总分析比较了 CABG 与 PCI 治疗左主干或多支血管病变，结果表明 CABG 与随访（3.8 ± 1.4）年的显著存活获益相关（PCI 后 5 年全因死亡率 11.2% 与 CABG 后 9.2%；HR 1.20，95% CI 1.06 ～ 1.37，$P = 0.0038$）。随着 SYNTAX 评分三分位的增加，死亡危险比呈线性增加趋势。然而，在 4478 例左主干病变患者中，随机分配至 CABG 或 PCI 组的患者，在平均（3.4 ± 1.4）年的随访中，全因死亡率的主要结果相似（PCI 10.7% 与 CABG 10.5%；HR 1.07，95% CI 0.87 ～ 1.33，$P = 0.52$）。在 SYNTAX 评分高的患者中，存在 CABG 存活获益的趋势。总体而言，根据 SYNTAX 评分的亚组分析，PCI 组和 CABG 组的死亡率没有显著差异。然而由于研究纳入标准导致高评分患者数量受限制。根据当前的证据，PCI 适用于左主干病变和低至中等解剖复杂性的患者。在左主干病变和低解剖复杂性的患者中，有证据表明 PCI 和 CABG 的结果相似。中等复杂性的左主干 PCI 在 ESC/EACTS 再血管化指南中属于Ⅱa类推荐。在左主干病变和高解剖复杂性的患者中，由于排除标准，随机对照试验中的样本量较低。风险估计和置信区间不精确，但提示 CABG 具有更好的存活趋势。因此，ESC/EACTS 再血管化指南不推荐高解剖复杂性左主干病变的 PCI。

多血管冠状动脉疾病

CABG 相对于 PCI 的存活优势在 SYNTAX 评分中等至高评分的患者中一直较为一致，这在一定程度上是由血管旁路对新近端病变的保护。BEST 试验比较了 CABG 与使用新一代 DES 的 PCI，纳入的为多支冠状动脉疾病患者（77% 三支血管病变和 23% 两支血管病变，平均 SYNTAX 评分为 24），结果表明，与 CABG 组相比，PCI 组主要终点（死亡、心肌梗死和目标再血管化）的发生率（中位随访 4.6 年，15.3% 与 10.6%；HR 1.47，95% CI $1.01 \sim 2.13$，$P = 0.04$）更高。两组之间死亡、心肌梗死和卒中的风险没有统计学差异（11.9% 与 9.5%；HR 1.26，95% CI $0.84 \sim 1.89$，$P = 0.26$）。然而，任何血管的重复再血管化（11.0% 与 5.4%；HR 2.1，95% CI $1.28 \sim 3.41$，$P = 0.003$）但不是目标再血管化（5.7% 与 3.8%；HR 1.51 95% CI $0.82 \sim 2.80$，$P = 0.19$）在 PCI 组更高。CABG 导致更完全的再血管化（71.5% 与 50.9%；$P < 0.001$）和较低的新病变再血管化发生率（5.5% 与 2.3%；HR 2.47，95% CI $1.18 \sim 5.17$，$P = 0.01$）。汇总个体患者资料后分析发现，在 7040 例多支血管病变患者中，CABG 组患者具有比 PCI 组患者显著更低的 5 年全因死亡率（PCI 组 11.5% 与 CABG 组 8.9%；HR 1.28，95% CI $1.09 \sim 1.49$，$P = 0.0019$）。影响全因死亡率的两个变量（糖尿病和疾病复杂性）由 SYNTAX 评分定义。与无糖尿病患者相比，糖尿病患者的死亡率在 PCI 组较 CABG 组更高（15.5% 与 10.0%；HR 1.48，95% CI $1.19 \sim 1.84$，$P = 0.0004$，P 交互作用 = 0.045）。根据 SYNTAX 评分三分位，PCI 的死亡风险也呈线性增加（低 SYNTAX 评分：10.5% 与 8.4%；HR 1.11，95% CI $0.77 \sim 1.62$，$P = 0.57$。中等 SYNTAX 评分：14.0% 与 9.5%；HR 1.50，95% CI $1.09 \sim 2.08$，$P = 0.0129$。高 SYNTAX 评分：19.2% 与 11.2%；HR 1.70，95% CI $1.13 \sim 2.55$，$P = 0.0094$）。在 SYNTAX 试验的 10 年结果中，PCI 组全因死亡率高于 CABG 组（27% 与 24%，HR 1.17，95% CI $0.97 \sim 1.41$，$P = 0.092$）。在左主干和三支血管病变组的亚组分析中，CABG 患者组的全因死亡率低于三支血管病变的 PCI 组患者（21% 与 28%，HR 1.41，95% CI $1.10 \sim 1.80$）。左主干 CABG 组患者的全因死亡率为 28%，左主干 PCI 组患者为 26%（HR 0.90，95% CI $0.68 \sim 1.20$）。在高 SYNTAX 评分和三支血管病变的患者中，PCI 组导致的 10 年全因死亡率比 CABG 组更高（HR 1.83，95% CI $1.20 \sim 2.81$）。

一项比较 CABG 与使用 DES 的 PCI 的 SYNTAX 试验和 BEST 试验的个体患者资料

汇总分析，纳入了 1275 例无糖尿病多支血管病变患者，结果显示 CABG 患者在中位随访 61 个月时死亡（6.0% 与 9.3%; HR 0.65，95% CI 0.43 ~ 0.98，$P = 0.04$）和心肌梗死（3.3% 与 8.3%; HR 0.40，95% CI 0.24 ~ 0.65，$P < 0.001$）的风险更低。对于低 SYNTAX 评分的患者，死亡风险差异无统计学意义（6.0% 与 7.5%，$P = 0.66$）。CABG 对 PCI 的益处在 SYNTAX 评分中等至高的患者中更大（7.1% 与 11.6%，$P = 0.02$）。

另一项 SYNTAX 试验和 BEST 试验的个体患者资料汇总分析纳入了涉及近端左主干的多支血管病变患者（88% 三支血管病变，平均 SYNTAX 评分 28），结果显示 PCI 组在 5 年随访中有更高的死亡、心肌梗死和卒中的复合风险（16.3% 与 11.5%; HR 1.43，95% CI 1.05 ~ 1.96，$P = 0.02$），以及心源性死亡、心肌梗死和重复再血管化的风险。当前的证据表明，在无糖尿病的多支冠状动脉疾病和低解剖复杂性患者中，PCI 和 CABG 的长期存活和死亡、心肌梗死与卒中的复合结果相似。

然而，在使用 DES 的 SYNTAX 试验和 BEST 试验中，无糖尿病的多支冠状动脉疾病和中等至高解剖复杂性患者中，PCI 组具有显著更高的死亡率和心肌梗死与卒中的发生率。在一项最近的 meta 分析中，这些结果在多支冠状动脉疾病患者中得到了一致的结果。因此，对于中等至高解剖复杂性的多支冠状动脉疾病患者不推荐 PCI。

结论

本章回顾了支持当前心肌再血管化方法的证据。第一部分回顾了决定再血管化策略时需要评估的重要标准，包括预测外科手术死亡率、CAD 的血管解剖复杂性，以及获得再血管化的可及性。使用危险评分，如 EuroSCORE Ⅱ 和 STS 评分系统将帮助预测外科死亡率，使用 SYNTAX 评分可以评估解剖复杂程度。FFR 和 iwFR 等工具能够确认完全再血管化。达到完全再血管化是再血管化之后长期结果的重要决定性因素之一，并且作为考虑再血管化的首要考虑目标，而不是再血管化的方法。第二部分比较了不同冠状动脉病变的 PCI 与 CABG 的主要试验结果以及相应的长期结果，包括孤立的 LAD 近端冠状动脉病变、左主干冠状动脉病变以及多血管冠状动脉疾病。复习这些结果应该可以澄清根据解剖病变推荐某种再血管化策略的原因，以及当前的证据。

关键要点和陷阱

- 主动脉瓣保留（AVS）手术是为了治疗主动脉根部动脉瘤同时保留原生主动脉瓣，已成为合适瓣叶形态患者主动脉瓣置换的选择。

- 尽管 AVS 手术经历了几项技术修改，但都以避免机械瓣膜相关的栓塞并发症和生物瓣膜的结构性衰竭为共同目标。
- 通过经胸或经食管超声心动图（TTE 或 TEE）评估导致主动脉瓣关闭不全（AI）的机制，是决定再植入或任何 AVS 手术的候选患者的关键步骤。
- 在急性 A 型主动脉夹层情况下的主动脉根部管理仍存在争议。
- 主动脉根部动脉瘤越大，瓣叶受到慢性 AI 损害的可能性越大，不太适合持久修复手术。

（马小峰　龚慧琴）

参考文献

[1] Neumann F J, Sousa-Uva M, Ahlsson A, et al. 2018 ESC/EACTS Guidelines on myocardial revascularization[J]. Eur Heart J, 2019, 40（2）:87‒165.

[2] Sianos G, Morel M A, Kappetein A P, et al. The SYNTAX Score: an angiographic tool grading the complexity of coronary artery disease[J]. EuroIntervention, 2005, 1（2）:219‒227.

[3] Wykrzykowska J J, Garg S, Girasis C, et al. Value of the SYNTAX score for risk assessment in the all-comers population of the randomized multicenter LEADERS（Limus Eluted from A Durable versus ERodable Stent coating）trial[J]. J Am Coll Cardiol, 2010, 56（4）:272‒277.

[4] Garg S, Serruys P W, Silber S, et al. The prognostic utility of the SYNTAX score on 1-year outcomes after revascularization with zotarolimus- and everolimus-eluting stents: a substudy of the RESOLUTE All Comers Trial[J]. JACC Cardiovasc Interv, 2011, 4（4）:432‒441.

[5] Zhao M, Stampf S, Valina C, et al. Role of euroSCORE Ⅱ in predicting long-term outcome after percutaneous catheter intervention for coronary triple vessel disease or left main stenosis[J]. Int J Cardiol, 2013, 168（4）:3273‒3279.

[6] Cavalcante R, Sotomi Y, Mancone M, et al. Impact of the SYNTAX scores Ⅰ and Ⅱ in patients with diabetes and multivessel coronary disease: a pooled analysis of patient level data from the SYNTAX, PRECOMBAT, and BEST trials[J]. Eur Heart J, 2017, 38（25）:1969‒1977.

[7] Mohr F W, Morice M C, Kappetein A P, et al. Coronary artery bypass graft surgery versus percutaneous coronary intervention in patients with three-vessel disease and left

main coronary disease: 5-year follow-up of the randomised, clinical SYNTAX trial[J]. Lancet, 2013, 381（9867）:629 - 638.

[8] Morice M C, Serruys P W, Kappetein A P, et al. Five-year outcomes in patients with left main disease treated with either percutaneous coronary intervention or coronary artery bypass grafting in the synergy between percutaneous coronary intervention with taxus and cardiac surgery trial[J]. Circulation, 2014, 129（23）:2388 - 2394.

[9] Head S J, Davierwala P M, Serruys P W, et al. Coronary artery bypass grafting vs. percutaneous coronary intervention for patients with three-vessel disease: final five-year follow-up of the multicentre randomised controlled SYNTAX trial[J]. Eur Heart J, 2014, 35（40）:2821 - 2830.

[10] Park S J, Ahn J M, Kim Y H, et al. Trial of everolimus-eluting stents or bypass surgery for coronary disease[J]. N Engl J Med, 2015, 372（13）:1204 - 1212.

[11] Mäkikallio T, Holm N R, Lindsay M, et al. Percutaneous coronary angioplasty versus coronary artery bypass grafting in treatment of unprotected left main stenosis（NOBLE）: a prospective, randomised, open-label, non-inferiority trial[J]. Lancet, 2016, 388（10061）:2743 - 2752.

[12] Stone G W, Sabik J F, Serruys P W, et al. Everolimus-eluting stents or bypass surgery for left main coronary artery disease[J]. N Engl J Med, 2016, 375（23）:2223 - 2235.

[13] Head S J, Milojevic M, Daemen J, et al. Mortality after coronary artery bypass grafting versus percutaneous coronary intervention with stenting for coronary artery disease: a pooled analysis of individual patient data[J]. Lancet, 2018, 391（10124）:939 - 948.

[14] Shaw L J, Berman D S, Maron D J, et al. Optimal medical therapy with or without percutaneous coronary intervention to reduce ischemic burden: results from the clinical outcomes utilizing revascularization and aggressive drug evaluation（COURAGE）trial nuclear substudy[J]. Circulation, 2008, 117（10）:1283 - 1291.

[15] Farooq V, Serruys P W, Garcia-Garcia H M, et al. The negative impact of incomplete angiographic revascularization on clinical outcomes and its association with total occlusions: the SYNTAX（Synergy Between Percutaneous Coronary Intervention with Taxus and Cardiac Surgery）trial[J]. J Am Coll Cardiol, 2013, 61（3）:282 - 294.

[16] Farooq V, Serruys P W, Bourantas C V, et al. Quantification of incomplete revascularization and its association with five-year mortality in the synergy between percutaneous coronary intervention with taxus and cardiac surgery（SYNTAX）trial validation of the residual SYNTAX score[J]. Circulation, 2013, 128（2）:141 - 151.

[17] Garcia S, Sandoval Y, Roukoz H, et al. Outcomes after complete versus incomplete

revascularization of patients with multivessel coronary artery disease: a meta-analysis of 89883 patients enrolled in randomized clinical trials and observational studies[J]. J Am Coll Cardiol, 2013, 62 (16) :1421 - 1431.

[18] Ahn J M, Park D W, Lee C W, et al. Comparison of stenting versus bypass surgery according to the completeness of revascularization in severe coronary artery disease: patient-level pooled analysis of the SYNTAX, PRECOMBAT, and BEST trials[J]. JACC Cardiovasc Interv, 2017, 10 (14) :1415 - 1424.

[19] van Nunen L X, Zimmermann F M, Tonino P A, et al. Fractional flow reserve versus angiography for guidance of PCI in patients with multivessel coronary artery disease (FAME): 5-year follow-up of a randomised controlled trial[J]. Lancet, 2015, 386(10006): 1853 - 1860.

[20] Fearon W F, Nishi T, De Bruyne B, et al. Clinical outcomes and cost-effectiveness of fractional flow reserve-guided percutaneous coronary intervention in patients with stable coronary artery disease: three-year follow-up of the FAME 2 trial (Fractional flow reserve versus angiography for multivessel evaluation) [J]. Circulation, 2018, 137 (5) :480 - 487.

[21] Toth G, De Bruyne B, Casselman F, et al. Fractional flow reserve-guided versus angiography-guided coronary artery bypass graft surgery[J]. Circulation, 2013, 128 (13) :1405 - 1411.

[22] Layland J, Oldroyd K G, Curzen N, et al. Fractional flow reserve vs. angiography in guiding management to optimize outcomes in non-ST-segment elevation myocardial infarction: the British Heart Foundation FAMOUS-NSTEMI randomized trial[J]. Eur Heart J, 2015, 36 (2) :100 - 111.

[23] Yusuf S, Zucker D, Peduzzi P, et al. Effect of coronary artery bypass graft surgery on survival: overview of 10-year results from randomised trials by the Coronary Artery Bypass Graft Surgery Trialists Collaboration[J]. Lancet, 1994, 344 (8922) :563 - 570.

[24] Dzavik V, Ghali W A, Norris C, et al. Long-term survival in 11661 patients with multivessel coronary artery disease in the era of stenting: a report from the Alberta Provincial Project for Outcome Assessment in Coronary Heart Disease (APPROACH) Investigators[J]. Am Heart J, 2001, 142 (1) :119 - 126.

[25] Hannan E L, Wu C T, Walfrod G, et al. Drug-eluting stents vs. coronary-artery bypass grafting in multivessel coronary disease[J]. N Engl J Med, 2008, 358 (4) :331 - 341.

[26] Jeremias A, Kaul S, Rosengart T K, et al. The impact of revascularization on mortality in patients with nonacute coronary artery disease[J]. Am J Med, 2009, 122 (2) :152 - 161.

[27] Aziz O, Rao C, Panesar S S, et al. Meta-analysis of minimally invasive internal thoracic

artery bypass versus percutaneous revascularisation for isolated lesions of the left anterior descending artery[J]. BMJ, 2007, 334（7594）:617.

[28] Kapoor J R, Gienger A L, Ardehali R, et al. Isolated disease of the proximal left anterior descending artery comparing the effectiveness of percutaneous coronary interventions and coronary artery bypass surgery[J]. JACC Cardiovasc Interv, 2008, 1（5）:483 – 491.

[29] Blazek S, Holzhey D, Jungert C, et al. Comparison of bare-metal stenting with minimally invasive bypass surgery for stenosis of the left anterior descending coronary artery: 10-year follow-up of a randomized trial[J]. JACC Cardiovasc Interv, 2013, 6（1）:20 – 26.

[30] Hannan E L, Zhong Y, Walford G, et al. Coronary artery bypass graft surgery versus drug-eluting stents for patients with isolated proximal left anterior descending disease[J]. J Am Coll Cardiol, 2014, 64（25）:2717 – 2726.

[31] Blazek S, Rossbach C, Borger M A, et al. Comparison of sirolimus-eluting stenting with minimally invasive bypass surgery for stenosis of the left anterior descending coronary artery: 7-year follow-up of a randomized trial[J]. JACC Cardiovasc Interv, 2015, 8（1 Pt A）:30 – 38.

[32] Thiele H, Neumann-Schniedewind P, Jacobs S, et al. Randomized comparison of minimally invasive direct coronary artery bypass surgery versus sirolimus-eluting stenting in isolated proximal left anterior descending coronary artery stenosis[J]. J Am Coll Cardiol, 2009, 53（25）:2324 – 2331.

[33] Giacoppo D, Colleran R, Cassese S, et al. Percutaneous coronary intervention vs coronary artery bypass grafting in patients with left main coronary artery stenosis: a systematic review and meta-anlysis[J]. JAMA Cardiol, 2017, 2（10）:1079 – 1088.

[34] Stone G W, Kappetein A P, Sabik J F, et al. Five-year outcomes after PCI or CABG for left main coronary disease[J]. N Engl J Med, 2019, 381（19）:1820 – 1830.

[35] Cho M S, Ahn J M, Lee C H, et al. Differential rates and clinical significance of periprocedural myocardial infarction after stenting or bypass surgery for multivessel coronary disease according to various definitions[J]. JACC Cardiovasc Interv, 2017, 10（15）:1498 – 1507.

[36] Holm N R, Mäkikallio T, Lindsay M M, et al. Percutaneous coronary angioplasty versus coronary artery bypass grafting in treatment of unprotected left main stenosis（NOBLE）: 5-year follow-up of a randomised non-inferiority trial[J]. Lancet, 2019, 395（10219）: 191 – 199.

[37] Thuijs D J F M, Kappetein A P, Serruys P W, et al. Percutaneous coronary intervention versus coronary artery bypass grafting in patients with three-vessel or left main coronary

artery disease: 10-year follow-up of the multicentre randomised controlled SYNTAX trial[J]. Lancet，2019，394（10206）:1325 - 1334.

[38] Chang M, Ahn J M, Lee C W, et al. Long-term mortality after coronary revascularization in nondiabetic patients with multivessel disease[J]. J Am Coll Cardiol, 2016, 68（1）:29 - 36.

[39] Cavalcante R, Sotomi Y, Lee C W, et al. Outcomes after percutaneous coronary intervention or bypass surgery in patients with unprotected left main disease[J]. J Am Coll Cardiol, 2016, 68（10）:999 - 1009.